シリーズ編集

野村総一郎　防衛医科大学校病院・病院長
中村　純　産業医科大学医学部精神医学・教授
青木省三　川崎医科大学精神科学・教授
朝田　隆　筑波大学医学医療系精神医学・教授
水野雅文　東邦大学医学部精神神経医学・教授

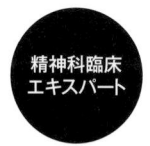

不安障害診療の**すべて**

編集

塩入俊樹
岐阜大学大学院精神病理学分野・教授

松永寿人
兵庫医科大学精神科神経科・主任教授

医学書院

〈精神科臨床エキスパート〉
不安障害診療のすべて
発　　行　2013年5月15日　第1版第1刷Ⓒ

シリーズ編集　野村総一郎・中村　純・青木省三・
　　　　　　　朝田　隆・水野雅文

編　　集　塩入俊樹・松永寿人

発行者　株式会社　医学書院
　　　　代表取締役　金原　優
　　　　〒113-8719　東京都文京区本郷 1-28-23
　　　　電話 03-3817-5600（社内案内）

印刷・製本　三美印刷

本書の複製権・翻訳権・上映権・譲渡権・公衆送信権（送信可能化権を含む）
は㈱医学書院が保有します．

ISBN978-4-260-01798-5

本書を無断で複製する行為（複写，スキャン，デジタルデータ化など）は，「私
的使用のための複製」など著作権法上の限られた例外を除き禁じられていま
す．大学，病院，診療所，企業などにおいて，業務上使用する目的（診療，研究活
動を含む）で上記の行為を行うことは，その使用範囲が内部的であっても，私的
使用には該当せず，違法です．また私的使用に該当する場合であっても，代行
業者等の第三者に依頼して上記の行為を行うことは違法となります．

JCOPY　〈㈳出版者著作権管理機構　委託出版物〉
本書の無断複写は著作権法上での例外を除き禁じられています．
複写される場合は，そのつど事前に，㈳出版者著作権管理機構
（電話 03-3513-6969，FAX 03-3513-6979，info@jcopy.or.jp）の
許諾を得てください．

■執筆者一覧

塩入　俊樹	岐阜大学大学院精神病理学分野・教授	
井上　　猛	北海道大学大学院精神医学分野・准教授	
永田　利彦	なんば・ながたメンタルクリニック・院長	
森信　　繁	広島大学大学院医歯薬保健学研究院精神神経医科学・ストレス脆弱性克服プロジェクト・特任教授	
清水　栄司	千葉大学大学院認知行動生理学・教授	
松永　寿人	兵庫医科大学精神科神経科・主任教授	
中尾　智博	九州大学大学院精神病態医学・講師	
飛鳥井　望	東京都医学総合研究所・副所長	
貝谷　久宣	医療法人和楽会パニック障害研究センター・代表	
大坪　天平	東京厚生年金病院・精神科・心療内科・部長	
朝倉　　聡	北海道大学保健センター・大学院精神医学分野・准教授	
常山　暢人	新潟大学大学院医歯学総合研究科精神医学分野	
鈴木雄太郎	新潟大学医歯学総合病院精神科・准教授	
金　　吉晴	国立精神・神経医療研究センター精神保健研究所成人精神保健研究部・部長	
傅田　健三	北海道大学大学院保健科学研究院生活機能学分野・教授	
山本　泰司	神戸大学精神科神経科・講師	

（執筆順）

■精神科臨床エキスパートシリーズ
　刊行にあたって

　近年，精神科医療に寄せられる市民の期待や要望がかつてないほどの高まりを見せている．2011年7月，厚生労働省は，精神疾患をがん，脳卒中，心臓病，糖尿病と並ぶ「5大疾患」と位置づけ，重点対策を行うことを決めた．患者数や社会的な影響の大きさを考えると当然な措置ではあるが，「5大疾患」治療の一翼を担うことになった精神科医，精神科医療関係者の責務はこれまで以上に重いと言えよう．一方，2005年より日本精神神経学会においても専門医制度が導入されるなど，精神科医の臨床技能には近時ますます高い水準が求められている．臨床の現場では日々新たな課題や困難な状況が生じており，最善の診療を行うためには常に知識や技能を更新し続けることが必要である．しかし，教科書や診療ガイドラインから得られる知識だけではカバーできない，本当に知りたい臨床上のノウハウや情報を得るのはなかなか容易なことではない．

　このような現状を踏まえ，われわれは《精神科臨床エキスパート》という新シリーズを企画・刊行することになった．本シリーズの編集方針は，単純明快である．現在，精神科臨床の現場で最も知識・情報が必要とされているテーマについて，その道のエキスパートに診療の真髄を惜しみなく披露していただき，未来のエキスパートを目指す読者に供しようというものである．もちろん，エビデンスを踏まえたうえでということになるが，われわれが欲して止まないのは，エビデンスの枠を超えたエキスパートの臨床知である．真摯に臨床に取り組む精神科医療者の多くが感じる疑問へのヒントや，教科書やガイドラインには書ききれない現場でのノウハウがわかりやすく解説され，明日からすぐに臨床の役に立つ書籍シリーズをわれわれは目指したい．また，このような企画趣旨から，本シリーズには必ずしも「正解」が示されるわけではない．執筆者が日々悩み，工夫を重ねていることが，発展途上の「考える素材」として提供されることもあり得よう．読者の方々にも一緒に考えながら，読み進んでいただきたい．

　企画趣旨からすると当然のことではあるが，本シリーズの執筆を担うのは第一線で活躍する"エキスパート"の精神科医である．日々ご多忙ななか，快くご執筆を引き受けていただいた皆様に御礼申し上げたいと思う．

本シリーズがエキスパートを目指す精神科医，精神科医療者にとって何らかの指針となり，目の前の患者さんのために役立てていただければ，シリーズ編者一同，望外の喜びである．

2011年9月

シリーズ編集　野村総一郎
　　　　　　　中村　　純
　　　　　　　青木　省三
　　　　　　　朝田　　隆
　　　　　　　水野　雅文

■序

　iPS細胞が大いに注目されるなど，昨今の医学の発展は目覚ましい．このなかで，がんをはじめさまざまな身体疾患に対する診断や治療といった医療技術は，日々進歩している．きっと多くの人々が，その恩恵を受けることができよう．

　しかし残念ながら，それにより，さらなる幸せや健康的生活の実現が保障されるわけではない．われわれが生きるこの時代は，「こころの時代」あるいは「不安の時代」とも呼ばれるように，さまざまなストレスや先の見えない不安定要因に満ちている．老いや病，死や喪失といった本能的な恐怖に加え，PM2.5や黄砂，地球温暖化といった環境問題，少子化や高齢化の影響，雇用不安や格差社会を背景とした犯罪の増加など，政治・経済も不透明で，5年，10年後の予測も容易ではない．さらに，東日本大震災に代表される未曾有の大災害とその後の長期的人災である福島の放射能汚染問題が，現在を生きるわれわれだけでなく，今後生まれてくるわれわれの子孫すべての肩に重くのしかかっている．

　一方で，社会構造は急激に変貌し，人と人，あるいは社会とのつながりは希薄となって孤立し，わが国の伝統的なサポートシステムは弱体化してしまっている．実社会での生きにくさは，ギャンブルやアルコールなどの嗜癖行動，あるいはネット社会やゲームといったバーチャルリアリティなどに人々を追い込み，生活や価値観，対人関係スタイルなどの多様化を生み，その全貌の把握や「正常」「異常」の判断すら難しい．このように急速に変容し複雑化していく現代社会において，われわれの多くは，その精神に本能的な不安や脅威を含有・共有し，さまざまなストレスに曝され，これらに何とか耐え忍びながら，日々を暮らしている．昨今のうつ病患者や自殺者の急増が物語るように，厳しい時勢のなかで，疲れ果て，余裕や夢をなくし，絶望にまで至ってしまっている人も少なくないであろう．

　そしてこの「不安の時代」を生きるなかで発病した患者の多くは，しばしば身体症状がまず顕在化するために，心を診るわれわれ精神科医ではなく，一般科医を初診する．昨今の全人的医療では，疾患の病理・病態の背景に潜む社会的・環境的要因，あるいは認知など個々の心理的要因にも十分配慮した，正確な分析や判断，そして適切な治療選択が求められている．したがって，医療全般におけるわれわれの役割はますます重要となろう．「すべきことは何か」「何ができるのか」を日々自問自答しながら臨床を続けていく強い信念が必要である．

確かに，これらは決して容易なものではない．しかし少なくともわれわれは，疾患としての不安の病像や病態を十分に理解して，正確に診断し提供しうる治療やサポートの質を上げていく努力をすべきであろう．この点，本書は，現在不安障害診療の第一線で活躍しておられるエキスパートの先生方のご尽力により実現したものであり，不安の病気についての最新で正確な理解を深め，的確な治療の指針を示すことを目的としている．本書が，不安，あるいはそれにかかわる疾患を対象とした医療を実践する者，それを学んでいる者など，多くの医療従事者にとって信頼に値するガイド，心強いサポーターとなり，また不安障害に興味をもち適切に対応できる医療者を増すこととなれば，これ以上の喜びはない．

2013 年 5 月

編集　松永寿人　塩入俊樹

目次

第1部　総論　　1

第1章　不安障害の歴史　（塩入俊樹）　2

- 不安障害の歴史 …………………………………………………………………… 2
  1. カレンによる「神経症」の誕生とその変遷　2
  2. フロイトによる「不安神経症」の誕生と「神経症」分類　4
  3. 不安障害の誕生　5
  4. 実臨床に役立つ知識へ　18

第2章　不安のバイオロジー　（井上 猛）　20

- 恐怖の神経回路 ………………………………………………………………… 20
  1. 不安と恐怖　20
  2. 恐怖条件づけの動物モデル　21
  3. 恐怖の神経回路　22
- SSRIの作用機序と恐怖の神経回路 …………………………………………… 24
- 不安障害の画像研究の進歩 …………………………………………………… 25

第3章　パーソナリティ論　（永田利彦）　28

- ディメンジョナル ……………………………………………………………… 28
- カテゴリー分類 ………………………………………………………………… 29
- 不安障害ごとのパーソナリティとの関連 …………………………………… 31
  1. 全般性不安障害　31
  2. パニック障害　32
  3. 心的外傷後ストレス障害　32
  4. 強迫性障害　32

5. 社交不安障害　32
- さいごに，パラダイムチェンジ……………………………………………………… 33

第4章　薬物療法総論　　　　　　　　　　　　　　　　　　　　（森信 繁）　36

- 新規抗うつ薬(SSRI，SNRI) ………………………………………………………… 36
- 三環系抗うつ薬(TCA) ……………………………………………………………… 37
- ベンゾジアゼピン(BZD)系抗不安薬 ……………………………………………… 38
- 抗てんかん薬………………………………………………………………………… 39
- 第2世代抗精神病薬 ………………………………………………………………… 40
- その他の薬物………………………………………………………………………… 41

第5章　認知行動療法の実際　　　　　　　　　　　　　　　　（清水栄司）　44

- 認知行動療法とは何か……………………………………………………………… 44
- 不安障害の認知行動療法のエビデンス(うつ病との比較) ……………………… 44
- アセスメントとセッション………………………………………………………… 45
- セッションの構造…………………………………………………………………… 46
- formulation-driven CBT のプロトコル例 ………………………………………… 47
   1. 第1セッション：case formulation　47
   2. 第2セッション：行動の問題　48
   3. 第3セッション：認知の問題　49
   4. 第4セッション：注意の問題への介入　50
   5. 第5セッション：行動実験　51
- 段階的曝露療法……………………………………………………………………… 52

第2部　疾患各論　　　　　　　　　　　　　　　　　　　　　　　　　55

第1章　強迫性障害　　　　　　　　　　　　　　　　（松永寿人，中尾智博）　56

- 疾患概念と疫学……………………………………………………………………… 56
   1. 疾患概念　56
   2. 疫学　58
- 病態…………………………………………………………………………………… 59
   1. 生物学的病態　61
   2. 神経化学システム　63
- 診断と臨床像………………………………………………………………………… 64

1. 現在の強迫性障害の診断と鑑別診断　64
2. 評価尺度　66
- コモビディティ..66
- 治療..69
    1. 精神療法：基本的対応，一般的な情報の提供と心理教育　69
    2. 薬物療法　71
    3. 認知行動療法（CBT）　76
    4. 併発する精神疾患とその場合の治療　78
    5. 治療中止後の再燃・再発・予防　79
- 転帰と予後，難治例の治療..79
    1. 治療抵抗性にかかわる臨床要因　80
    2. 長期予後についての研究にみる寛解や再発，そして慢性化　81
    3. 難治例の治療　83
    4. 入院治療について　84
- 今何が課題で，今後何が必要か..85

第2章　心的外傷後ストレス障害（PTSD） 〈飛鳥井望〉 92

- 疾患概念と疫学..92
    1. 疾患概念　92
    2. 疫学　94
    3. PTSDの危険因子　95
- 病態の生物学的側面と心理社会的側面..97
    1. fear circuit モデル　97
    2. 神経内分泌学的異常　99
    3. PTSDの脆弱性に対するレジリエンスの神経生物学的基盤　100
    4. 遺伝-環境相互作用（G×E）　101
    5. PTSDの心理学理論　102
- 診断..104
    1. PTSDの実例　104
    2. 症状評価と診断の尺度　106
- コモビディティ..108
- 治療：薬物療法と精神療法..109
    1. 薬物療法　109
    2. トラウマ焦点化心理療法　110
    3. PE療法の実際　112
- 転帰：予後..115
- 難治例の治療―治療での一工夫..115

1. トラウマ焦点化認知行動療法における難治例　116

第3章　パニック障害　（貝谷久宣）　121

●疾病概念と病態　121
1. 疾病概念　121
2. 病態　122

●パニック障害の脳内機構　124

●症状と診断　125
1. 主要な症状　125
2. パニック障害の診断　128
3. パニック障害の発症年齢　129
4. パニック障害の季節性　129
5. 睡眠時パニック発作　129
6. 不安・抑うつ発作　130
7. 怒り発作　131
8. パニック障害にみられる身体疾患　132

●コモビディティ　134
1. ほかの不安障害の併発　135
2. 気分障害の併発　135
3. パニック障害-うつ病症候群はあるか　137

●治療　139
1. 心理教育　139
2. 認知行動療法（CBT）　139
3. 薬物療法　142
4. 生活指導　148

●転帰・予後　148

●難治例の治療─治療での一工夫　151
1. 症例提示　151

●人がパニック障害を患う意味とは？　157

第4章　全般性不安障害（GAD）　（大坪天平）　165

●概念と変遷　165
1. DSM-Ⅳまでの変遷　165
2. DSM-5の変更点　169

●中心症状　171

●疫学　172

- 性差 … 174
- 発症年齢/年代差 … 174
- 経過・転帰・受診行動・診断率 … 175
- 診断補助ツール … 176
- コモビディティ … 176
  1. Ⅰ軸との関連　177
  2. Ⅱ軸との関連　177
  3. 身体疾患との関連　178
  4. 除外基準について　178
- 全般性不安障害を診断することに対する肯定的な意見 … 179
- 薬物療法 … 179
  1. 治療ゴール　180
  2. 短期治療　180
  3. 長期治療・再発予防　183
  4. 難治例への対応・増強療法　183
- 認知行動療法 … 184
- 症例提示 … 184
- まとめ … 187

第5章　社交不安障害（SAD）　　（朝倉 聡）　193

- 疾患概念 … 193
- 疫学 … 195
- わが国における対人恐怖 … 195
- 社交不安障害と対人恐怖 … 197
- 診断 … 200
- コモビディティ … 203
- 鑑別診断 … 203
- 病態 … 205
  1. 生物学的要因　205
  2. 社会心理学的要因　206
- 治療 … 207
  1. 薬物療法　208
  2. 精神療法　209
  3. 一般臨床における対応　213
- 臨床症状評価 … 216
  1. Liebowitz Social Anxiety Scale(LSAS)による社交不安障害の臨床症状評価　216
  2. 社交不安/対人恐怖評価尺度(Social Anxiety/Taijin-kyofu Scale；SATS)　218

- 治療困難例への対応⋯⋯⋯⋯⋯⋯⋯⋯⋯⋯⋯⋯⋯⋯⋯⋯⋯⋯⋯⋯⋯⋯⋯⋯⋯⋯⋯⋯⋯⋯ 219
    1. 症例についての考察　223
- 社交不安障害のこれから⋯⋯⋯⋯⋯⋯⋯⋯⋯⋯⋯⋯⋯⋯⋯⋯⋯⋯⋯⋯⋯⋯⋯⋯⋯ 225

第6章　特定の恐怖症　　（松永寿人）　228

- 疾患概念・疫学⋯⋯⋯⋯⋯⋯⋯⋯⋯⋯⋯⋯⋯⋯⋯⋯⋯⋯⋯⋯⋯⋯⋯⋯⋯⋯⋯⋯⋯ 228
    1. 定義・病型　228
    2. 疫学　229
- 病因・病態⋯⋯⋯⋯⋯⋯⋯⋯⋯⋯⋯⋯⋯⋯⋯⋯⋯⋯⋯⋯⋯⋯⋯⋯⋯⋯⋯⋯⋯⋯⋯ 230
    1. 病因に関する諸説　230
    2. 遺伝学的，家族性要因　232
    3. 病態から脳機能画像を中心に　232
- 診断・鑑別診断⋯⋯⋯⋯⋯⋯⋯⋯⋯⋯⋯⋯⋯⋯⋯⋯⋯⋯⋯⋯⋯⋯⋯⋯⋯⋯⋯⋯⋯ 234
    1. 鑑別診断　235
    2. 心理テスト　236
- コモビディティ⋯⋯⋯⋯⋯⋯⋯⋯⋯⋯⋯⋯⋯⋯⋯⋯⋯⋯⋯⋯⋯⋯⋯⋯⋯⋯⋯⋯⋯ 236
- 治療⋯⋯⋯⋯⋯⋯⋯⋯⋯⋯⋯⋯⋯⋯⋯⋯⋯⋯⋯⋯⋯⋯⋯⋯⋯⋯⋯⋯⋯⋯⋯⋯⋯⋯ 237
    1. 治療方針の概要　237
    2. 心理教育　238
    3. CBTを中心とした心理・社会的治療　239
    4. 経過・予後　245
- 治療の展望と課題⋯⋯⋯⋯⋯⋯⋯⋯⋯⋯⋯⋯⋯⋯⋯⋯⋯⋯⋯⋯⋯⋯⋯⋯⋯⋯⋯⋯ 246

第3部　臨床上のトピックス　　251

第1章　薬物療法におけるアクチベーション・離脱・依存　　（常山暢人，鈴木雄太郎）　252

- BZDの離脱症状と依存⋯⋯⋯⋯⋯⋯⋯⋯⋯⋯⋯⋯⋯⋯⋯⋯⋯⋯⋯⋯⋯⋯⋯⋯⋯ 252
    1. BZDの離脱症状とリスク要因　252
    2. 離脱症状のメカニズムと減量方法　253
    3. BZDの常用量依存　253
- アクチベーション症候群とSSRIの離脱症状⋯⋯⋯⋯⋯⋯⋯⋯⋯⋯⋯⋯⋯⋯⋯ 254
    1. アクチベーション症候群と若年者の自殺関連リスク　254
    2. アクチベーション症候群への対処法　254
    3. SSRIの離脱症状とそのメカニズム，予防　255

第2章　強迫およびその関連障害　　（中尾智博）　257
　　　―強迫スペクトラム障害（OCSD）を中心に

- OCSD の概略 …………………………………………………………………… 257
- OCSD の生物学的基盤 ………………………………………………………… 259
  1. 病的賭博　259
  2. トゥレット障害　260
  3. 身体醜形障害　260
- OCSD の多様性と概念の再構築 ……………………………………………… 261
- OCSD から OCRD へ―DSM-5 を巡る混乱 ………………………………… 262
- まとめ …………………………………………………………………………… 263

第3章　PTSD の概念と DSM-5 に向けて　　（金 吉晴）　265

- 歴史的先駆概念 ………………………………………………………………… 265
- DSM-5 ドラフトでの PTSD 診断 …………………………………………… 265
  1. 出来事基準　266
  2. 再体験症状　266
  3. 回避・麻痺症状　267
  4. 過覚醒症状　267
- 診断と治療への影響 …………………………………………………………… 268
- DSM-5 における PTSD 診断カテゴリーの総括 …………………………… 268

第4章　子どもの不安障害　　（傳田健三）　270

- 分離不安障害の診断 …………………………………………………………… 270
- 分離不安障害の臨床的特徴 …………………………………………………… 272
  1. 文化的差異　272
  2. 臨床的特徴　272
  3. 有病率，経過，遺伝的要因　272
- 症例提示 ………………………………………………………………………… 273
- 分離不安障害の治療 …………………………………………………………… 275
  1. 面接の基本　275
  2. 治療関係の確立　276
  3. 家族へのアプローチ　276
  4. 行動面へのアプローチ　277
  5. 特殊な治療　277

第5章　老年期の不安障害　　　　　　　　　　　　　　　（山本泰司）　278

- 疫学 ……………………………………………………………………………… 278
- 鑑別診断のポイント …………………………………………………………… 279
- 高齢者における不安障害の治療 ……………………………………………… 279
  1. 薬物療法について　279
  2. 認知行動療法を中心とした精神療法（心理療法）の有効性に関して　281
- 予後 ……………………………………………………………………………… 282
- 日常の診療にあたって ………………………………………………………… 282

● 索引 ……………………………………………………………………………………… 285

第1部

総論

第1章 不安障害の歴史

通常，"不安(anxiety)"は「身体的な不快と関連した苦悩の感情」などと表現される普遍的な体験であり，程度の差こそあれ，誰もが"不安"を感じる．したがって不安状態とは，ヒトの健康状態(心身両面において)の1つである．つまりヒトは，正常な"不安"によって危険を察知し，それに対し防御の準備を行うことで，逆境や災難，困窮などのさまざまなストレスに対する適切な対処行動をとることが可能となり，それらを克服することができる．一方，病的(異常)な"不安"では，危険に対する防御反応の強さや持続期間が不釣り合いで，危険がないときやストレス自体が脅威と認識されないときにも防御反応が生じてしまい，その結果，著しい機能障害を呈することが多い．

本章ではまず，この病的な"不安"を主症状とする「不安障害(anxiety disorder；AD)」の歴史について詳説する．

不安障害の歴史

ADの歴史は，「神経症」の歴史でもある．したがってまず，「神経症」という病名が誕生する18世紀に遡り，話を始めていく．

1 カレンによる「神経症」の誕生とその変遷

周知のごとく，「神経症」は1769年にスコットランドの医師カレン William Cullen (1710-1790)(図1-1)が作った造語である．そのなかには，昏睡症(comata)，無機能力症(adynamia)，痙攣症(spasmi)，妄覚症(vesaniae)などが含まれ，つまり「神経症」は"脳神経系が関与する疾患群の総称"であった．

この「神経症」について，初めて本格的な研究をしたのがフランスのブリケ Paul Briquet (1796-1881)(図1-2)である．彼は，1859年に430例の多彩な身体的主訴をもち，若年発症，慢性化を特徴とするヒステリー症例の詳細な観察報告をしている．これらの一群は1950年代になって，米国セントルイス学派の精神科医グーズ Samuel Barry Guze (1923-2000)(図1-3)によってまとめられ，「ブリケ症候群」といわれている(ちなみに，DSMやICD診断基準では，「身体化障害」が最も類似した病態)．

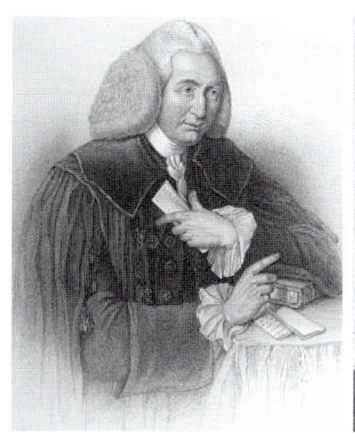
図 1-1　カレン

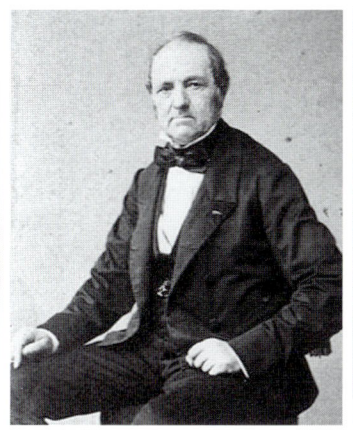
図 1-2　ブリケ

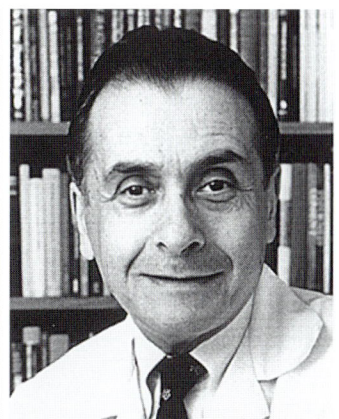
図 1-3　グーズ

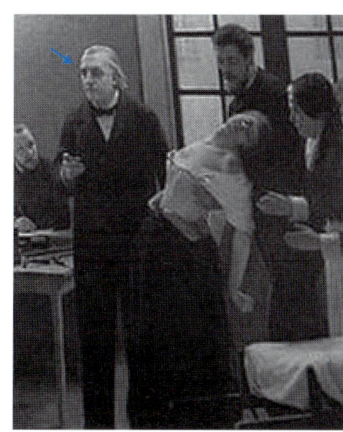
図 1-4　シャルコー

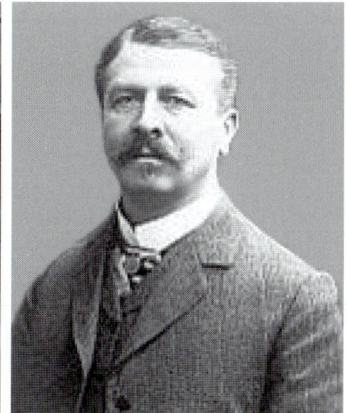
図 1-5　バビンスキー

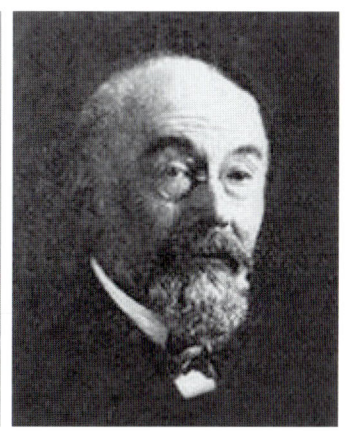
図 1-6　ピエール・ジャネ

　ブリケの観察から 12 年後の 1871 年，当時非常に高名な神経科医で，「パーキンソン病」の名づけ親として，あるいは「シャルコー-マリー-トゥース病」にその名が残るフランスのシャルコー Jean-Martin Charcot (1825-1893)（図 1-4）は，「神経症」のなかから，ストッキング様感覚脱失，円筒状視野，痙攣発作などの精神症状を呈する「転換ヒステリー」の記述をした．そして彼はその病因は心的外傷であるとし，これらの症状が催眠療法によって治療されることも示した．つまり，ここで初めて「神経症」の治療がなされたわけである．なお，シャルコーは 1903 年，会話やピアノの演奏，書字に対する恐怖症に対して，初めて「社会恐怖（social phobia）」という用語を用いたとされる．また，当時最高峰の神経学者であった彼のもとには，その後の時代を担う面々が集った．例を挙げると，「ヒステリーは暗示によって起こる」という暗示説を唱え，バビンスキー反射（1903）を発見したバビンスキー Joseph Jules François Félix Babinski (1857-1932)（図 1-5）がいる．また「神経症」は"心理的な病気"と考え，変性意識としての"解離"を研究し，心的外傷の意味での"トラウマ（trauma）"という造語（1887）を作ったピエール・ジャネ Pierre Janet (1859-1947)（図 1-6）や，哲学者であ

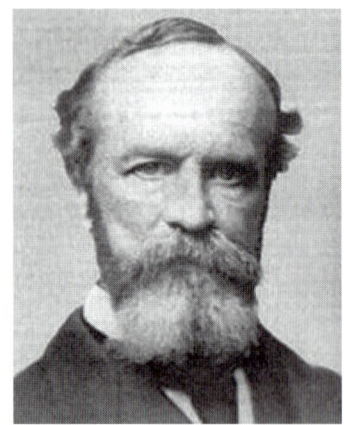
図1-7 ジェームス

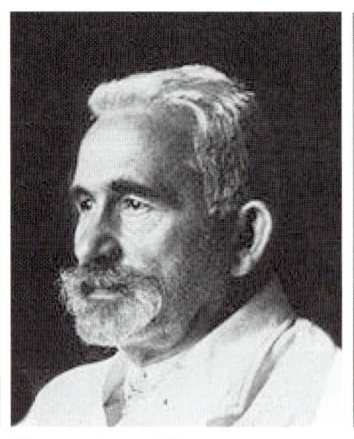
図1-8 クレペリン

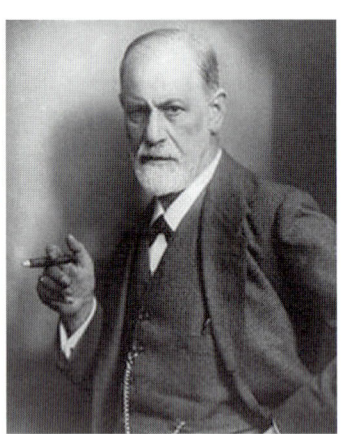
図1-9 フロイト

り，意識の主体としての"自我"や自我が内省によって自覚された"自己意識"の概念を確立し，米国心理学の創設者であるジェームス William James（1842-1910）（図1-7）もそのなかの1人である．そして最後に忘れてはならないのが，近代精神医学の基礎を築いたクレペリン Emil Kraepelin（1856-1926）（図1-8）と同じ年に生まれ，精神分析療法をあみ出したフロイト Sigmund Freud（1856-1939）（図1-9）であろう．

2 | フロイトによる「不安神経症」の誕生と「神経症」分類

　フロイトは1885～1886年にかけて短い期間ではあったが，パリのシャルコーのところに留学している．もともと彼は，ウィーン大学の医学生であった当時より神経学に興味をもち，生理学的手技を用いて研究を行っており，その関係で高名な神経科医であったシャルコーの門を当初叩いたのであろう．しかしながら，シャルコーから「ヒステリー」の講義を受け，その治療法である催眠療法（暗示療法）を学ぶうちに，彼の関心は器質的な本来の神経疾患よりも「神経症」，なかでも特に「ヒステリー」に移っていった．また，フロイトが前述のほかの3名の弟子と異なっていたのは，ヒステリー症状のみならず，患者の感情や生活史などにも綿密な注意を向けた点である．

　1886年，ウィーンへ帰り開業医となったフロイトは，シャルコーから学んだ催眠療法を臨床において実践した．しかしながら治療経験を重ねるうちに，催眠療法では一度消失したヒステリー症状（四肢麻痺や心因性失声症，心因性失明，あるいは手足の振戦など）がすぐに再発してしまい，治療効果が持続しないことに気づいた．そこでフロイトは，「無意識に"抑制（防御規制の1つ）"されている"葛藤（自我が現実世界で心理的困難に直面し解決できないときに生じる）"を，素直な形で意識野に解放することでヒステリー症状が改善するはずだ」と考え，試行錯誤の末，自由連想法を見出した．これは，患者を寝椅子に横にさせ，治療者はその背後に立ち，患者に何でも心に浮かんだものをそのまま次から次へと話させ，治療者はその内容を分析し，患者の"抑圧"された"葛藤"を明らかにするというものである．彼は，この治療法を毎日施す

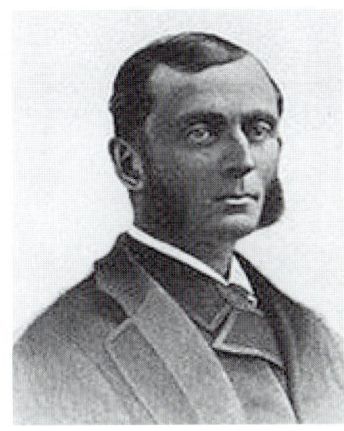
図 1-10　ベアード

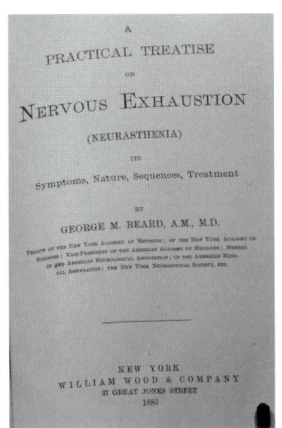
図 1-11　ベアードの著書

ことによって，患者は無意識に封印した内容を思い出したり，言語化したりし，再統合できれば症状は消失すると考えた．そして人間のもつこれらの一連の心理的な理論と治療手技からなる体系全体を，精神分析〔psychoanalysis（独：Psychoanalyse）〕と名づけたのである．

さらにフロイトは，1869 年に米国の神経科医ベアード George Miller Beard（1839-1883）（図 1-10）が初めて精神病理学的な用語として用いた「神経衰弱（neurasthenia）」という概念から，特に不安に基づく症候群を分離して「不安神経症〔anxiety neurosis（独：Angstneurose）〕」と 1894 年に命名した[1]．ちなみに，この「神経衰弱」は，"神経が過度の修復活動に関与し，その結果として神経機能が消耗されるためにさまざまな症状が生じている状態"を指すが[2]，この概念は当時一世を風靡し，1880 年に刊行された彼の著書『A Practical Treatise on Nervous Exhaustion（Neurasthenia）：Its Symptoms, Nature, Sequences, Treatment』[3]（図 1-11）は，ベストセラーとなった．

またフロイトは，「神経症」を大きく「現実神経症」と「精神神経症」の 2 つに分け，前者には「不安神経症」「神経衰弱」「心気神経症」が，後者には「ヒステリー」「強迫神経症」「恐怖症」「自己愛神経症」が含まれるとした（表 1-1）．この亜型分類が後々まで影響したことは，1975 年の ICD-9 の神経症の分類をみると明らかである（図 1-12）．

3 | 不安障害の誕生

これまで，「神経症」「神経衰弱」「不安神経症」の成り立ちについて述べてきた．これから，主な AD のサブカテゴリーの誕生，つまりそれぞれの AD がどのような変遷で誕生したかについて解説する．

(1)「不安神経症」は「パニック障害」と「全般性不安障害」に分離

表 1-1 に示したように，フロイトの「不安神経症」は DSM-Ⅳ-TR では「パニック障害（panic disorder；PD）」と「全般性不安障害（generalized anxiety disorder；GAD）」

表 1-1　フロイトによる神経症の分類

神経症の大分類	機序	精神分析の治療対象	亜型分類	DSM-IV-TR
現実神経症 (Aktualneurose)	性的興奮が性生活において放出されず，うっ積したために生じる	× (治療者の解釈によって解明される無意識の意味は，存在しない)	不安神経症	パニック障害
				GAD
			神経衰弱	鑑別不能型 身体表現性障害
			心気神経症	心気症
精神神経症 (Psychoneurose)	心的なもの，すなわち無意識的葛藤によって，症状が形成される	○ (精神分析によってその葛藤が解消されると，症状は改善する)	ヒステリー	転換性障害
				PTSD
				解離性健忘・遁走，DID
			強迫神経症	OCD
			恐怖症	特定の恐怖症，SAD
			自己愛神経症	気分障害，統合失調症

ICD-9 (1975)		DSM-III (1980)		DSM-IV (1994)	
神経症	不安神経症	不安障害	恐怖性障害	恐慌発作を伴う空間恐怖	不安障害	広場恐怖を伴わないパニック障害
	ヒステリー			恐慌発作を伴わない空間恐怖		広場恐怖を伴うパニック障害
	恐怖神経症			社会恐怖		パニック障害の既往歴のない広場恐怖
	強迫神経症			単一恐怖		GAD
	抑うつ神経症		不安状態	恐慌性障害		特定の恐怖症
	神経衰弱			全般性不安障害(GAD)		社会恐怖〔=社交(会)不安障害〕
	離人症候群			強迫性障害(OCD)		OCD
	心気神経症			心的外傷後ストレス障害(PTSD)		PTSD
	その他			非定型不安障害		急性ストレス障害
	詳細不明		身体表現性障害	身体化障害(ヒステリー)		特定不能の不安障害
				転換性障害(ヒステリー転換型)		適応障害
				心因性疼痛障害		
				心気症		
				非定型身体表現性障害		
			解離性障害	心因性健忘		
				心因性遁走		
				多重人格		
				離人症性障害		
			その他	気分変調性障害(抑うつ神経症)		
				その他		

図 1-12　神経症の変遷

に分類される．では，どうしてこのような再編がなされたのであろうか．まずはPDという病態の記載について，歴史的に追ってみよう（図 1-12）．

　今日，われわれがPDと考える症状の記載は，フロイト以前，19世紀まで遡ることができる（表 1-2）．1832年，英国の心臓病学者ホープ James Hope（1801-1841）（図 1-13）による最初の心臓病の教科書[4]のなかに，神経性の動悸を呈する患者の記述がみられ，さらにその数年後には英国人医師であるウィリアムズ John Calthrop

表 1-2 不安神経症の記載の歴史

年	精神科医	一般科医
1832		神経性の動悸（ホープ，心臓病学者，英国）
1836		心因性の交感神経系の動悸（ウィリアムズ，内科医，英国）
1869	神経衰弱（neurasthenia）（ベアード，神経科医，米国）	
1871		心臓過敏症（ダ・コスタ，内科医，米国）
1872	空間恐怖を伴う4名の患者（ウェストファール，精神科医，ドイツ）	
1894	不安神経症（フロイト，精神科医，オーストリア）	
第1次-第2次世界大戦		
心臓神経症，努力症候群，兵士心臓，神経循環無力症，神経疲弊，血管運動神経症，飛行士症候群，不安状態など		
1928	発作神経症（森田正馬，精神科医，日本）	
1952	DSM-Ⅰ　不安神経症	
1964	塩酸イミプラミンの有効性（クライン，精神科医，米国）	
1967	乳酸ナトリウムによる誘発（ピッツ，精神科医，米国）	
1968	DSM-Ⅱ　不安神経症	
1972	Feighner ら　不安神経症	
1978	RDC（NIMH）パニック障害	
1980〜1994	DSM-Ⅲ→DSM-Ⅲ-R→DSM-Ⅳ　パニック障害	

　Williams（1801-1856）が，同様の心因性の交感神経系の動悸を訴える患者について報告している[5]．しかし彼らの記載は動悸のみを中心としたものであり，今日われわれが考える"パニック発作（panic attack；PA）"であったかどうかは定かではない．1871年，米国の軍医であったダ・コスタ Jacob Mendes Da Costa（1833-1900）（図 1-14）は，南北戦争の兵士300名を診察した経験から，PAについて鮮明に記述したが，彼はこの疾患を「心臓過敏症（irritable heart）」と名づけ，身体症状がこの障害のすべての原因であると考えていた（その後，彼の名をとって「ダ・コスタ症候群」とも呼ばれている）[6]．したがって，PDと思われる症状の最初の記載は，身体科医によってなされていたのである．

　一方，1872年，ドイツの精神科医ウェストファール Carl Friedrich Otto Westphal（1833-1890）（図 1-15）は，「広場恐怖（agoraphobia）」を伴う4名の患者について報告し，そのなかで回避行動の急速な発展や予期不安などについても詳細に述べている．だが，残念ながら，PAについて特に強調された記載はなかった[7]．そして1894年，前述のフロイトが「不安神経症」の概念を誕生させた．さらに彼は，「不安神経症」を今日の概念でいうところのPAと"全般性不安（generalized anxiety）"の2つのタイプに分類した．また，PDと「うつ病」の"comorbidity（併存・併発）"や，「広場恐怖」が高頻度に認められること，そして社会機能の障害などについても言及している[1]．

　しかしその後，世界は第1次，第2次のたび重なる大戦下となり，フロイトのこうした提案とは裏腹に，"不安"は身体症状としてとらえられ，別の呼び方でさまざまな

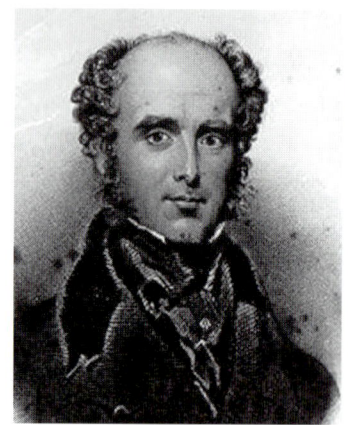 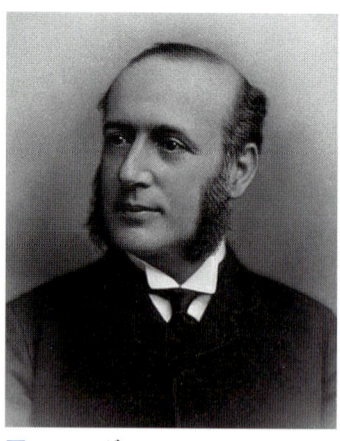 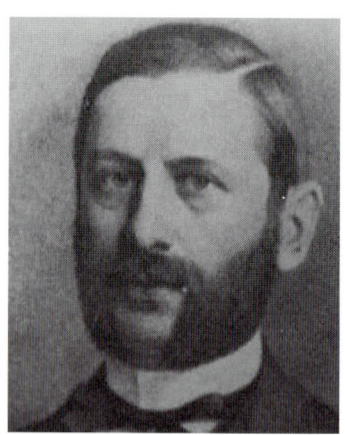

図 1-13　ホープ　　　　　図 1-14　ダ・コスタ　　　　図 1-15　ウェストファール

疾患のなかにはびこり，社会的変化に関連していくつもの診断名が与えられていった．それらには「心臓神経症」「努力症候群」「兵士心臓」「神経循環無力症」「神経疲弊」「血管運動神経症」「飛行士症候群」「不安状態」などがある（表 1-2）．

　第 2 次世界大戦が終わると，「戦争神経症」（後述）が増加し，精神科医の関心は，「精神病」から「神経症」へと移っていった．さらに 1950 年代からの約 20 年間，米国は"不安の時代"を迎え[8,9]，再び「不安神経症」の時代が戻ってくる．そして周知のごとく，1980 年の DSM-Ⅲ[10]によって PD（当時は「恐慌性障害」と和訳された）という病名が広く世に知れわたることとなり，今日に至っている〔正確には，PD という病名が最初に記載されたのは，1978 年の研究用診断基準（RDC）[11]である〕．

　では，どうして PD という病名が 1 つの独立した疾患単位として認められるに至ったのであろうか．その理由には，2 つの研究が強く関連している．1 つは，三環系抗うつ薬であるイミプラミンが PA の抑制に有効であることを初めて示した 1964 年のクライン Donald Franklin Klein（1928-）（図 1-16）による研究である．そしてこれにより，これまで強く信じられていたフロイトの仮説が覆されたのである[12]．つまり，フロイトは「PA は，内的不安が蓄積・爆発して生じる」としていたが，実際に薬物で症状が消失したことで，PA には何らかの生物学的な異常が基礎に存在する可能性が強く示唆されたのである．またクラインは，PA を呈さない"浮動性不安"にはベンゾジアゼピン系抗不安薬が有効であることも示した[12]．

　そしてもう 1 つは，クラインの研究から 3 年経た 1967 年に，「不安神経症」患者では乳酸ナトリウムの静注によって PA が誘発されるということをピッツらが示した研究である[13]．これらの研究によって，「不安神経症」には，発作性の不安，つまり PA を示す群と，"浮動性不安"を示す群があり，前者では三環系抗うつ薬が有効だと示された一方で，薬物によって発作が誘発される可能性もあった．一方，"浮動性不安"を示す群では前者とは異なるベンゾジアゼピン系抗不安薬による効果が認められた．したがって，「不安神経症」には生物学的にも異なる 2 つの疾患が混在しており，特に前者，つまり PA を呈する「不安神経症」の一部には，生物学的な異常がその基礎に存在

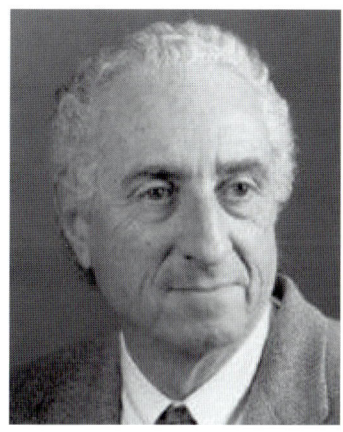 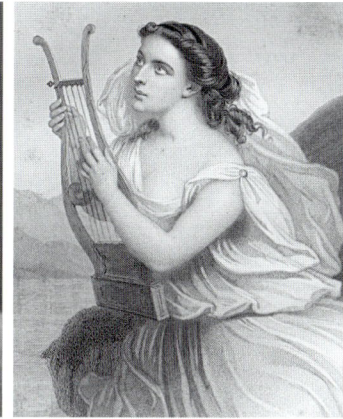 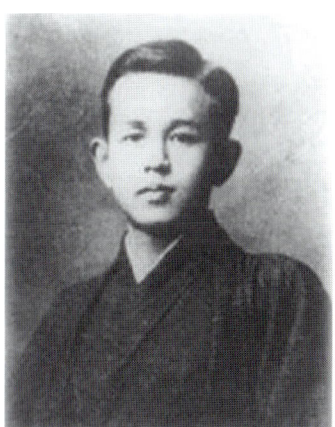

図 1-16　クライン　　　図 1-17　サッポー　　　図 1-18　石川啄木

している可能性が高く，独立した疾患概念としてとらえるべきと考えられた．その結果，「不安神経症」は解体され，DSM-Ⅲ[10]では，前者がPD，そしてその残りがGADとされたのである．

(2)「社交不安障害」の「恐怖症」からの独立

周知のごとく，「社交不安障害(social anxiety disorder；SAD)」も，DSM-Ⅲ[10]で広く世に出た病名である．人前で緊張するといった誰もが経験する"社交不安"自体は正常な反応であり，適応的な感情(情動)である．実際，モーゼ(紀元前13世紀頃の古代イスラエルの民族指導者・預言者)やサウル(紀元前10世紀頃のイスラエル王国の初代王)を含め，"社交不安"の記述は，旧約聖書の「出エジプト記」や「サムエル記」のなかでいくつかなされており，そのルーツは非常に古いものと考えられる．特に，サウルは重症のうつ病に至っているので，このケースはSADの"comorbidity"の最初の記載かもしれない．また，古代ギリシャの女性詩人であったサッポー Sappho(B.C. 610-580)(図1-17)も愛しい人に会った際のドキドキ感をPAの症状として詩に羅列しながら綴っている．しかしわれわれ日本人が思い出すのは，わずか26年の生涯ながら望郷と漂泊の天才詩人として知られる石川啄木(1886-1912)(図1-18)の『一握の砂』の一詩かもしれない．

　　やはらかに積れる雪に
　　熱(ほ)てる頬(ほ)を埋(うづ)むるごとき
　　恋してみたし

このような"社交不安"が社会機能が著しく障害されるほど過剰になれば，単なる"内気(shyness)"では済まされず，当然，病的な状態，つまり病気というとらえ方ができよう．これは今日でいうSADである．しかしながら，SADは長い間，「恐怖症」あるいは「恐怖神経症」のサブタイプとしての位置づけでしかなく，独立した疾患単位とは考えられていなかった．ただし，このSADの記載は，紀元前4世紀頃の古

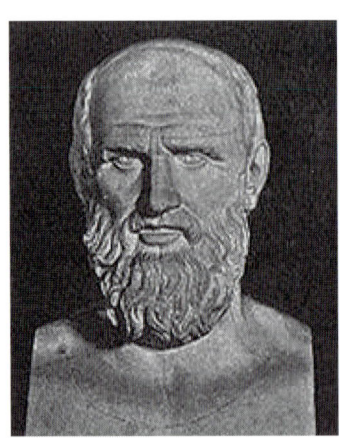
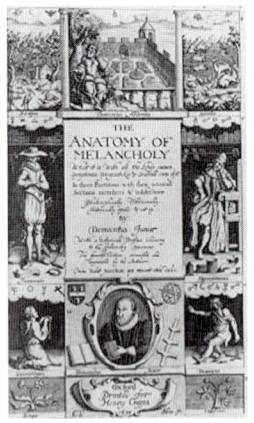

図1-19　ヒポクラテス　　図1-20　『憂鬱の解剖学』

代ギリシャの医師ヒポクラテス Hippocrates（B.C. 460 頃-370 頃）（図1-19）のものまで遡れると，英国オックスフォード大学の学者バートン Robert Burton（1577-1640）は著書『憂鬱の解剖学 The Anatomy of Melancholy』（図1-20）のなかで述べている[14]．

　前述したように，1903年に会話やピアノの演奏，書字に対する恐怖症に初めて「社会恐怖（＝SAD）」という用語を用いたのは，シャルコーとされるが，表1-1および図1-12に示したように，SADは長い間「恐怖症」あるいは「恐怖神経症」のなかに含まれていた．つまり，DSM-Ⅰ[15]やDSM-Ⅱ[16]あるいはICD-9（1975）においては，「すべての『恐怖症』は容認できない本能的な衝動に関連している」というフロイドの精神分析的仮説を根拠として，「恐怖症」は1つにまとめられていた．

　ではどうして，DSM-Ⅲ[10]において，SADに1つの疾患単位として独立した病名がつけられたのであろうか．それは1つの論文による影響が強いとされている．1966年，マークスらは，治療中の成人「恐怖症」患者139名を4つの群に分けた[17]．すなわち，①動物と昆虫の「恐怖症」群，②特別な状況（高所・雷など）の「恐怖症」群，③社会的状況の「恐怖症」群，④「広場恐怖」群，である．そして彼らは4群のさまざまな所見を比較し，発症年齢が群間で異なっていることを発見した．つまり，③社会的状況の「恐怖症」群はほかの「恐怖症」群に比し，発症年齢が高いことがわかったのである[17]．そしてこの報告がもととなり，DSM-Ⅲ[10]以来，SADは1つの独立した疾患単位として認められるようになったのである．

(3) 米国の社会的時代背景からPTSDが誕生[18-23]

　ストレス反応性の障害の起源は，かなり古い．それは，古代ギリシャの詩人ホメーロス Hómêros（図1-21）によって書かれたとされる最古期（B.C. 8世紀）の叙事詩『イーリアス』まで遡れる（つまり，ギリシャ神話）．トロイア戦争において，主人公のアキレウスが出兵を断ったために親友のパトロクロスがアキレウスの鎧を借り出陣するが，敵の総大将ヘクトールに討たれてしまう．その際のアキレウスの反応は，悲嘆と怒り，自責の念と復讐心，そして長い喪と絶食など，今日でいうところの「重度ス

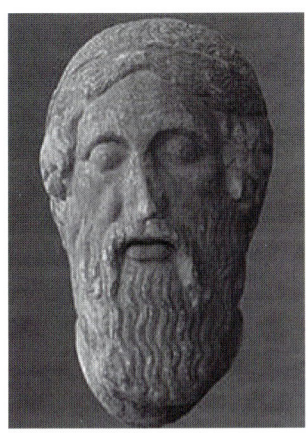
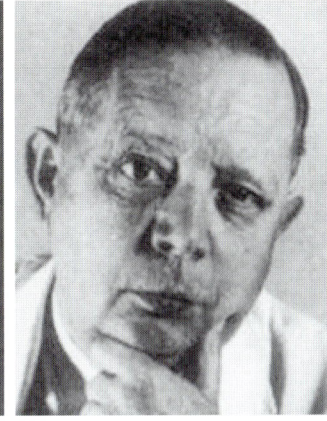
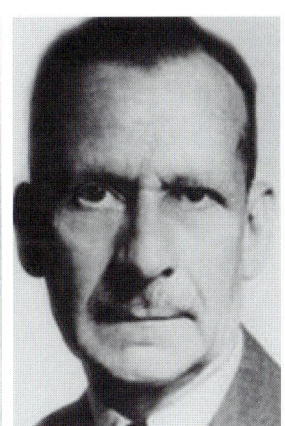

図 1-21　ホメーロス　　図 1-22　クレッチマー　　図 1-23　シュナイダー

トレス反応」であったとされる．

　しかしながら，「心的外傷後ストレス障害（posttraumatic stress disorder；PTSD）」などの「ストレス関連障害」の主な記述は 17 世紀初頭から始まり，ストレスの種類から，その流れは大きく，戦争と外傷の 2 つに分けられる．

　戦争による兵士のストレス反応は，三十年戦争（1618-1648）では"estor roto（破綻点に達する）"といわれ，極限的疲労，集中困難，食欲減退などで特徴づけられる症候群であった．またナポレオン戦争（1799-1815）では，広く「ノスタルジア〔Mal du Pays（country sickness）〕」と呼ばれ，そのほか，言語の違いによって「Heimweh（home-pain）」「Hiraeth（ウェールズ語）」「el Mal del Corazòn（heart-pain）」などとも記載されていた．その後も戦争による兵士のストレス反応は，厭戦的反応がスイス兵に多いために「スイス病」や，クリミア戦争（1853-1856）では「クリミア熱（心拍異常，胸部疼痛，呼吸困難，全般的衰弱を呈する疾患）」，南北戦争（1861-1865）では「ダ・コスタ症候群」，第 2 次アフガン戦争（1878-1880）では「兵士心臓（soldier's heart）」，ボーア戦争（1880-1881, 1899-1902）では「心臓異常活動（disordered action of the heart；DAH）」と呼ばれ，戦争とともにさまざまな病名がつけられてきたようである．このことからもわかるように，PTSD と PD 双方ともに PA が認められることから，この時点では同様の疾患としてとらえられていたようである．そしてその後，これらのさまざまな病名の大部分は，当時一世を風靡していたベアードが名づけた「神経衰弱」という病名に取って代わられることになる．

　一方，20 世紀初頭では，これらの状態を「外傷神経症〔traumatische Neurose（後述）〕」との類似から「戦争神経症（Kriegsneurosen）」とするホニグマン Georg Honigmann の立場もあった[24]．さらに 1914〜1918 年にかけて第 1 次世界大戦のために軍医となったドイツ・チュービンゲン学派のクレッチマー Ernst Kretschmer（1888-1964）（図 1-22）は，戦時ストレス反応に対する臨床経験を積むなかで，これらをヒステリーの心理機制ととらえ，"原始反応（primitive Reaktion）"の一部とした[25]．そして彼は，1922 年の著書『医学的心理学 Medizinische Psychologie』のなかで，この反

応について1章を設け，詳細に説明している．彼によると"原始反応"とは，「ひどい大災害，たとえば，地震により多数の人間が一度に災害を受けることがある．救助された人のうち相当数の人に，その後生々しい感情のショックの痕が残り，下層意志的・下層知性的機制（たとえば，もうろう状態，激しい夢，緊張病のような昏迷，恐慌症状）や反射器官の刺激現象（振戦，チック，痙攣，心臓血管障害）を呈する．いうまでもなく，種々の急性および慢性の強い感情のすべては，直接的かつ反射的に身体器官の機能を共震させ，特に心臓・血管系統や，消化器，分泌機能，栄養機能を強く共震させる」とのことである[25]．

また，ほぼ同時期にドイツ・ハイデルベルグ学派を代表とするシュナイダー Kurt Schneider（1887-1967）（図1-23）は，爆撃や火事，地震など，本人あるいは近親者の生命や財産に著しい脅威を与える強烈な体験をした際に生じる，急性で可逆性の心身反応を"驚愕反応（Schreckreaktion）"と名づけた．また，驚愕の原因が遠のいたあとにも，驚愕反応が持続し，場合によっては固定する状態を「驚愕神経症（Schreckneurose）」と呼んだ[26]．通常，トラウマが消失してから数週間〜数か月後に生じ，症状としては，言語喪失，吃音，麻痺，振戦，チック，時に痙攣を伴う失神の反復，夢のなかの像に繰り返し現れる不安，覚醒あるいは半覚醒の状態，夜驚などが記載されている[26]．

第1次世界大戦（1914-1918）は，人類が初めて大量殺戮兵器（機関銃や戦車など）を使用した戦争である．つまり，これ以後，人類が経験したことのないようなトラウマが増えていくことになる．病名として有名なのは，1915年，塹壕戦時に生じ，メイヤーズ Charles Samuel Myers（1873-1946）（図1-24）によって命名された，「砲弾ショック/シェルショック（shell shock）」である．また当時，新たな外傷的事象を頭につけ，「○○神経症」とする傾向が現れた．具体的には「塹壕神経症」「ガス神経症」「埋葬-生存神経症」などである．だが実際，全体的に用いられた病名は，やはり「神経衰弱」であり，そのほかは若干国によって違っていた．たとえば，米英では「シェルショック」や「兵士心臓」，フランスでは「ヒステリー」，ドイツでは「戦争神経症」や「驚愕神経症」「外傷神経症（後述）」，そしてわが国では軍により「戦時神経症」という名称が採用されていた．そしてこの時点で「シェルショック」は砲弾が症状出現の必要条件ではなく，大多数は恐怖や驚愕などの心因によるという見解が明らかになったことは重要なポイントである．つまり，いわゆる「神経症」や「ヒステリー」の器質論 vs 心因論の論争は，心因論で決着をみたといえよう．

そして第1次世界大戦以降，これらの症状を呈した兵士に対する国の補償問題が浮上し（「賠償神経症」という病名までできた），その負担が増大したため，第2次世界大戦（1939-1945）では，英国は戦闘ショックに対しての補償は行わず，米軍も「戦闘疲労（battle fatigue）」という用語を用い，「一過性のもので賠償を必要とするような疾患ではない」との立場をとった．そのような時代背景のなかで1941年にフロイトの教育分析を受けた米国の精神分析家カーディナー Abram Kardiner（1891-1981）（図1-25）は，第1次世界大戦で戦った兵士を長期間追跡調査し，「外傷神経症」の兵士に共通す

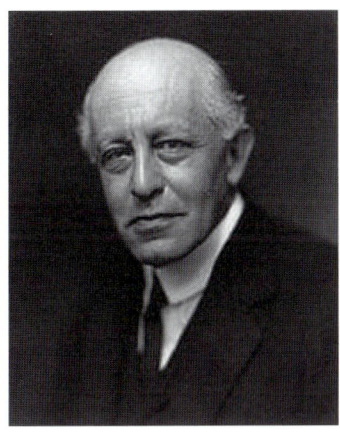 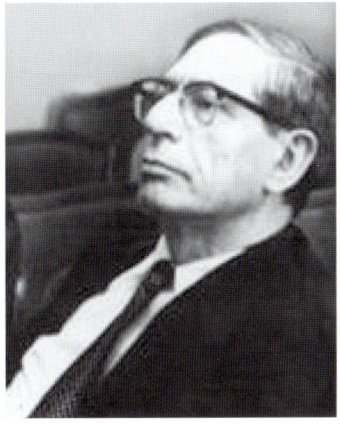 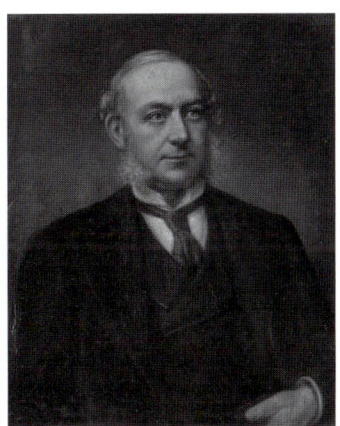

図1-24　メイヤーズ　　図1-25　カーディナー　　図1-26　エリクセン

る症状として，危険な状況の強い回避，心的外傷への固着，典型的な反復する悪夢，焦燥感と"驚愕反応（刺激への過敏）"，怒りの爆発，全般的な精神活動機能の収縮などを抽出した．そして彼は，このような外傷後の状態が生理学的に著しい覚醒を特徴とすることや，身体自我と感覚-精神運動装置が症状形成に第一義的に関与し，条件づけに基づいた"驚愕反応"が維持されることがこの病態の本態であると考えた．さらに彼が著書『戦争ストレスと神経症 War Stress and Neurotic Illness』の付録「戦争の外傷神経症 The Traumatic Neurosis of War」のなかで「生理神経症」という概念を提唱し，のちのPTSD概念の礎を築いたことは傑出に値する．

　一方で米国では，たび重なる戦争によって兵士の戦時ストレス反応の処理に多大な貢献をした精神科医の数は急激に増え，精神医学は学問的にも社会的にも安定した地位を確立した．そして何より非精神病性の精神疾患が新たな研究対象となり，ストレス反応の研究の中心は米国に移っていった．さらにこのような戦後の米国の時代背景を考えると当然ではあるが，今まで問題視されなかった精神病以外の精神疾患の分類が早急に求められ始めたのである．

　しかし前述したように，DSM-Ⅰ[15]やDSM-Ⅱ[16]では，ストレス関連障害のカテゴリーはほとんど存在していなかった．確かに，第2次世界大戦後に作成されたDSM-Ⅰでは，「健常人に生じる圧倒的な恐怖に基づく強度のストレスに対する一過性で可逆性の反応」[27]として「全ストレス反応（gross stress reaction）」という診断カテゴリーが生まれたものの，分類上このカテゴリーは「一過性状況性パーソナリティ障害（transient situational personality disorders）」のサブタイプ，つまり性格障害の反応として記載されていたのである[15]．ちなみに，第2次世界大戦時にこの「全ストレス反応」と診断された兵士において，最も多くつけられた診断名は，「不安反応」であったという[28]．また，DSM-Ⅱでは，前述の「全ストレス反応」という病名はなくなり，代わりに「一過性状況性障害（transient situational disturbance）」という群のなかに，各年齢層別に「適応反応（adjustment reaction）」というサブタイプが入る構造となり，「全ストレス反応」は一般的な不適応反応とされていた．

その後，転機はベトナム戦争(1965-1975)によってもたらされた．帰還兵の精神的後遺症の問題を契機として，1974年，Vietnam Veterans Working Group(VVWG)が，現在のPTSDの概念を採用するようAmerican Psychiatric Association Task Force on Nomenclature and Statistics(the DSM-Ⅲ Task Force)に勧告したのである．さらに，トラウマが戦争に関連しない場合にも同様の症状を呈することから，「被虐待児症候群」(1962)や「レイプ・トラウマ症候群」(1974)，「被殴打女性症候群」(1979)などの報告がなされるようになった．その結果，PTSDはDSM-Ⅲ[10]で初めて採用された．したがってこの決定は，精神医学界の内外からの社会的・人道的な影響によって，「コンセンサスというよりは経験的に有用な診断基準として採用された」というのが現実のようである．

　もう一方の流れは，外傷後のストレス反応である．1866年，英国の外科医エリクセン John Eric Erichsen(1818-1896)(図1-26)は，鉄道で被害に遭った乗客にトラウマ症状が出現することを見つけた．彼は当初，この症状は鉄道事故のために目に見えない変化が脊髄に生じたことによるものだと考え，「鉄道脊髄(railway spine)」あるいは「鉄道脳(railway brain)」と命名した．当時は，「エリクセン病(Erichsen's disease)」とも呼ばれるほど注目を集めた．また，当時著名な小説家であったディケンズ Charles John Huffam Dickens(1812-1870)(図1-27)も鉄道事故に遭遇し，「汽車恐怖」の症状が長期間続いたという．しかしその後，ロンドンの鉄道医であったページ Herbert William Pageは，多数例の詳細な検討から症状は心理的因子，特に"恐怖"により生じると考え，「外傷性神経衰弱(traumatic neurasthenia)」と記載している．これは前述したベアードの「神経衰弱」が流行った1883年のことである．また「神経症」という立場から，1888年，ドイツのオッペンハイム Hermann Oppenheim(1858-1919)(図1-28)は，鉄道事故などによる頭部外傷あるいは脳振盪に続いて生じる精神神経症状を観察した．そして彼は，易刺激性や心気傾向のほかに，知覚過敏，頭痛，腱反射亢進，頻脈，口渇などの症状も重視して，これらの精神神経症状を「外傷神経症〔traumatic neurosis(独：traumatische Neurose)〕」あるいは「外傷神経精神病〔traumatic neuropsychosis(独：traumatische Neuropsychose)〕」と名づけ，基盤には外傷などの器質的病変があると考えた．一方，同年に前述のシャルコーは，列車事故により，身体的な外傷は軽いものの，職場復帰後に汽笛に怯え，車の音で身がすくみ，歩道を1人で歩くことができず，記憶力が減退し，気分が不安定となり，悪夢に悩む，といった症状を示した症例を「外傷性ヒステリー(traumatic hysteria)」とし，弟子のジャネに"トラウマ性記憶"の研究を指示した．ジャネは，1889年に自らの著書『心理自動現象(=心理自動症) L'Automatisme psychologique』のなかで，"トラウマ性記憶"について「トラウマ的体験の記憶が，夢遊病，自動書記，人格の転換といった心理自動現象に作用している」と記載している．さらに彼は，"19歳のマリー症例"を通じ，鉄道事故などの大規模な惨事だけではなく，日常生活に潜む個人的な体験も"トラウマ的出来事"となりうることを初めて示したのである．

　次に「トラウマ」と「ヒステリー」の研究をしたのは，やはりシャルコーの弟子であっ

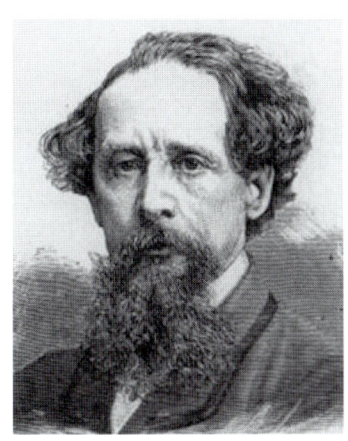
図 1-27　ディケンズ
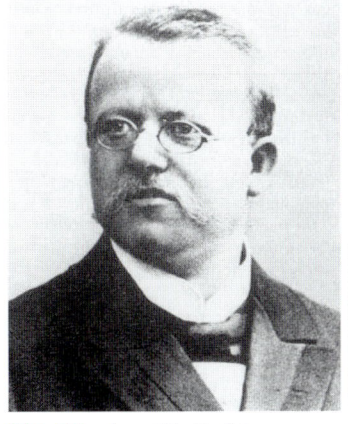
図 1-28　オッペンハイム
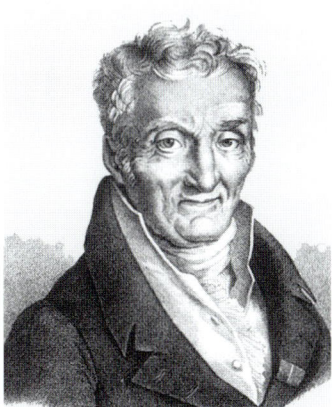
図 1-29　ピネル

たフロイトである．彼は 1895 年に著書『ヒステリー研究 Studien über Hysterie』のなかで，自発性とみられる「ヒステリー」は誘因となった"トラウマ"と首尾一貫した因果関係をもつことや，日常的な出来事も恐怖や驚愕をもたらせば大惨事と同じ作用を及ぼすこと，そしてヒステリーも「外傷神経症」と同様にトラウマと呼ばなければならないさまざまなきっかけがあることなど，非常に重要な指摘をしている．さらに彼は，個々の症状のみならず，ヒステリーという疾患全体の病因は幼児期の性的被害体験にあるという"反復性トラウマ概念"を提唱した．だがそもそもトラウマの有無がはっきりしない，つまりトラウマが本当に患者の過去の出来事なのか，あるいは空想なのかがはっきりしない場合が多く，さらにフロイト自身が提唱した，子どもの性的欲動の発達によって「神経症」の症状が形成されるとする"神経症理論"ともなじまなかったことから，この概念は徐々に衰退していった．その後，技術的改善によって鉄道事故などが減少するのに伴い，「外傷神経症」自体の議論も下火になっていった．しかしそのなかでもシュティールリン Edouard Stierlin は，1909 年と 1911 年に炭鉱事故（1906 年）とイタリアのメッシーナ地震（1908 年）を調査し，生存者の 25% に睡眠障害と悪夢がみられたことを報告した．彼が「外傷神経症」は素因にかかわらず心因によって発生するので「神経症」という用語は不適切であると述べたことは，注目に値しよう[29]．

(4)「強迫神経症」から「強迫性障害」へ[30-32]

17 世紀までは，"強迫観念"と"強迫行為"は，宗教に関するメランコリーの症状としてしばしば記載されていた[33]．前述のバートンの『憂鬱の解剖学』[14]では，「教会で説教を行っているような静かな場で，大声であるいは不注意にしゃべってしまったり，または場にそぐわないような不適切で下品なことを言ってしまったりするのではないかとおそれている」症例が報告されている[34]．しかしながら時代が変われば，概念も変化する．

強迫性障害（obsessive-compulsive disorder；OCD）の症状を初めて詳細に記載したのは，ピネル Philippe Pinel（1745-1826）（図 1-29）の弟子であったエスキロール

Jean-Étienne Dominique Esquirol(1772-1840)(図 1-30)で，これは 1838 年のことであった．しかしこのとき彼は，OCD を「偏執狂(monomania)」あるいは「精神病」の一部と認識しており，その原因については知能障害と意思の障害との間で揺れていた．そして「強迫神経症」という用語を初めて用いたのは，クレペリンとされているが，彼も「恐怖症」を「強迫神経症」として扱っているなど，その概念は今日とはやや異なっていたようである．その後も"強迫観念"と"強迫行為"は，ある種の「てんかん」や衝動性の高い「精神病」「感情障害」，あるいは「変性精神病」など，さまざまな分類学的なカテゴリーへの包含が試みられたが，五里霧中といってよい状況であった．そして 19 世紀後半のベアードの「神経衰弱」の流行により，「強迫神経症」も「神経衰弱」という病名に飲み込まれていった[33]．

　その後 19 世紀末になり，「強迫神経症」を「神経衰弱」から分離したのが，フロイトとジャネである[33]．特にフロイトは，「強迫神経症」という病名を理論的な根拠に基づいて使用した．彼は，当時「パラノイア」との類縁が指摘されていた強迫状態に対して「ヒステリー」との共通点を挙げることで，この状態を「神経症」の 1 つとしたのである(表 1-1)．

　フロイトの論理的な根拠とは，強迫症状が形成されるメカニズムを防御機制によって説明し，その原因を幼少期の性発達および自我発達の問題にあるとしたことである．彼は，幼少期の性発達を本能的な満足をもたらす身体部位の変遷から，①口唇期(1 歳頃まで：母乳を吸う時期)，②肛門期(2〜3 歳：排出訓練の時期)，③男根期(4〜5 歳)の 3 段階に分けた．そしてそれぞれの段階に応じて自我の発達もなされていくため，いずれかの時期に問題が生じると，その時期に応じた特有の"葛藤"や"防衛機制(葛藤や不安を解消しようとする潜在的な心の働き)"などが成人したあとにも現れ，それが精神症状となると考えた．そして「強迫神経症」では，排出訓練のために肛門括約筋の調節を学んでいく肛門期(この時期を固着点)に何らかの問題が生じた場合，強迫的な"葛藤"や"防御機制"が生じるとしたのである．"強迫的防御機制"とは，"不安"や"葛藤"を回避して安心を確保するために，自らの感情や衝動をすべてコントロールしようとする無意識の心の働きである．たとえば，"知性化"や"否認"，"分離"や"置き換え"，"反動形成"などで，これらの"防御機制"と厳格な"超自我"との"葛藤"が，「強迫神経症」の発症機序とされた．もちろんこれらの機制はそれ自体何ら病的なものではなく，誰でもが用いるものであるが，極端に頻度が高かったり，そのために社会機能が著しく障害されたりした場合に問題となるものである．

　前述のごとく，1980 年，DSM-Ⅲ[10]によって「神経症」という用語を使用しない決定がなされてからは，「強迫神経症」は OCD と呼称されるようになり，ICD でも ICD-10 からは OCD が用いられ，現在に至っている．ただし DSM-Ⅳ-TR では，本障害は AD の一亜型としてとらえられているのに対し，ICD-10 では「F4 神経症性障害，ストレス関連障害および身体表現性障害」のなかで，「F42 強迫神経症」は「F40 恐怖症性不安障害」および「F41 他の不安障害」などと同等のサブタイプとして分類されている．つまり，DSM-Ⅳ-TR では，"強迫症状"に関する病的な"不安"をこの障害の中核

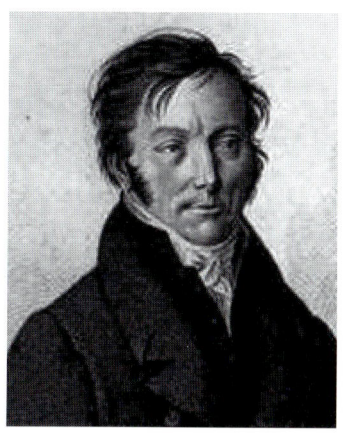 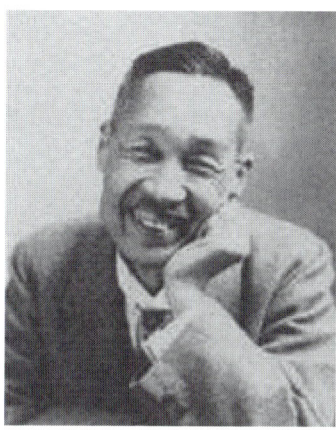 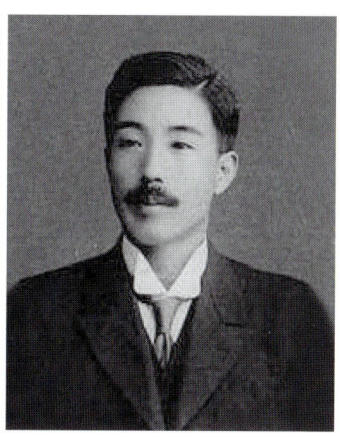

図 1-30　エスキロール　　図 1-31　森田正馬　　図 1-32　石田　昇

的病理としたのである．実際，症状の不合理性に関する洞察，回避などによる社会機能障害といった臨床症状がほかの AD とも類似していることや，選択的セロトニン再取込み阻害薬（selective serotonin reuptake inhibitor；SSRI）や認知行動療法がともに有効であるなど，共通点も多い．しかしながら，OCD のなかには，"不安"に乏しいあるいは洞察が不十分な例もあることや，成因や脳器質・機能的，神経化学的知見にほかの AD との相違がみられることから，2013 年 5 月に改訂予定の DSM-5 では，OCD を AD から分離する検討がなされている．

　なお，周知のごとく，わが国においても OCD に関する素晴らしい業績がある．森田正馬（1874-1938）（図 1-31）は，1920 年頃に「神経症」を「神経質」と「ヒステリー」に分け，さらに「神経質」を「普通神経質」「強迫観念」，そして「発作性神経症」の 3 タイプに分類した[30,35]．このなかで OCD と関連するのは「強迫観念」であるが，この概念は広く，いわゆる本症の中核の 1 つをなす「不潔恐怖」だけでなく，「対人恐怖」「疾病恐怖」「外出恐怖」「吃音恐怖」「高所恐怖」「尖鋭恐怖」など，さまざまな「恐怖症」に含まれるものも入っている[30,35]．またその成立機制は，狭義の「神経症」と同じく，ヒポコンドリー性基調と精神交互作用からなるとした[30,35]．ちなみに，「神経質」という用語は性格の特徴を示す用語と混同するため，現在では「森田神経質」あるいは「神経質症」という用語が用いられている．また，石田　昇（1875-1940）（図 1-32）が弱冠 29 歳のときに執筆した名著『新撰精神病学』のなかでは，「強迫性神経病」の記載がなされている[36,37]．この概念は OCD に近いものだが，主症状を強迫観念と強迫性恐怖としていることや，今日では SAD とされるであろう「赤面恐怖」も含んでいるなど，違いもある．また「強迫性神経病」の亜型分類としては，「汚染恐怖」「計数症（＝「計算癖」：数を数えずにはいられないこと）」「疑惑症（＝「確認強迫」：いったん疑ってしまうと何度も確認せずにはいられない）」などがあるとされている[36,37]．

4 | 実臨床に役立つ知識へ

　本章では，ADの歴史について，「神経症」という病名の誕生と変遷，特にフロイトによる「不安神経症」の概念の確立と「神経症」の分類に始まり，その後のDSM-ⅢによってADが誕生するまでの変遷について，ADの主なサブタイプ（PD，GAD，SAD，PTSD，OCD）ごとにまとめて述べた．本章の内容は，あまりに根本的，概念的，歴史的あるいは哲学的であるがゆえに，今まであまり整理されてこなかった部分が多い．しかしながら，これらを一読し，誰もが経験する"不安"というものの概念や本質を再統合することで，実臨床に役立つ知識としていただければ，幸いである．

● 文献

1) Freud S：On the grounds for detaching a particular syndrome from neurasthenia under the description "anxiety neurosis". The standard edition of the complete psychological works of Sigmund Freud Vol. 3(1893-1899). Vintage Classics, 1894
2) Beard GM：Neurasthenia or nervous exhaustion. Boston Med Surg J 80：217-221, 1869
3) Beard GM：A practical treatise on nervous exhaustion(neurasthenia)：Its symptoms, nature, sequences, treatment. William Wood & Company, 1880
4) Hope JA：A treatise on the diseases of the heart and great vessels, comprising a new view of the physiology of the heart's action. According to which the physical signs are explained. Churchill, 1832
5) Williams JC：Practical observations on nervous and sympathetic palpitation of the heart, particularly as distinguished from palpitation, the result of organic disease. Churchill, 1836
6) Da Costa JM：On irritable heart：a clinical study of a form of functional cardiac disorder and its consequences. Am J Med Sci 61：17-52, 1871
7) Westphal C：Die Agoraphobie, eine neuropathische Erscheinung. Archiv für Psychiatrie und Nervenkrankheiten 3：138-161, 1872
8) Horwitz AV：How an age of anxiety became an age of depression. Milbank Q 88：112-138, 2010（Doi：10.1111/j.1468-0009.2010.00591.x.）
9) Swindle R Jr, Heller K, Pescosolido B, et al：Responses to nervous breakdowns in America over a 40-year period. Mental health policy implications. Am Psychol 55：740-749, 2000
10) American Psychiatric Association：Diagnostic and Statistical Manual of Mental Disorders Third Edition. American Psychiatric Association, 1980〔髙橋三郎，花田耕一，藤縄　昭（訳）：DSM-Ⅲ　精神障害の分類と診断の手引き．医学書院，1982〕
11) Spitzer RL, Endicott J, Robins E：Research diagnostic criteria：rationale and reliability. Arch Gen Psychiatry 35：773-782, 1978
12) Klein DF：Delineation of two drug-responsive anxiety syndromes. Psychopharmacologia 5：397-408, 1964
13) Pitts FN Jr, McClure JN Jr：Lactate metabolism in anxiety neurosis. N Engl J Med 277：1329-1336, 1967
14) Burton R：The Anatomy of Melancholy(full title：The Anatomy of Melancholy, What it is：With all the Kinds, Causes, Symptoms, Prognostickes, and Several Cures of it. In Three Maine Partitions with their Several Sections, Members, and Subsections. Philosophically, Medicinally, Historically, Opened and Cut Up). 1621
15) American Psychiatric Association：Diagnostic and Statistical Manual of Mental Disorders First Edition. American Psychiatric Association, 1952
16) American Psychiatric Association：Diagnostic and Statistical Manual of Mental Disorders Second Edition. American Psychiatric Association, 1968
17) Marks IM, Gelder MG：Different ages of onset in varieties of phobia. Am J Psychiatry 123：218-221, 1966

18) 丸田俊彦：アメリカ精神医学における疾患概念と分類の歴史的概観．松下正明(総編集)：精神症候と疾患分類・疫学(臨床精神医学講座)．pp 406-415, 中山書店, 1998
19) 野崎昭子, 大野 裕：Diagnostic and Statistical Manual of Mental Disorders(DSM)．松下正明(総編集)：精神科データブック(臨床精神医学講座 別巻1)．pp 39-106, 中山書店, 2001
20) 森山成彬：重度ストレス反応および適応障害の概念と歴史的展望．松下正明(総編集)：神経症性障害・ストレス関連障害(臨床精神医学講座5)．pp 35-48, 中山書店, 1997
21) 森山成彬：心的外傷後ストレス障害(PTSD)をめぐって―PTSDの歴史的展望と病態．臨床精神医学 29：5-10, 2000
22) Trimble MR：Post-traumatic stress disorder：history of concept. Figley CR(ed)：Trauma and its Wake：The Study and Treatment of Post-Traumatic Stress. pp 5-14, Brunner/Mazel, 1985
23) Oppenheim H：Weitere Mitteilungen über die sich an Kopfverletzungen und Erschütterungen(in specie：Eisenbahnunfälle)anschliessenden Erkrankungen des Nervensystems. Arch. f. Psychiatrie XVI：774-779, 1895
24) Erwin E(ed)：The Freud Encyclopedia：Theory, Therapy, and Culture. Routledge, 2002
25) Kretschmer E：Medizinische Psychologie 10. Aufl, Stuttgart, G. Thieme, 1950〔西丸四方, 高橋義夫(訳)：医学的心理学 第2. みすず書房, 1955〕
26) Schneider K：Klinische Psychopathologie 6. Aufl, Stuttgart, G. Thieme, 1962〔平井静也, 鹿子木敏範(訳)：臨床精神病理学 改訂増補第6版. 文光堂, 1963〕
27) 大矢 大：心因健忘．松下正明(総編集)：記憶の臨床(臨床精神医学講座 S2)．pp 357-393, 中山書店, 1999
28) Archibald HC, Long DM, Miller C, et al：Gross stress reaction in combat―a 15 year follow-up. Am J Psychiatry 119：317-322, 1962
29) Van der Kolk BA, McFarlane AC, Weisaeth L：Traumatic Stress：The Effects of Overwhelming Experience on Mind, Body, and Society. Guilford Press, 2006
30) 下坂幸三：強迫神経症．加藤正明, 笠原 嘉, 小此木啓吾, ほか(編)：新版 精神医学事典．p 168, 弘文堂, 1993
31) 松永寿人, 林田和久：強迫スペクトラム障害の概念とその病態，最新の動向．臨床精神薬理 14：567-576, 2011
32) 佐藤哲哉：強迫性障害 症状と診断―近縁疾患との関連と鑑別．松下正明(総編集)：神経症性障害・ストレス関連障害(臨床精神医学講座)．pp 285-305, 中山書店, 1997
33) Koran LM：Obssessive-compulsive and related disorders in adults：a comprehensive clinical guide. Cambridge University Press, 1999
34) Goshen CE：Documentary History of Psychiatry：A Source Book on Historical Principles. Philosophical Library, 1967
35) 大原健士郎：神経質(症)．加藤正明, 笠原 嘉, 小此木啓吾, ほか(編)：新版 精神医学事典．p 387, 弘文堂, 1993
36) 上島国利(編)：強迫性障害は怖くない―正しい知識と治療．アークメディア, 2001
37) 保崎秀夫(編)：新精神医学．文光堂, 1983

(塩入俊樹)

第2章

不安のバイオロジー

　人の精神機能の脳局在の解明はまだ十分ではなく，ほとんどの感情や思考，意志については脳はまだブラックボックスといわざるをえない．しかし，そのうち恐怖については，その脳局在が最近20年間で明らかになってきた．1990年代以降の膨大な数のラットやマウスを使った動物実験により，恐怖の神経回路の解剖，機能が詳細に解明されてきている．げっ歯類の動物実験の結果を人にどの程度外挿できるかについてはまだ結論は得られていないが，少なくとも霊長類以外ではげっ歯類はほかの動物（猫や犬など）よりは遺伝的に人類に近い[1]．したがって，げっ歯類の実験結果を人の恐怖の神経回路解明の糸口とすることは有望と思われる．さらに最近は，画像研究を用いて人の脳内各部位の機能を検索することが可能となったので，今後は人の画像研究により恐怖の神経回路が検証されることが期待される．

　本章では，恐怖の神経回路に関する動物実験研究と不安障害の画像研究に関するこれまでの研究成果を紹介したい．

恐怖の神経回路

1 | 不安と恐怖

　不安と恐怖は心理学・精神病理学では異なる感情である．不安は特定の対象に向けられていない，漠然とした未分化なおそれの感情であるのに対し，恐怖ははっきりした外的対象に対するものである，と定義される．しかし，笠原[2]が指摘したように，日常で用いられている病的ではない不安（すなわち健康範囲内の不安）は，「理由（対象）がある，表現できる，わかってもらえる，我慢できる，長く続かない，いったん去れば気にならない」という特徴を有し，心理学・精神病理学の定義による恐怖と共通する特徴を有する．

　一方，病的な不安は，「漠然としたおそれの感情であり，我慢できる程度を超え，しばしば身体症状を伴い，長期間持続し，かつ慣れを生じにくい」という特徴をもつ．不安障害でみられる不安は病的な不安であり，健康範囲の不安とは性質が大きく異なる．病的な不安の動物モデルを作成することは難しいが，「健康な不安」あるいは「恐怖」の動物モデルを作成することは可能である．そのような動物モデルの1つである

恐怖条件づけモデルを用いて，1990年代から恐怖の神経回路についての研究が行われ，恐怖に関連する脳部位，神経伝達物質，恐怖学習の過程が詳細に明らかになってきた．

2 | 恐怖条件づけの動物モデル

図2-1に示すように，恐怖条件づけは獲得，発現，消去の3過程から成立するパブロフの古典的条件づけ学習である．恐怖条件づけは，嫌悪刺激（痛み，大きな音，外敵）である無条件刺激（unconditioned stimulus；US）と中立的刺激である条件刺激（conditioned stimulus；CS）を対提示することにより成立する．CSはそれ自体では恐怖を惹起しない無害な刺激であり，音，色，光，におい，状況（恐怖条件づけ研究では文脈と呼ばれることが多い）などである．文脈的恐怖条件づけの方法を図2-2に示す．嫌悪刺激としてのUSはさまざまな生理学的・内分泌学的反応を惹起するが，USとCSを対提示すると，条件づけられた恐怖（条件恐怖）が獲得され，CSに対しても恐怖反応が惹起される（条件反応）．条件反応は脈拍数増加，血圧上昇，排尿・排便の増加，ストレス関連のホルモン濃度の上昇，すくみ行動などの生理・内分泌・行動反応などであり，ヒトにおける恐怖症状から類推すると動物の恐怖反応であるといってよい．US-CS対提示による学習過程は恐怖条件づけの獲得過程と呼ばれ，CSに対する条件反応をみることは恐怖条件づけの発現過程とも呼ばれる．

獲得過程のあと，条件恐怖に関する情動記憶は固定化されていく（図2-1）．固定化（1日〜1か月くらい）が完了するまでは，条件恐怖記憶は比較的不安定である．CSが文脈的刺激の場合には海馬が固定化に重要な役割を果たす[3]．条件恐怖が獲得されたあと，USなしにCSに再曝露すると条件恐怖記憶が再活性化され，不安定となり，再び固定されること（再固定化）がNaderらによって報告された[4]．さらにCSに繰り

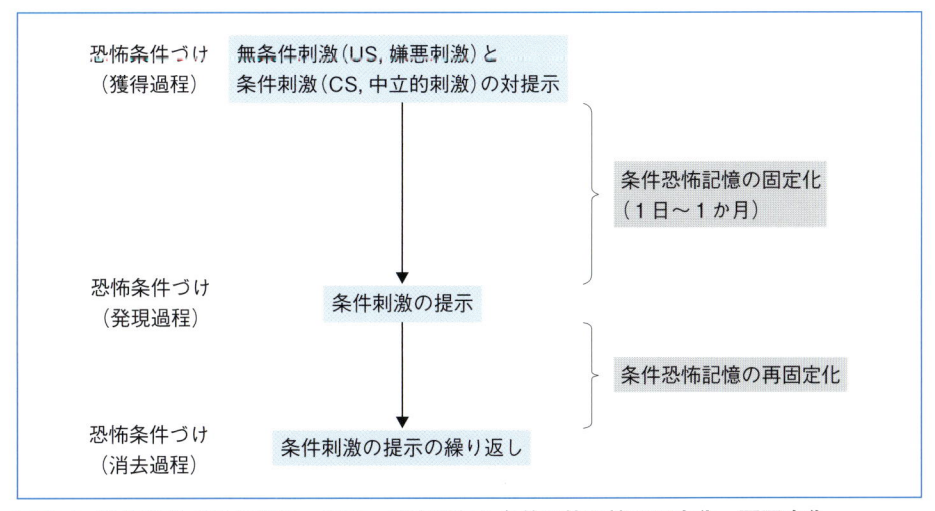

図2-1 恐怖条件づけの獲得・発現・消去過程と条件恐怖記憶の固定化・再固定化

返し曝露することにより条件反応は消去されていく．したがって，CSのみへの曝露は恐怖条件づけの消去過程とも呼ばれ，発現過程は消去過程の一部である．

3 | 恐怖の神経回路

　恐怖条件づけの各過程の前に，脳の一部を損傷あるいは一過性に不活化させ，条件反応〔ほとんどの研究は，じっとうずくまって身動きしない「すくみ行動（freezing）」を指標として用いている（図2-2）〕が出現するか否かを実験的にみることにより，恐怖条件づけに関与する脳部位を特定する試みが膨大な数の研究により行われた[5]．CSは文脈と音に分けて研究され，各CSによる恐怖条件づけに異なる神経回路が関与していることが明らかになった．恐怖条件づけの獲得過程の神経回路を図2-3に示す．CSが音であるか，文脈であるかによって恐怖条件づけの神経回路の入力部分は異なる．CSである音の情報は内側膝状体から聴皮質を経由して，あるいは直接扁桃体の外側核に伝わり，中心核からさまざまな神経核に出力されて恐怖反応を惹起する．一方，場所，状況などの文脈的CSは海馬を経由して，扁桃体基底核に入力され，その後は音のCSの場合と同様に，中心核からさまざまな神経核に出力されて恐怖反応を惹起すると考えられている．

　恐怖条件づけの発現過程は図2-3の獲得過程の回路を介していると考えられるが，条件づけから1か月以上経過して，文脈的恐怖記憶の固定化が完了したあとには海馬の主な役割は消失すると考えられる[3]．消去過程は条件恐怖記憶が失われる（あるいは忘却される）というよりは，新しい記憶が獲得されることで，過去の条件恐怖記憶が抑制され，その上にその新しい記憶が重なる過程であるといわれる[6]．消去過程では腹内側前頭前野からの興奮性入力が扁桃体亜核（外側，基底，中心，介在）に入力され，それが抑制性のGABA神経を刺激して扁桃体からの出力を抑制することが最近

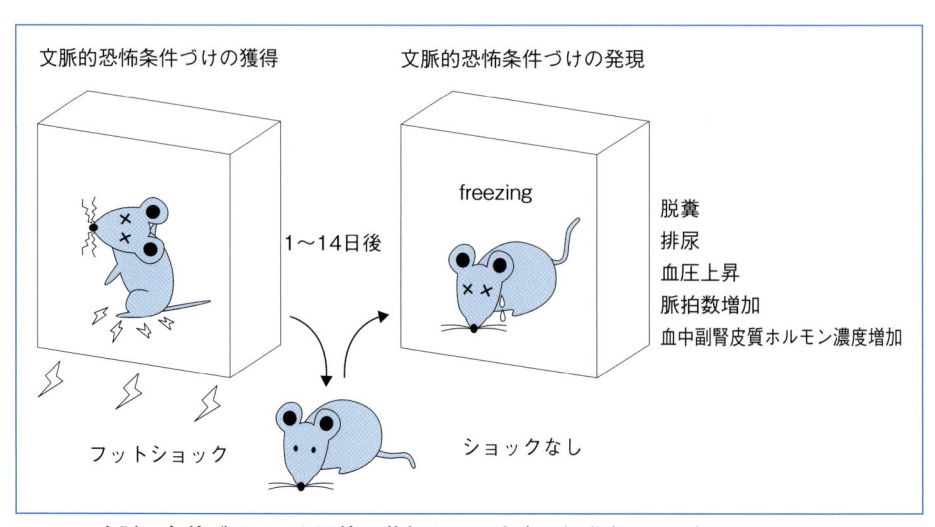

図2-2　文脈に条件づけられた恐怖に惹起されるすくみ行動（freezing）

明らかになってきた[7]．図 2-4 に示すように，扁桃体介在核（intercalated nucleus, あるいは intercalated cell cluster，介在神経細胞集団とも呼ばれる）が消去過程では重要な役割を果たし，扁桃体中心核の活動を抑制する[6,7]．

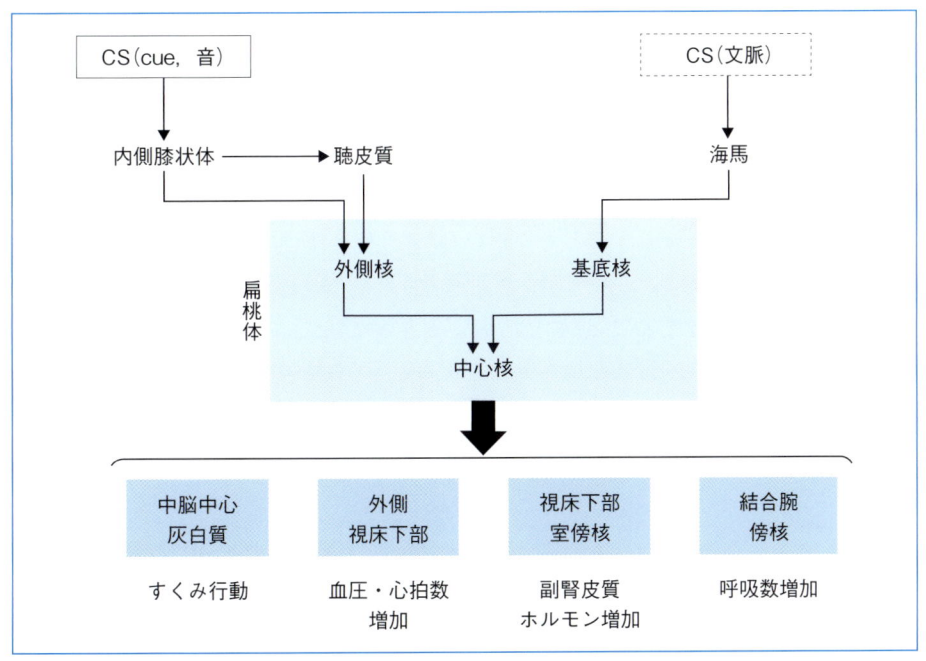

図 2-3 恐怖条件づけ獲得過程の神経回路
矢印は興奮性．

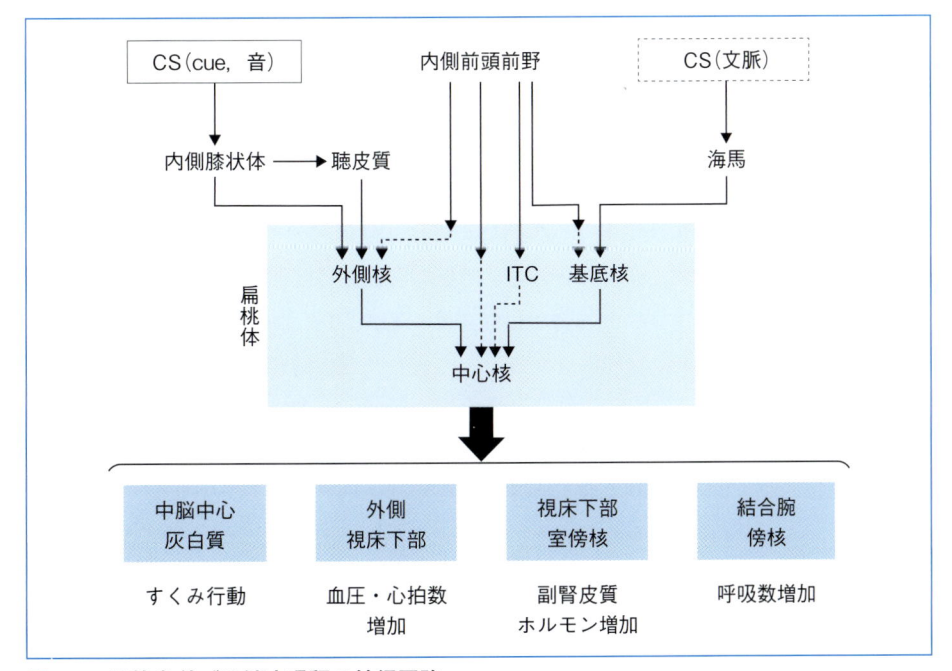

図 2-4 恐怖条件づけ消去過程の神経回路
実線は興奮性，破線は抑制性．ITC；intercalated nucleus（扁桃体介在核）．

SSRIの作用機序と恐怖の神経回路

1980年代から選択的セロトニン再取込み阻害薬(SSRI)がさまざまな不安障害の治療に導入され，不安障害の病態に中枢セロトニン系が関与していることが明らかとなった[8]．しかし，SSRIがどのように不安症状を改善するのかはブラックボックスのままであった．恐怖条件づけモデルはSSRIの薬理作用の解明に有用なモデルであり，恐怖条件づけにおいてSSRIが抗不安作用を鋭敏に示すことや，SSRIの作用部位は扁桃体基底核のグルタミン酸神経であること，などが明らかになってきた[9]．すなわち，SSRIは5-HT_{1A}受容体などを介して扁桃体の神経活動を減弱し，不安・恐怖を減弱すると考えられる[9]．恐怖条件づけの発現過程では内側前頭前野におけるセロトニンがまず活性化されるが，恐怖に繰り返し曝されると扁桃体のセロトニンも活性化する[9]．扁桃体のセロトニン活性化は不安・恐怖症状を惹起するというよりは，不安・恐怖症状を緩和しようという生体側の反応であり，SSRIは扁桃体のセロトニン系の機能を増強して不安・恐怖を減弱する作用を有すると考えられる．

すくみ行動を指標とすると恐怖条件づけモデルではさまざまなSSRIが再現性よく抗不安作用を示す．最近，恐怖条件づけモデルにおけるSSRIの抗不安作用の作用脳部位が，局所脳投与実験によって明らかとなった．両側の内側前頭前野，視床背内側核，扁桃体基底核にSSRIであるcitalopram(国内未発売，そのs体の光学異性体がエスシタロプラムとして発売されている)を局所投与し，ラットに恐怖条件づけストレスを負荷してすくみ行動を解析したところ，両側扁桃体基底核へのcitalopram投与のみがすくみ行動を有意に抑制した[10]．したがって，少なくとも恐怖条件づけモデルにおけるSSRIの抗不安作用の一部は扁桃体基底核近傍への作用を介していると結論づけることができる．選択的な5-HT_{1A}アゴニストであるflesinoxanの両側扁桃体基底核への局所投与もまた，恐怖条件づけモデルで抗不安作用を示し，citalopramの結果とよく一致していた[11]．

前述したように扁桃体は恐怖条件づけモデルの神経回路ではきわめて重要かつ必須の脳部位であり(図2-5)，扁桃体破壊により条件づけられた恐怖が消失することから，SSRIの扁桃体への効果は抑制性であることが予想される．なお，局所投与実験では投与した薬物が拡散するため，SSRIの作用脳部位が扁桃体基底核であると特定することはできなかった．そこで神経活動の指標にしばしば用いられる最初期遺伝子である，c-Fos蛋白発現を免疫組織学的に評価し，恐怖条件づけストレスとSSRI全身投与の効果を検討した[12]．その結果，SSRI(citalopram)全身投与は，恐怖条件づけストレスによるすくみ行動を抑制するとともに，恐怖条件づけストレスによって誘発される扁桃体基底核のc-Fos蛋白発現を抑制した．現時点ではSSRIがc-Fos蛋白発現抑制を介してすくみ行動を抑制すると結論づけることはできないが，少なくともSSRIは不安・恐怖によって活性化される扁桃体基底核に対して抑制的に作用しているといえる(図2-5)．

さらに恐怖条件づけストレスで誘発されるc-Fos陽性細胞のほとんどが，グルタ

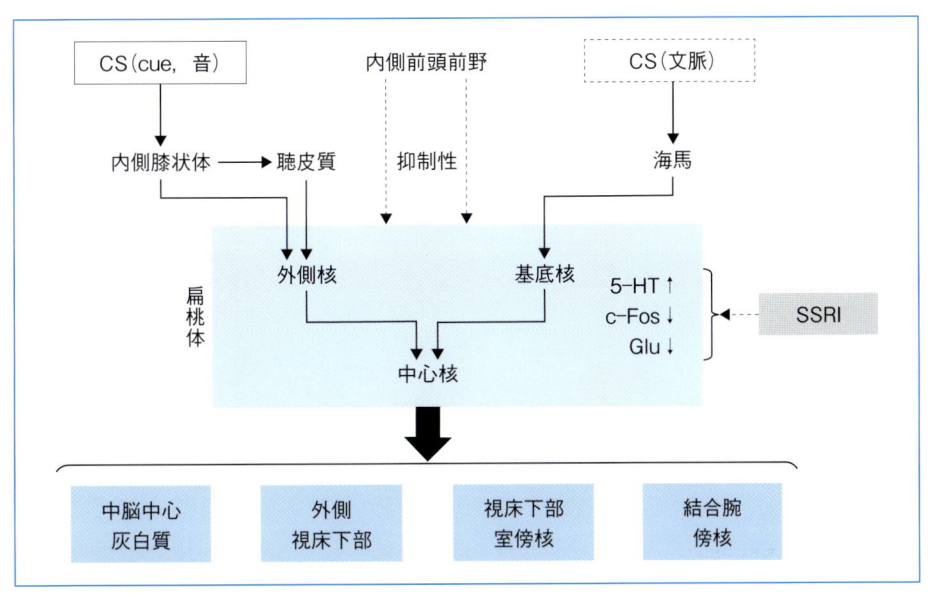

図 2-5 恐怖条件づけにおける恐怖の神経回路
SSRI は細胞外 5-HT 濃度の増加を介して，扁桃体基底核の活動を抑制し，グルタミン酸神経伝達や c-Fos 蛋白発現を抑制する．以上の作用を介して，SSRI は freezing を抑制すると考えられる（Glu：グルタミン酸）．点線の矢印は抑制性の作用を示す．

ミン酸作動性神経であることが最近明らかになった[13]．図 2-5 に示すように，恐怖条件づけの文脈情報が基底核からグルタミン酸神経伝達を介し中心核に伝達されると，さまざまな恐怖・不安反応が惹起される．SSRI は基底核神経を不活化し，中心核へのグルタミン酸神経伝達を抑制することによって抗不安作用をもたらすと考えられる．

不安障害の画像研究の進歩

膨大な数の脳機能画像研究が不安障害患者で行われてきた[14]．その結果を表 2-1 にまとめる．人の表情（恐怖の表情など），言葉，音，におい，画像などの刺激に対する血流の変化が fMRI（時に PET）により測定された．不安障害亜型間で共通して報告されることの多い所見は扁桃体活性化である．表 2-1 に示すように，心的外傷後ストレス障害（PTSD），社交不安障害，特定の恐怖症で扁桃体活性化の増強が認められる．そのほか，PTSD における吻側前部帯状皮質の機能低下，特定の恐怖症における背側前部帯状皮質の血流増加の増強，社交不安障害と特定の恐怖症における島皮質の血流増加の増強が一致した所見である（表 2-1）[8]．

扁桃体活性化（amygdala activation）は，痛みによる恐怖条件づけ，恐怖の表情の画像を見ること，他人に見つめられること（ただし画像上），大きな白目の形などにも反応して健常者でも出現する[15]．いくつかの不安障害亜型では健常者よりも扁桃体活性化が著しい（表 2-1）．このことはこれらの不安障害において，扁桃体機能が亢進して

表2-1 不安障害の機能神経画像所見のまとめ

	扁桃体	吻側前部帯状皮質	背側前部帯状皮質	海馬	島皮質
心的外傷後ストレス障害	↑	↓	↑*	↑↓	↑↓
パニック障害	↑↓*	↑*	—	↑↓	—
社交不安障害	↑	↑↓*	↑↓	—	↑
特定の恐怖症	↑	↑↓*	↑	—	↑
全般性不安障害	↑↓*	↑*	↑*	—	—

対照群と比較した機能の増加(↑)と減少(↓)を示す．↑↓は増加と減少の両方の結果が報告されていることを示す．*は少人数を対象とした研究の結果である．—はほとんど情報がないことを示す．

（井上 猛，小山 司：不安障害．Brain Nerve 64：131-138, 2012 より一部改変）

いることを示唆している．前節で述べたように，恐怖の神経回路において扁桃体が中心的な役割を果たしていることを考え合わせると，不安障害患者では扁桃体の機能亢進がみられ，症状発現と関連していることが示唆される．症状改善によって扁桃体活性化は改善することが報告されていることから，扁桃体活性化は素因(trait)というよりは状態(state)を反映している可能性がある[16]．なお，扁桃体活性化の亢進は不安障害に特異的な所見ではなく，うつ病においても報告されている[15]．つまり，扁桃体活性化の亢進は疾患特異的というよりは症状の有無と関連がある可能性がある．

1990年代に恐怖の神経回路が発見されたことにより，恐怖獲得・消去の機序，不安障害の治療薬の作用機序，不安障害の病態の解明が進んだことは重要な進歩といえる．今後，動物モデル研究，ヒトの画像研究により不安，恐怖，不安障害の機序，病態が解明されて，より効果的な治療が開発されることが期待される．

● 文献

1) Murphy WJ, Eizirik E, Johnson WE, et al：Molecular phylogenetics and the origins of placental mammals. Nature 409：614-618, 2001
2) 笠原 嘉：不安の病理．岩波書店，1981
3) Anagnostaras SG, Gale GD, Fanselow MS：Hippocampus and contextual fear conditioning：recent controversies and advances. Hippocampus 11：8-17, 2001
4) Nader K, Schafe GE, LeDoux JE：Fear memories require protein synthesis in the amygdala for reconsolidation after retrieval. Nature 406：722-726, 2000
5) LeDoux JE：The amygdala and emotion：a view through fear. Aggleton JP (ed)：The amygdala：a functional analysis 2nd edition. pp 289-310, Oxford University Press, 2000
6) Sotres-Bayon F, Cain CK, LeDoux JE：Brain mechanisms of fear extinction：historical perspectives on the contribution of prefrontal cortex. Biol Psychiatry 60：329-336, 2006
7) Ehrlich I, Humeau Y, Grenier F, et al：Amygdala inhibitory circuits and the control of fear memory. Neuron 62：757-771, 2009
8) 井上 猛，小山 司：不安障害．Brain Nerve 64：131-138, 2012
9) Inoue T, Kitaichi Y, Koyama T：SSRIs and conditioned fear. Prog Neuropsychopharmacol Biol Psychiatry 35：1810-1819, 2011
10) Inoue T, Li XB, Abekawa T, et al：Selective serotonin reuptake inhibitor reduces conditioned fear through its effect in the amygdala. Eur J Pharmacol 497：311-316, 2004
11) Li XB, Inoue T, Abekawa T, et al：5-HT$_{1A}$ receptor agonist affects fear conditioning through stimulations of the postsynaptic 5-HT$_{1A}$ receptors in the hippocampus and amygdala. Eur J

Pharmacol 532：74-80, 2006
12) Izumi T, Inoue T, Kitaichi Y, et al：Target brain sites of the anxiolytic effect of citalopram, a selective serotonin reuptake inhibitor. Eur J Pharmacol 534：129-132, 2006
13) Izumi T, Boku S, Shinmin W, et al：Retrieval of conditioned fear activates the basolateral and intercalated nucleus of amygdala. J Neurosci Res 89：773-790, 2011
14) Shin LM, Liberzon I：The neurocircuitry of fear, stress, and anxiety disorders. Neuropsychopharmacology 35：169-191, 2010
15) 井上 猛：不安と抑うつ：情動の神経回路の視点から．日本不安・抑うつ精神科ネットワーク（編）：Depression and Anxiety―診断・病態レベル・治療の側面から．pp 35-40，アルタ出版，2009
16) Furmark T, Tillfors M, Marteinsdottir I, et al：Common changes in cerebral blood flow in patients with social phobia treated with citalopram or cognitive-behavioral therapy. Arch Gen Psychiatry 59：425-433, 2002

● Further Reading
・Joseph LeDoux：Das Netz der Gefuehle. Wie Emotionen entstehen, Hanser, Carl GmbH + Co, 2000〔松本 元，川村光毅，小幡邦彦，ほか（訳）：エモーショナル・ブレイン―情動の脳科学．東京大学出版会，2003〕
ヒトの研究からラットを用いた動物実験研究に研究方法を変えて，恐怖の神経回路を解明した著者の研究史が書かれている．なぜ動物実験が必要であったかがわかる．

〔井上 猛〕

第3章

パーソナリティ論

　神経症という概念には，心的葛藤が原因であり，防衛機制が症状の理解に重要であるという病因論が含まれていた．その後，病因論を排し信頼性を重視した操作的診断基準 DSM-Ⅲ が 1980 年に登場して，不安障害という診断カテゴリーも登場した．DSM-Ⅲ-R により，複数の精神疾患を併存症として同時に診断できるようになり，さらに多軸診断によって，Ⅰ軸障害とは別にⅡ軸障害としてパーソナリティ障害を同時に診断できるようなった．そこで，病因の解明や新たな治療戦略の突破口となるのではないかとの期待から，Ⅰ軸障害同士の併存症研究がされるようになった一方，パーソナリティ障害の併存症研究はまだ少なく，不安障害の場合はなおさらそうである．

　本章では，まずディメンジョナルなパーソナリティと不安障害との関連の研究を概括し，その後に，カテゴリー診断のパーソナリティ障害と不安障害の併存研究を概括し，パーソナリティと不安障害の関連をどのように考えればよいのか考察する．

● ディメンジョナル

　ディメンジョナルなパーソナリティである neuroticism（神経症傾向），extraversion（外向性）の2つと不安障害との関連が検討されてきた[1]．この2つは，もともとは 1947 年に Hans Eysenck が提案した概念であり，神経症傾向は具体的には不安，悲しみ，敵意，抑うつ，自意識，衝動性，傷つきやすさと，外向性は温かさ，群居性，断行性，活動性，刺激希求性，よい感情と関連するとされる．すなわち神経症傾向を有すると負の感情をもちやすくストレス対処に乏しくなるのに対し，外向性を有すると対人相互関係の質，量とも積極的で正の感情につながる．このように，ディメンジョナルなパーソナリティは，正常な人からの連続としてパーソナリティをとらえている．このディメンジョナルなとらえ方は，精神病質傾向を入れた Big Three モデル，さらに最近の Five-Factor モデルに発展していくが[1]，不安障害との関連の検討はまだ少なく，本章では神経症傾向，外向性と不安障害との関連ついてこれまでのいくつかの研究を紹介する．

　これまでの研究で神経症傾向はほとんどの不安障害と関連することが報告されている．たとえば一般人口を対象として，Five-Factor モデルの質問用紙である Revised

NEO Personality Inventory(NEO-PI-R)を用いて，各種の不安障害の生涯診断との関連を検討したところ，神経症傾向はパニック障害，社交不安障害，全般性不安障害，強迫性障害のいずれとも関連した[2]．一方，社交不安障害だけが外向性の低さ（内向性）と関連した[2]．

また，前方視的な縦断研究においても，各種の不安障害との関連が指摘されている．たとえば，ニュージーランドで行われた前方視的な縦断研究では，青年期後期（18歳）において自己記入式質問用紙 Multidimensional Personality Questionnaire（MPQ）により測定された負の感情（negative emotionality，心配性や神経質な特性で神経症傾向の1つの要素）は，成人期（21歳）において半構造化面接によって診断された不安障害（全般性不安障害，パニック障害，広場恐怖，社交不安障害，単純恐怖，強迫性障害）と関連した[3]．また高校生を対象とした4年間の前方視的な縦断研究では，負の気分（negative affectivity）と4年以内のパニック発作の発症との間に有意な関連があった[4]．このように神経症傾向があると，後年，不安障害の発症につながる．

さらに，このような神経症傾向と全般性不安障害との関連においては，遺伝的な側面からの報告もある．たとえば，一般人口を対象とした双生児研究である Virginia Twin Registry 研究では，神経症傾向と全般性不安障害との遺伝的一致率は修正モデルにおいて0.80と非常に高かった[5]．

まとめると，これまでの研究から神経症傾向と全般性不安障害をはじめとする不安障害との関連は，一貫している．一方，社交不安障害が内向性（外向性の低さ）と関連しているのは，その臨床症状からいって当然であろう．

カテゴリー分類

1987年のDSM-Ⅲ-Rの登場で，操作的診断基準によってパーソナリティ障害のカテゴリー診断が行われるようになってから25年以上経った．種々の精神疾患間において，併存症が検討されるようになり，その研究を通じて，病因や症状形成の仕組みを解明しようという取り組みにつながった．

たとえば米国での一般人口を対象とした研究では，社交不安障害，全般性不安障害は回避性および依存性パーソナリティ障害と，強迫性障害は回避性，依存性，強迫性パーソナリティ障害らを含めたクラスターCと関連していた[6]．

DSM-Ⅲ-R登場以降の25年の間に行われた不安障害とカテゴリー診断のパーソナリティ障害との併存症研究をメタ・アナリシスした結果，どの不安障害においてもパーソナリティ障害の併存率は高かった[7]．現在のDSM-Ⅳ診断基準ではパーソナリティ障害をA，B，Cといったクラスターで分類しているが（現時点ではDSM-5からはこの分類がなくなる予定である），不安障害全体でみると，クラスターCの併存は，クラスターBやクラスターAの併存の2倍程度で，有意に多かった．またクラスターBの併存のほうがクラスターAの併存より多かったが，その差は小さかった．

クラスター C のなかでは回避性，強迫性，依存性パーソナリティ障害の順で併存している率が高かった．また不安障害ごとにそれぞれのパーソナリティ障害の併存を検討してみると，社交不安障害と回避性パーソナリティ障害の併存が最も高率であった．2 番目にパーソナリティ障害との併存が高率であったのは心的外傷後ストレス障害（PTSD）であり，これは妄想性，回避性，境界性，強迫性パーソナリティ障害といった種々のパーソナリティ障害との併存を有していた．ほかのパニック障害，全般性不安障害，強迫性障害では，社交不安障害や PTSD に比べて，パーソナリティ障害の併存率が低かった．

不安障害とパーソナリティ障害の時間的な関係についての研究は，両者の関係を考えるうえで重要である．パーソナリティ障害においては，「発症」という概念に受け入れづらさがあるので，まずは，あるパーソナリティ障害を有していると，将来，不安障害になりやすいかを検討するほうが自然である．Johnson ら[8]が一般人口を対象に半構造化面接と質問紙法による前方視的な縦断研究を行った結果，青年期，成人期の早期（14～22 歳）における反社会性，回避性，境界性，依存性，演技性，強迫性パーソナリティ障害の特性（傾向）は，成人期中期（平均 33 歳）までの不安障害発症と関連していたことが明らかとなった．Bienvenu ら[9]は，米国の一般人口を対象に調査を行い，1981 年の時点で DSM-Ⅲ の回避性，依存性パーソナリティ障害の特性を有していると，1993～1996 年の間にパニック障害や広場恐怖を発症する可能性が高まることを報告している．

反対に，ある不安障害を有していると，将来，パーソナリティ障害を有する率が高くなるかどうかについて検討している研究がある．Lewinsohn ら[10]は，青年期（14～18 歳）に不安障害を有していることが，24 歳の時点のシゾイド，失調型，境界性，回避性，依存性パーソナリティ特性の予測因子であったことを報告している．また Kasen ら[11]は，平均 12.7 歳，15.2 歳，21.1 歳の 3 時点で縦断的に評価を行い，青年期の不安障害が成人期早期の妄想性，強迫性パーソナリティ障害と関連していたことを報告している．さらに Goodwin ら[12]は，10 年の間隔で縦断的な研究を行い，青年期のパニック発作は，10 年後の評価において，クラスター A，B，C のいずれとも関連していたと報告している．

このような併存するパーソナリティ障害は不安障害の治療とどのように関連するのであろうか．Marchesi ら[13]がパニック障害患者を対象に，1 年間にわたる薬物療法（citalopram かパロキセチン）を行った結果，パーソナリティ障害の併存率は 60% から 43% に低下した．この低下は主に妄想性，回避性，依存性パーソナリティ障害の併存率の低下によるものであった．特に，妄想性パーソナリティ障害は 12% から 3% に，依存性パーソナリティ障害は 13% から 7% に，回避性パーソナリティ障害は 12% から 7% に併存率が低下していた．一方，境界性パーソナリティ障害をはじめとするクラスター B の併存率の低下は 22% から 20% でほとんど変化しなかった．また 48% の症例でパニック障害が寛解したが，回避性パーソナリティ障害が「改善」したのは，パニック障害寛解群に限られていた．一方，妄想性パーソナリティ障

害はパニック障害の寛解と関連していなかった．また，Berger ら[14]は，回避性パーソナリティ障害が併存すると，薬物療法や集団認知行動療法によるパニック障害の治療反応が遅延することを報告している．Slaap と den Boer[15]は，パニック障害に対する薬物療法の総説のなかで，薬物療法に反応しない最も強い予測因子は，短期的にも長期的にも，パーソナリティ障害の特性が存在することであると指摘している．

　次にパーソナリティ障害の併存は不安障害の長期予後とどのように関連するのであろうか．Massion ら[16]は，The Harvard/Brown Anxiety Research Program 研究の一部として，各種の不安障害を対象に5年間の縦断研究を行った．その結果，何らかのパーソナリティ障害を有していると，寛解率が全般性不安障害では30％，社交不安障害では39％下がったが，パニック障害の寛解率には影響を与えなかった．個別のパーソナリティ障害との関連では，全般性不安障害の寛解率は回避性パーソナリティ障害があると34％，依存性パーソナリティ障害があると14％低下した．また，回避性パーソナリティ障害があると社交不安障害の寛解率は41％低下した．The Collaborative Longitudinal Personality Disorders Study（CLPS）では，大うつ病性障害や不安障害との関連を検討するために，失調型，境界性，回避性，強迫性パーソナリティ障害のいずれかに合致した対象者の追跡研究が行われている．Shea ら[17]は半年，1年，2年後の時点で，Ⅰ軸障害の寛解がパーソナリティ障害の「寛解」（もはや診断基準に合致しない状態になること）と関連するかを検討した．その結果，社交不安障害，強迫性障害の寛解と回避性パーソナリティ障害の寛解は有意に関連していたが，パニック障害，社交不安障害，全般性不安障害，強迫性障害，PTSD のいずれの寛解も回避性以外の3つのパーソナリティ障害の寛解と関連しなかった．さらに Ansell ら[18]は CLPS の7年の縦断研究の結果をまとめ，80％の社交不安障害が寛解し，回避性パーソナリティ障害を併存すると有意に寛解が遅れたと報告している．一方で，84％の全般性不安障害，74％の強迫性障害，73％の広場恐怖を伴うパニック障害が7年間のうちに寛解したが，パーソナリティ障害の併存の有無とは関連しなかった．反対に，7年間のうちの新たな不安障害の発症に関しては，回避性パーソナリティ障害を有していると社交不安障害が，強迫性，境界性パーソナリティ障害を有していると全般性不安障害が，回避性，依存性パーソナリティ障害を有していると強迫性障害が，境界性パーソナリティ障害を有していると広場恐怖を伴うパニック障害が発症する率が有意に高かった．

不安障害ごとのパーソナリティとの関連

1｜全般性不安障害

　次に個々の不安障害ごとにパーソナリティとの関連を検討する．全般性不安障害はカテゴリー分類のパーソナリティ障害とも関連するが，ディメンジョナルな神経症傾

向との関連が深く，遺伝的にも関連が深いのは上述のとおりである[5]．全般性不安障害の主要な臨床症状であるworry（心配）は，正常な人にでも生ずるため，全般性不安障害と，正常なものからの連続として考えるディメンジョナルな神経症傾向との関連が強いのも当然である．

2 | パニック障害

神経症傾向はパニック障害の発症に関係し，また治療反応性とも関連するが，何らかの特定のパーソナリティ障害との関連が薄いのは上述のとおりである．

3 | 心的外傷後ストレス障害

DSM-5ではPTSDは，不安障害を離れて新しいカテゴリーに移る予定であるが，クラスターCとの併存も多い．一方で妄想性パーソナリティ障害との併存が最も多いのは，過覚醒というPTSDの臨床症状と重複するものである[7]．確かに，PTSDとパーソナリティ障害の併存率は比較的高いが，PTSDには1つのパーソナリティ障害に偏らない，種々のパーソナリティ障害が併存している．したがって，パーソナリティという視点からみると，PTSDは均一な群とはいえない．

4 | 強迫性障害

強迫性障害と強迫性パーソナリティ障害は，その名称が示すように，関連性が高いとされてきた．しかし，操作的診断基準に基づいて行われたこの25年の研究の結果をメタ・アナリシスしたところ，強迫性障害と強迫性パーソナリティ障害の併存率は，回避性パーソナリティ障害の併存率をわずかに上回る程度であった[7]．したがって，強迫性障害と強迫性パーソナリティ障害の間に強い関連性があるとはいえない．操作的診断基準成立以前は，強迫性障害の精神病理をパーソナリティの視点から理解しようとされてきたが，現在，薬物療法の有効性が確立され，多くの生物学的側面に関する研究がなされていることから，以前とは違ったとらえ方が必要なことがこのメタ・アナリシスの結果からわかる．

5 | 社交不安障害

上述のように，ほかの不安障害とカテゴリー診断のパーソナリティ障害との間には1対1の関係はみられない．その唯一の例外が全般性の社交不安障害と回避性パーソナリティ障害との関係である．これまでの研究をまとめると，平均の併存率は56%（22〜89%）である[19]．メタ・アナリシスでも社交不安障害と回避性パーソナリティ障害の併存率は0.46であり，次に高いPTSDと妄想性パーソナリティ障害の併存率

0.26より格段に高い値である[7]．発症年齢が早まるにしたがってパーソナリティ障害の併存率が高くなるのは，社交不安障害と回避性パーソナリティ障害との間だけであった[7]．さらに，遺伝的な関連の強さも指摘されている．ノルウェーの一般人口中の若年成人女性を対象とした双生児研究では，社交不安障害と回避性パーソナリティ障害は共通の遺伝的要因を有していることが見出されている[20]．

　概括すると，社交不安障害と回避性パーソナリティ障害は1枚のコインの表裏にすぎないのであろうか．そもそも，社交恐怖（DSM-ⅢとDSM-Ⅲ-Rでの名称）と回避性パーソナリティ障害は，その概念と診断基準の成立の過程が異なる．詳細は総説[19,21,22]を参照願いたいが，DSM-Ⅲの社交恐怖は，もともとはスピーチ恐怖症，会食恐怖症などに限定されており，回避性パーソナリティ障害との同時診断もできなかった．一方，回避性パーソナリティ障害はMillonの業績によってその概念が形成され，Millonは「回避はその人柄の問題で，社交恐怖はパフォーマンスの問題」とし，これらを違うものとした．しかし，DSM-Ⅲ-Rから社交恐怖にほとんどすべての場面を恐怖する全般性が含まれ，回避性パーソナリティ障害の同時診断も可能となったことで，症状面での重複が避けられないようになった[19,21,22]．その流れのなかで，DSM-Ⅳからは社交不安障害の名称変更も提案されている．そして現在では，社交不安障害の限局性，全般性，そして回避性パーソナリティ障害は1つのスペクトラムでしかないとの意見が重きをなすようになっている[19,21,22]．一方，メタ・アナリシスが示すように，社交不安障害以外の不安障害でも回避性パーソナリティ障害の併存がある程度認められることを指摘しておきたい[7]．

さいごに，パラダイムチェンジ

　RobinsとGuze[23]は，ある障害が疾患として認められるには，①症状定義（clinical description），②生物学的基盤（laboratory studies），③ほかの障害から独立（delimitation from other disorders），④症状経過（follow-up study），⑤遺伝性（family study）の5つが必要とした．境界性パーソナリティ障害はこの基準に合致し，Ⅰ軸障害であると提唱されている[24]．そして，パーソナリティ，パーソナリティ障害は，特性ではなく単に状態像とされ[19]，従来考えられていたよりも流動的で，治療などによって変化するものであることがわかっている．パーソナリティが，従来考えられていたより，ずっと「正常」になる可能性がある以上，DSM-5改訂作業でパーソナリティをディメンジョナルな観点からだけの診断としようとした動きがあったのもうなずける．しかし，カテゴリー診断がなくなってしまうのも実際の運用上は困ってしまうため，ディメンジョナル，カテゴリー診断の両方になりそうである．

　このように，パーソナリティ障害の治療可能性が高いことがわかってきた以上，早期に把握して，治療に結びつけることが重要である．にもかかわらず，不安障害だけではなく，パーソナリティ障害も，いまだにうつ病，摂食障害といった「目立つ」Ⅰ軸障害の陰に隠れて，見過ごされていることが多い[25,26]．したがって，治療者側がそれ

を見つけ出し，治療に結びつけることが重要である．

● 文献

1) Andersen AM, Bienvenu OJ：Personality and psychopathology. Int Rev Psychiatry 23：234-247, 2011
2) Bienvenu OJ, Samuels JF, Costa PT, et al：Anxiety and depressive disorders and the five-factor model of personality：a higher-and lower-order personality trait investigation in a community sample. Depress Anxiety 20：92-97, 2004
3) Krueger RF：Personality traits in late adolescence predict mental disorders in early adulthood：a prospective-epidemiological study. J Pers 67：39-65, 1999
4) Hayward C, Killen JD, Kraemer HC, et al：Predictors of panic attacks in adolescents. J Am Acad Child Adolesc Psychiatry 39：207-214, 2000
5) Hettema JM, Prescott CA, Kendler KS：Genetic and environmental sources of covariation between generalized anxiety disorder and neuroticism. Am J Psychiatry 161：1581-1587, 2004
6) Grant BF, Hasin DS, Blanco C, et al：The epidemiology of social anxiety disorder in the United States：results from the National Epidemiologic Survey on Alcohol and Related Conditions. J Clin Psychiatry 66：1351-1361, 2005
7) Friborg O, Martinussen M, Kaiser S, et al：Comorbidity of personality disorders in anxiety disorders：A meta-analysis of 30 years of research. J Affect Disord 145：143-155, 2013
8) Johnson JG, Cohen P, Kasen S, et al：Personality disorders evident by early adulthood and risk for anxiety disorders during middle adulthood. J Anxiety Disord 20：408-426, 2006
9) Bienvenu OJ, Stein MB, Samuels JF, et al：Personality disorder traits as predictors of subsequent first-onset panic disorder or agoraphobia. Compr Psychiatry 50：209-214, 2009
10) Lewinsohn PM, Rohde P, Seeley JR, et al：Axis Ⅱ psychopathology as a function of Axis Ⅰ disorders in childhood and adolescence. J Am Acad Child Adolesc Psychiatry 36：1752-1759, 1997
11) Kasen S, Cohen P, Skodol AE, et al：Childhood depression and adult personality disorder：alternative pathways of continuity. Arch Gen Psychiatry 58：231-236, 2001
12) Goodwin RD, Brook JS, Cohen P：Panic attacks and the risk of personality disorder. Psychol Med 35：227-235, 2005
13) Marchesi C, Cantoni A, Fonto S, et al：The effect of pharmacotherapy on personality disorders in panic disorder：a one year naturalistic study. J Affect Disord 89：189-194, 2005
14) Berger P, Sachs G, Amering M, et al：Personality disorder and social anxiety predict delayed response in drug and behavioral treatment of panic disorder. J Affect Disord 80：75-78, 2004
15) Slaap BR, den Boer JA：The prediction of nonresponse to pharmacotherapy in panic disorder：a review. Depress Anxiety 14：112-122, 2001
16) Massion AO, Dyck IR, Shea M T, et al：Personality disorders and time to remission in generalized anxiety disorder, social phobia, and panic disorder. Arch Gen Psychiatry 59：434-440, 2002
17) Shea MT, Stout RL, Yen S, et al：Associations in the course of personality disorders and Axis Ⅰ disorders over time. J Abnorm Psychol 113：499-508, 2004
18) Ansell EB, Pinto A, Edelen MO, et al：The association of personality disorders with the prospective 7-year course of anxiety disorders. Psychol Med 41：1019-1028, 2011
19) Reich J：Avoidant personality disorder and its relationship to social phobia. Curr Psychiatr Rep 11：89-93, 2009
20) Reichborn-Kjennerud T, Czajkowski N, Torgersen S, et al：The relationship between avoidant personality disorder and social phobia：a population-based twin study. Am J Psychiatry 164：1722-1728, 2007
21) 永田利彦：社交不安障害の概念．精神科 17：105-110, 2010
22) 永田利彦：全般性社交不安障害の登場：いまだ，うつ病の陰に隠れ．Bulletin of Depression and Anxiety Disorders 8：3-5, 2010
23) Robins E, Guze SB：Establishment of diagnostic validity in psychiatric illness：its application to schizophrenia. Am J Psychiatry 126：983-987, 1970
24) New AS, Triebwasser J, Charney DS：The case for shifting borderline personality disorder to Axis I. Biol Psychiatry 64：653-659, 2008

25) 永田利彦：難治性うつ病への治療戦略．綜合臨牀 60：603-605, 2011
26) 永田利彦：併存症診断(comorbidity)を摂食障害治療に役立てる．精神科治療学 27：1293-1298, 2012

〔永田利彦〕

第 4 章

薬物療法総論

　不安障害の薬物療法のエビデンスはパニック障害が中心なので，本章でもパニック障害を中心に解説する．パニック障害を代表とする不安障害の薬物療法は，大うつ病や統合失調症の薬物療法とは異なり，欧米諸国と比較してわが国ではベンゾジアゼピン(BZD)系抗不安薬の扱いを巡って，独特の立場があると考える．World Federation of Societies of Biological Psychiatry(WFSBP)が提唱する Bandelow ら[1]のパニック障害に対する治療ガイドラインをみると，第1に推奨される治療法は SSRI(citalopram，エスシタロプラム，フルボキサミン，fluoxetine，パロキセチン，セルトラリン)と SNRI に属する venlafaxine である．BZD 系抗不安薬に関しては第2に推奨される治療法のなかに記載され，治療抵抗性の症例に用いるか，抗うつ薬の効果発現までの初期に併用するよう報告されている．Bakker ら[2]の evidence-based な薬物療法の提案でも，第1に治療量の SSRI の最低4週間の投与，第2にほかの SSRI 治療，第3に三環系抗うつ薬(TCA：クロミプラミン，イミプラミン)の投与が推奨されており，そして第4選択で初めて高力価の BZD 系薬物が記載された．注釈として，SSRI 治療の期間はクロナゼパムかアルプラゾラムの併用を考えてもよいと報告されている．最近わが国でも，不安障害の治療に SSRI を第1選択薬として用い，BZD 系薬物を併用投与するケースが増加中と考えるが，SSRI 単剤での治療や投与初期後の BZD 系薬物の除薬については，欧米とは異なる印象である．

　本章では不安障害の薬物療法の総論として，新規開発の抗うつ薬・三環系抗うつ薬・BZD 系抗不安薬・抗てんかん薬・第2世代抗精神病薬に関して，できるだけ最近のレビュー論文の結果を中心に紹介する．

● 新規抗うつ薬(SSRI, SNRI)

　多くのパニック障害の薬物療法ガイドラインでは，おおむね上記6種類の SSRI と SNRI である venlafaxine が，ほぼ同等の効果をもって推奨されている．実際上記の Bakker ら[2]の総説でも，パニック障害の治療有効性は，SSRI 間ではほぼ同等との報告がなされている．これに対して，本年 Andrisano ら[3]が報告したメタ解析論文では，新規抗うつ薬とプラセボとの間でパニック症状や不安症状の改善を解析している50論文を対象に，フルボキサミン，パロキセチン，セルトラリン，ミルタザピンと

わが国では未認可の fluoxetine, citalopram, venlafaxine, reboxetine の比較が行われている．彼らの解析の primary outcome はパニック症状の改善度であり，その結果をみるとミルタザピン，reboxetine，フルボキサミンを除くほかの抗うつ薬では，プラセボと比べて有意な効果があったと報告されている．また有効度の序列については，citalopram，セルトラリン，パロキセチン，fluoxetine，venlafaxine の順で効果が高くなっていた．同様に彼らの解析の secondary outcome は不安障害全般の改善度や脱落率を標的に行われており，reboxetine とセルトラリンを除く抗うつ薬では，プラセボと比べて有意な効果があったと報告されている．また有効度の序列については，パロキセチン，fluoxetine，フルボキサミン，citalopram，venlafaxine，ミルタザピンの順で効果が高くなっていた．ミルタザピンがパニック症状の改善には効果が乏しくとも，不安症状全般の改善には優れた効果を示している点は，やはり本剤がもつ抗ヒスタミン受容体阻害作用による不眠や鎮静作用が関連していると考えられる．脱落率に関しては，フルボキサミンと reboxetine を除く抗うつ薬では，プラセボと比べて有意に低い脱落率が報告されている．また脱落率は，venlafaxine，fluoxetine，セルトラリン，パロキセチン，citalopram，ミルタザピンの順で低くなっていた．ただ脱落率に関しては Pollack ら[4]の総説に記載されているように，副作用による脱落率は抗うつ薬の初期投与量が高用量に決めてある研究で高いため，脱落率がプラセボに比べて有意に低い薬物でも，その投与量には注意が必要と思われる．

このようなメタ解析の結果から reboxetine がすべての解析でプラセボと差のないことが示されたが，本剤が選択的ノルアドレナリン再取込み阻害薬であるということを考えると，パニック障害や不安障害の症状形成にはセロトニン神経系の障害がプライマリーに関与していることが推測される．ただし，BZD 系抗不安薬に比べて SSRI の抗不安作用の発現が約 1 か月後と遅発性である薬理学的根拠としては，セロトニン再取込み阻害作用を介した扁桃体のシナプス間隙でのセロトニン濃度が増大し，その結果，GABA ニューロンの活性化が導かれ，グルタミン酸神経系の抑制が生じるという経路が提唱されている．この意味では BZD 系抗不安薬と類似のメカニズムで作用を示すと考えられている[5]．

ただ上記の Andrisano ら[3]のメタ解析研究は，二重盲検試験からオープン試験まで含めた論文だけではなく，head-to-head 研究や多様なアプローチによる論文を対象としているため，臨床応用する際には注意が必要である．

三環系抗うつ薬（TCA）

わが国でも SSRI が承認される前には，BZD 系抗不安薬のみでなく TCA もパニック障害などの不安障害の治療に使用されていた．当時，主に不安障害の治療に用いられた TCA は，イミプラミンとクロミプラミンと記憶している．SSRI の開発に伴い，うつ病の治療効果のみならず不安障害の治療効果に関しても，TCA と SSRI との間で比較研究が行われてきた．Bakker ら[6]のパニック障害に対するメタ解析研究では，

TCA および SSRI の間では，治療効果に関しては特に有意な差はみられないが，脱落率では有意に SSRI のほうが低かったことが報告されている．具体的な比較研究としては，Bakker ら[7]のパロキセチンとクロミプラミンによるパニック障害の治療効果の比較，de Boer ら[8]のクロミプラミンとフルボキサミンによる不安障害の治療効果の比較，Lecrubier ら[9]のパロキセチンとクロミプラミンによるパニック障害の治療効果の比較，などが代表的である．治療効果に関しては先のメタ解析同様に，TCA と SSRI の間で有意な差はみられていない．ただし，Lecrubier ら[9]の研究では，副作用の点でクロミプラミンがパロキセチンと比べて有意に多かったことや，効果発現までの期間がパロキセチンのほうが早かったことなどが報告されている．例外的な報告になるが，Nair ら[10]のフルボキサミン，パロキセチン，プラセボによるパニック障害の治療効果の比較研究では，パロキセチンは有効であるが，フルボキサミンは効果に乏しいことが報告されている．

筆者もごく最近であるが不安障害の治療において，パロキセチン 40 mg/日，フルボキサミン 200 mg/日，セルトラリン 150 mg/日，エスシタロプラム 20 mg/日で全く改善が得られず，クロミプラミン 250 mg/日とフルボキサミン 150 mg/日にて顕著な改善の得られた症例を経験している．本症例では軽度の便秘が副作用としてみられたが，起立性低血圧や口渇はなかった．SSRI で効果が乏しい場合には，TCA の併用も選択肢の 1 つとして試すべき治療法と考える．

● ベンゾジアゼピン（BZD）系抗不安薬

アルプラゾラムやクロナゼパムといった高力価の BZD 系抗不安薬が，パニック障害に対して有効であることはよく知られた事実であり，低力価の BZD 系抗不安薬であるジアゼパムも高用量にてパニック障害に対して有効である．これらの BZD 系抗不安薬は，全般性不安障害や恐怖症にも有効である．以前から抗うつ薬と高力価の BZD 系抗不安薬のパニック障害に対する効果の比較は研究されており，イミプラミンとの比較では BZD 系抗不安薬のほうが効果発現が早く脱落率も低いことが報告されている[11]．このようにパニック障害に治療効果を示すことが報告されている BZD 系抗不安薬であるが，近年のパニック障害の治療ガイドラインをみると，National Institute for Health and Clinical Excellence（NICE）ガイドライン[12]では本薬の使用は推奨されておらず，Royal Australian and New Zealand College of Psychiatrists（RANZCP）臨床診察ガイドライン[13]や Work Group on Panic Disorder（American Psychiatric Association, 2009）のガイドライン[14]では本薬は第 2 選択に位置づけられている．

このように BZD 系抗不安薬には即効性があるにもかかわらず，パニック障害や不安障害の治療薬として推奨されなくなっているのは，服薬の中断による重篤な離脱症状の発現や不安症状のリバウンドのほか，薬物への依存などがあるためと考えられる．

このように不安障害の治療薬として率先しては推奨されていないBZD系抗不安薬であるが，実地臨床では単独あるいは併用でまだまだ多く使用されている．このような実情のなかで，高力価のBZD系抗不安薬であるアルプラゾラムとほかのBZD系抗不安薬の，パニック障害に対する治療効果をメタ解析した報告がある[15]．報告によると対照薬としてジアゼパム，ロラゼパム，エチゾラム，クロナゼパムが比較されており，約6～9週間の治療期間ではいずれの抗不安薬もアルプラゾラムと同等の効果を示したとされている．

SSRI治療に抵抗性の症例に対するBZD系抗不安薬とSSRIの併用治療は，WFSBPの治療ガイドライン[1]でも推奨されており，実地臨床でも多用されていると考えられる．併用療法のパニック障害への治療効果に関しては，Goddardら[16]のセルトラリンとクロナゼパムの併用治療についての報告やPollackら[17]のパロキセチンとクロナゼパムの併用治療についての報告が代表的である．いずれの研究でも治療開始早期には併用群で優れた効果が報告されているが，長期効果の面ではSSRI単独群と併用群で有意な差のないことが報告されている．

BZD系抗不安薬の併用は，治療初期の即効的な抗不安効果のみでなく，TCAやSSRI単剤での治療の初期にしばしばみられる副作用 activation syndrome/jitteriness[18]に対する予防にもなることが推測される．

パニック障害をはじめ不安障害への治療応用に関して，上記のようなBZD系抗不安薬を治療初期にSSRIと併用することで患者の発作への不安を抑制することができると考えられる．ただ併用療法の報告にもあるように抗不安効果が得られたあとは，BZD系抗不安薬を減量して中止することが推奨されており，漫然と投与するのではなく，臨床症状をみながら減量して除薬する治療計画が必要であると考える．

抗てんかん薬

抗てんかん薬によるパニック障害の治療では，バルプロ酸など一部の抗てんかん薬が，抗うつ薬やBZD系抗不安薬の投与によっても改善に乏しい場合に推奨されているが[19]，比較的抗てんかん薬の報告が多いのは，不安障害のなかでも心的外傷後ストレス障害(PTSD)である．多くの抗てんかん薬は，不安症状を引き起こすグルタミン酸情報系に拮抗的に作用するGABA神経系の活性化作用をもつため，抗不安作用を発揮すると薬理学的には考えられる[19]．

たとえば，バルプロ酸はGABAトランスアミナーゼを阻害すると同時に，電位依存性ナトリウムチャネルやT型カルシウムチャネルの阻害作用をもつ．このようなバルプロ酸の薬理作用により，GABAの濃度亢進や興奮性神経伝達物質の放出抑制が生じるため，抗不安作用を発揮する可能性があると考えられる．ラモトリギンも同様に電位依存性ナトリウムチャネルの阻害作用やN，P/Q，R，T型カルシウムチャネルの阻害作用をもつため，グルタミン酸などの興奮性アミノ酸の放出を抑制する作用を発揮する．トピラマートは電位依存性ナトリウムチャネルの阻害作用やL型カ

ルシウムチャネルの阻害作用に加え，AMPA 受容体の抑制作用や $GABA_A$ 受容体の刺激作用ももつため，興奮性神経伝達物質の放出抑制やグルタミン酸神経系の抑制を介して抗不安作用を示すことが推測される．ガバペンは N，P/Q 型電位依存性カルシウムチャネルの阻害作用を，チャネルの $α_2δ$ サブユニットへの結合を介して引き起こしており，その結果，グルタミン酸などの興奮性神経伝達物質の放出抑制が生じる．同時に GABA トランスポーターの細胞膜への移行を促進して，細胞内の GABA 濃度を亢進させる作用も報告されている．わが国では末梢神経障害性疼痛に保険適用を取得しているプレガバリンは，N，P/Q 型電位依存性カルシウムチャネルの阻害作用を介して興奮性神経伝達物質の放出を抑制するが，特にチャネルの $α_2δ$ サブユニットへの結合が抗不安作用に関与していると推測されている．

バルプロ酸を PTSD の治療に用いた報告では，それが過覚醒症状に有効であったことが示されている．パニック障害の治療ではバルプロ酸の長期投与によって，パニック発作のみならず不安症状も改善したことが報告されている．ラモトリギンによる PTSD 治療の結果では，再体験症状や回避/麻痺症状への効果が示されているが，投与量は最大 500 mg/日と高用量投与となっている．トピラマートによる PTSD 治療の結果では，再体験・回避/麻痺症状・過覚醒症状に有意な改善が得られたことが報告されている．ガバペンチンのパニック障害への治療応用では，重症なパニック障害に対するガバペンチン投与群ではプラセボ群と比べて，有意な治療効果が報告されている．プレガバリンは全般性不安障害に対して有効であるという報告がいくつかみられ，本剤 600 mg/日の投与によって抗不安効果が早期にみられるという特色が報告されている．さらに venlafaxine との比較研究から，プレガバリンと venlafaxine は同等の治療効果を示すが，前者のほうが効果発現が早く持続した効果が報告されている．

本章で報告した抗てんかん薬による不安障害の治療効果の研究の多くは，規模の小さいオープンラベルの研究であるため，今後は RCT による検証が必要である．しかしながら全般性不安障害に対するプレガバリンの効果は，RCT による比較的規模の大きい 6 つの論文の結果から導き出されているため，プレガバリンの抗不安作用についてはエビデンスがあると推測される[19]．

第 2 世代抗精神病薬

第 2 世代抗精神病薬の不安障害への治療応用は，標準的な治療アルゴリズムでは推奨されていない．しかしながら，抗うつ薬や BZD 系抗不安薬に抵抗性の症例では，第 2 世代抗精神病薬が投与されることも実地臨床ではたまにみられる．これまでにも数は少ないが，第 2 世代抗精神病薬とプラセボあるいは BZD 系抗不安薬と抗うつ薬の不安障害に対する治療効果を比較した RCT の報告があり，これらをまとめた総説が Depping ら[20]によって報告されている．それによると，使用されている抗精神病薬はクエチアピン，オランザピン，リスペリドンであり，対象疾患は全般性不安障害

(9論文)と社交不安障害(2論文)である．そのうち7論文がクエチアピンによる研究であった．全体としては，クエチアピン群にはプラセボ群に比べて優れた効果が示されたが，脱落率は体重増加・眠気・錐体外路症状という副作用からクエチアピン群で高かった．クエチアピン群と抗うつ薬群との比較では，抗不安効果に有意な違いはみられなかったが，プラセボ群との比較と同様に，副作用からクエチアピン群では脱落率が高くなっていた．

その他の薬物

　これまでに報告した以外のクラスに属する薬物で，以前からパニック障害をはじめとする不安障害に使用されてきた薬物として，プロプラノロールに代表されるβ-遮断薬がある．BZD系抗不安薬とβ-遮断薬のパニック障害を対象とした比較試験では，前者では有意な改善が示されたのに対して，β-遮断薬の効果は乏しく，単剤での治療は推奨できない結果となっている[21]．パニック障害同様に社交不安障害の治療においても，β-遮断薬と抗うつ薬の比較から，前者は有効でないことが報告されている．このような不安障害に対するβ-遮断薬による薬物療法についての研究結果のなかで，Hirschmannら[22]は治療抵抗性のパニック障害にfluoxetineとピンドロールを併用する治療を行い，併用群ではfluoxetineとプラセボの併用群に比べて，有意な抗不安作用が得られたことを報告している．β-遮断薬による不安障害の治療結果をまとめると，SSRIなどの抗うつ薬で改善に乏しいパニック障害においては，本剤を併用する治療選択があると考えられる．

　動物実験で抗不安作用が得られたということを根拠に，現時点で新たな抗不安薬として臨床開発が進められている薬物としては，グループⅡ代謝型グルタミン酸受容体(group Ⅱ metabotropic glutamate receptor)のアゴニストがある．GABA合成を抑制したラットに乳酸を投与することで，パニック障害でみられるような心拍数や呼吸数の亢進，血圧の増大，および社交場面での不安が顕著になるという，不安障害モデルが作成される[23]．この不安障害ラットモデルに対して，NMDA受容体の拮抗薬やグループⅡ代謝型グルタミン酸受容体のアゴニストは抗不安作用[23]を示し，逆にAMPA受容体の阻害薬は抗不安作用[24]を示さなかったことが報告されている．このような基礎実験の成果をもとに，代謝型グルタミン酸受容体の阻害薬(LY354740, LY544344)を用いた臨床研究が行われている[25]．しかしながら，現在用いられているグループⅡ代謝型グルタミン酸受容体のアゴニストは選択的なグループⅡ代謝型グルタミン酸受容体のアゴニストではないため，プラセボと比べて有意な抗不安効果が得られていない．不安の脳内メカニズムから考えると，扁桃体でのグルタミン酸の放出を抑制するグループⅡ代謝型グルタミン酸受容体のアゴニストは，抗不安効果が期待される薬物であり，今後の薬剤開発の進歩に期待したい．

● 文献

1) Bandelow B, Zohar J, Hollander E, et al：On behalf of the WFSBP Task Force on Treatment Guidelines for Anxiety, Obsessive-Compulsive and Posttraumatic Stress Disorders. World Federation of Societies of Biological Psychiatry (WFSBP) Guidelines for the pharmacological treatment of anxiety, obsessive-compulsive and posttraumatic stress disorders first revision. World J Biol Psychiatry 9：248-312, 2008
2) Bakker A, van Balkom AJLM, Stein DJ：Evidence-based pharmacothrapy of panic disorder. Int J Neuropsychopharmacol 8：473-482, 2005
3) Andrisano C, Chiesa A, Serretti A：Newer antidepressants and panic disorder： meta-analysis. Int Clin Psychopharmacology 28：33-35, 2013
4) Pollack MH, Papaport MH, Clary CM, et al：Sertraline treatment of panic disorder：response in patients at risk for poor outcome. J Clin Psychiatry 61：922-927, 2000
5) LeDoux J：Synaptic Sickness. LeDoux J(ed)：Synaptic Self. pp 260-300, Viking Penguin, 2002
6) Bakker A, van Balkom AJLM, Spinhoven P：AARIs versus TCAs in the treatment of panic disorder：a meta-analysis. Acta Psychiatrica Scandinavica 106：163-167, 2002
7) Bakker A, van Dyck R, Spinhoven P, et al：Paroxetine, clomipramine and cognitive therapyin the treatment of panic disorder. J Clin Psychiatry 60：831-838, 1999
8) den Boer JA, Westenberg HGM, Kamerbeek WDJ：Effect of a serotonin uptake inhibitor in anxiety disorders：a double-blind comparison of clomipramine and fluvoxamine. Int Clin Psychopharmacology 2：21-32, 1987
9) Lecrubier Y, Bakker A, Dunbar G, et al：A comparison of paroxetine, clomipramine and placebo in the treatment of panic disorder. Acta Psychiatrica Scandinavica 95：145-152, 1997
10) Nair NP, Bakish D, Saxena B, et al：Comparison of fluvoxamine, imipramine, and placebo in the treatment of outpatients with panic disorder. Anxiety 2：192-198, 1996
11) Cross-National Collaborative Panic Study SPI. Drug treatment of panic disorder. Comparative efficacy of alprazolam, imipramine, and placebo. Cross-National Collaborative Panic Study, Second Phase Investigators. Br J Psychiatry 167：487-494, 1995
12) National Institute for Health and Clinical Excellence. Anxiety：NICE Guideline (Amended). London, UK：National Institute for Health and Clinical Excellence, 2007
13) RANZCP Guideline Team for Panic Disorder and Agoraphobia：Australian and New Zealand clinical practice guidelines for the treatment of panic disorder and agoraphobia. Aust N Z J Psychiatry 37：641-656, 2003
14) Work Group On Panic Disorder：Practice guideline for the treatment of patients with panic disorder(second edition). American Psychiatric Association, 2010
15) Moyan S, Staples J, Ward SA, et al：The efficacy and safety of alprazolam versus other benzodiazepines in the treatment of panic disorder. J Clin Psychiatry 31：647-652, 2011
16) Goddard AW, Brouette T, Almai A, et al：Early coadministration of clonazepam with sertraline for panic disorder. Arch Gen Psychiatry 58：681-688, 2001
17) Pollack MH, Simon N, Worthington J, et al：Combined paroxetine and clonazepam treatment strategies compared to paroxetine monotherapy for panic disorder. J Psychopharmacology 17：276-282, 2003
18) Toni C, Perugi G, Frare F, et al：A prospective naturalistic study of 326 panic-agoraphobic patients treated with antidepressants. Pharmacopsychiatry 33：121-131, 2000
19) Mula M, Pini S, Cassano GB：The role of anticonvulsant drugs in anxiety disorders. J Clin Psychiatry 27：263-272, 2007
20) Depping AM, Komossa K, Kissling W, et al：Second-generation antipsychotics for anxiety disorders. Cochrane Database of Systematic Reviews 2010, Issue 12. Art. No.：CD008120. DOI：10.1002/14651858. CD008120. pub2
21) Munjack DJ, Crocker B, Cabe D, et al：Alprazolam, proranolol, and placebo in the treatment of panioc disorder and agraphobia with panic attacks. J Clin Psychopharmacology 9：22-27, 1989
22) Hirschmann S, Dannon PN, Iancu I, et al：Pindolol augmentation in patients with treatment-resistant panic disorder：A double-blind, placebo-controlled trial. J Clin Psychopharmacology 20：556-559, 2000
23) Shekhar A, Keim SR：LY354740, a potent group Ⅱ metabotropic glutamate receptor agonist

prevents lactate-induced panic-like response in panic-prone rats. Neuropharmacol 39：1139-1146, 2000
24) Johnson PL, Shekhar A：Panic-prone state induced in rats with GABA dysfunction in the dorsomedial hypothalamus is mediated by NMDA receptors. J Neurosci 26：7093-7104, 2006
25) Bergink V, Westenberg HG：Metabotropic glutamate II receptor agonists in panic disorder：a double blind clinical trail with LY354740. Int Clin Psychopharmacol 20：291-293, 2005

〔森信　繁〕

第5章 認知行動療法の実際

認知行動療法とは何か

認知行動療法(cognitive-behavioral therapy；CBT)とは，①認知と顕在行動の修正に焦点をおく，現在と未来を視野においた，能動的，指示的，時間限定的，構造的な精神療法であり，②精神疾患の問題行動が維持される認知的，行動的因子の詳細な病因モデルを基盤に治療法を工夫し，③対照比較試験によって治療法の有効性を証明し，そのモデルの妥当性を科学的に検証する精神療法のことである[1]．

CBTには，異なる実践レベルが挙げられる．英国認知行動療法学会のGrazebrookとGarlandら[2]によると，①自助CBT(ガイド本やコンピュータ・プログラムを独力で行う)，②アシスト付きの自助CBT(ガイド本やコンピュータ・プログラムを，支えてくれるセラピストとともに行う，いわゆる低強度セラピー)，③CBTアプローチ(精神療法として行われるのではない介入，たとえば，心理教育，情報提供のみの講義など)，④定式化(formulation)に基づいたCBT〔formulation-driven CBT(精神療法としての個人あるいは集団CBT，いわゆる高強度セラピー)〕の実践レベルがあり，標準的なCBTは，4番目の定式化に基づいたCBTである．

認知療法の質を担保する方法として，実施されている認知療法が，どのくらいその方法論に沿っているかというアドヒアランスと，実施するセラピストのスキルを7段階(0～6点)で評価する，認知療法尺度-改訂版(CTS-R：表5-1)が用いられている[3,4]．

不安障害の認知行動療法のエビデンス(うつ病との比較)

Roshanaei-Moghaddamら[5]が行った，うつ病(21研究)と不安障害(21研究)へのCBTが，薬物療法より優れた効果を有するかどうかについてのメタ解析によると，パニック障害のCBTは，効果量が0.50(95%信頼区間：0.02～0.98)であり，有意に薬物療法よりも優れていた．また，強迫性障害のCBTは，同様の効果量0.49(95%信頼区間：-0.11～1.09)であったが，有意ではなかった．不安障害全体(N＝1,266)のCBTは，効果量が0.25(95%信頼区間：-0.02～0.55，P＝0.07)であり，薬物療法より優れている傾向があった．一方，うつ病(N＝2,027)のCBTの効果量は0.05(95%

表 5-1 認知療法尺度-改訂版(CTS-R)

項目 1	話題(アジェンダ)の設定と追随
項目 2	フィードバック
項目 3	共同作業(コラボレーション)
項目 4	ペース配分と時間の効果的利用
項目 5	対人的効果(interpersonal effectiveness)
項目 6	適切な感情表現を引き出す
項目 7	鍵となる認知を引き出す
項目 8	行動を引き出し,計画する
項目 9	誘導による発見(guided discovery)
項目 10	概念的統合(conceptual integration)
項目 11	変化の技法の応用(change methods)
項目 12	宿題の設定(ホームワーク)

〔Blackburn IM, James IA, Milne DL, et al:The revised cognitive therapy scale (CTS-R):psychometric properties. Behav Cogn Psychother 29:431-446, 2001 より〕

表 5-2 認知行動療法の時間的流れ

- アセスメント(評定:診断) 1〜3回
  構造化面接・症状評価尺度・心理教育
- セッション 12〜16回(毎週1回 50分程度)
- 再アセスメント(再評定:診断)
  経過観察のため,1,3,6か月後などの時点でブースターセッションを行う

信頼区間:-0.09〜0.19)で,薬物療法と同等の効果量であった.以上のように,不安障害のCBTはうつ病のCBTより,薬物療法と比較した効果量が大きい.

アセスメントとセッション

　CBTは,対照比較試験によって有効性を証明された標準的なプロトコル(マニュアル)に従って,パニック障害,強迫性障害,社交不安障害,心的外傷後ストレス障害(PTSD)などそれぞれの不安障害に対して実践されることが多い.疾患それぞれの特徴的な病因モデルが作成されており,疾患ごとに異なる標準的なプロトコルが存在する.標準的なプロトコルは,時間限定的,構造的である.

　表 5-2に示すように,CBTの時間的流れは,まずは目の前にいる患者に対して,標準的なプロトコルを適応すべきかどうかをアセスメント(評定:診断)する段階から始まる.標準的なプロトコルを適応すべきかどうかについては,不安障害として,診断が標準的かどうかという判断が重要であるため,構造化面接や症状評価尺度が用いられる.一方で,患者に対しては,疾患教育のみならず,CBTについての心理教育も行うが,この適応の判定は患者がCBTを希望するかどうかに基づきなされる.標準適応ならば,1回50分程度でアセスメントができる場合もあるであろうが,うつ病,パーソナリティ障害,発達障害などのよくみられる併存症を有している場合や初期治療の反応性が悪かった治療抵抗性の場合など,拡大適応の判定がなされる際には,2〜3回程度のアセスメントが必要である.

　その後,CBTのセッションは12〜16回(毎週1回50分程度)のペースで行われる.セッションは標準的には16回程度だが,拡大適応の場合は,回数の追加を要する場合がある.

　CBTセッション後に,再アセスメント(再評定:再診断)が行われる.再アセスメントによって,標準的な適応がある不安障害の患者が標準的なプロトコルに基づいて

標準的に熟練したセラピストによってCBTを受けた場合，2人に1人は，不安障害の診断基準を満たさない状態にまで改善していることが期待される．再アセスメント時点で，改善していない場合には，診断の見直しをする，あるいは治療のモダリティを変更する(薬物療法の追加など)，再評定後の治療管理計画を適切に立てる必要がある．

また，CBTを毎週1回行い，16セッションのプロトコル終結後に，経過観察のため，1，3，6か月後などの時点でブースターセッションを行い，患者本人が自分自身のセラピストとなって再発防止を行うことも一般的である．

セッションの構造

表5-3に示すように，1回50分のセッションは，「はじめ」「なか」「まとめ」の3つの部分から構成される．「はじめ」の部分で，前回の振り返りとアジェンダ(話題)の設定を行い，「なか」の部分で，アジェンダを解決するための変化の技法(心理教育を含む)を一緒に1つ練習し，「まとめ」の部分で，セッション中に練習した変化の技法をホームワークとし，また全体を振り返り，まとめと意見交換を行う．すなわち，表5-1に示した「認知療法尺度-改訂版(CTS-R)」にあるように，項目1のアジェンダと項目11の変化の技法と項目12のホームワークが，ペース配分と時間を考えて行われる必要がある(項目4)．

セッション中に忘れてはならない重要な点が，項目5の対人的効果(interpersonal effectiveness)である．すなわち，CBTは精神療法であるから，傾聴，共感，受容のような支持的精神療法の基本部分は，セッション中に常に意識される必要がある．CBTには，プロトコルを読んで理解するだけでなく，スーパービジョンが必要とされる．その大きな理由としては，「受容」と「変化」という相反することをバランスよく行うために，ほかの精神療法とは異なる，独特の治療関係がCBTでは維持されなければならないからである．相手をそのままでよいと受け入れ(受容)，相手の気持ちをよく理解し(共感)，相手の話をよく聞く(傾聴)一方で，不安障害のような問題行動が維持される悪循環のパターンを変えていく(変化)ように一緒に作業をしていく必要がある(項目3の共同作業にあたる)．また，CBTは精神療法であり，どんな場合でも

表5-3 1回のセッションの構造(50分)

・はじめ
　前回の振り返りとアジェンダ(話題)の設定を行う
・なか
　アジェンダを解決するための変化の技法(心理教育を含む)を1つ練習する
・まとめ
　セッション中に練習した変化の技法をホームワークとし，全体を振り返り，まとめと意見交換を行う

表5-4 セッションの進捗の段階(16セッション)

① assess
　悪循環をもたらしている考えを知ろう
② share
　悪循環をもたらしている考えを共有しよう
③ weaken belief
　悪循環をもたらしている考えを弱めよう
④ attack belief
　悪循環をもたらしている考えにチャレンジしよう
⑤ strengthen alterative belief
　よい循環を生み出す新たな健全な考え方を強化しよう

治療関係の構築と維持が最重要であることを，常に心に留めておく必要がある．

さて，1セッションに前述のような流れがあるならば，16セッションの進捗の段階は，どのように流れていくのだろうか．表5-4に示すように，最初が① assess の段階である．assess とは不安障害によって起きている問題をしっかりと「鑑定（査定）」することである．また，これは定式化（formulation）と呼ばれる認知モデルを作成していく過程で，問題を維持させ悪循環をもたらしている考えを知る過程でもある．次に② share の段階である．治療者だけが悪循環をもたらしている考えを理解しても治療は進まないので，治療関係のなかで，悪循環をもたらしている考えについての問題を共有する必要がある．そのためには，日常生活のさまざまな場面で，悪循環の問題が起こっていることを患者が実感できるような作業が重要となる．ここまでの① assess，② share の段階では，「変化」というよりも，「傾聴」「共感」「受容」が大きな比率を占めている．問題を共有できるところまで到達して初めて，③ weaken belief の段階に至る．ここでは「変化」が目指されるようになり，悪循環をもたらしている考えを弱めていく過程となる．「変化」が段階的に進むと，その次の④ attack belief の段階となる．ここでは，悪循環をもたらしている考えに取り組むことになるが，悪循環のパターンを壊して終わりではなく，よい循環のパターンを構築する共同作業が重要となる．それが，最後の⑤ strengthen alterative belief の段階である．よい循環を生み出す新たな健全な考え方を強化し，不安障害の再発防止が自身でできるようになったことを確認して治療終結となる．

formulation-driven CBT のプロトコル例

1 | 第1セッション：case formulation

不安障害のCBTのセッション例を表5-5に示す．アセスメントにおいて，生活歴や病歴の聴取が十分に行われ，不安障害の疾患教育やCBTに関する心理教育がなされている場合，第1セッションでは，個別のモデルの作成（case formulation）が行わ

表5-5 不安障害のCBTのセッション例

1. 個別のモデルの作成（case formulation）
2. 安全行動
3. 思考・イメージ・衝動
4. 注意
5. 行動実験（あるいは曝露）：複数回，繰り返す
6. 過去の記憶と現在の信念
7. 予期不安と振り返りの検討
8. 事実に基づいた，よい循環のための信念の構築
9. 残遺する信念（スキーマ）の検討
10. 再発防止
11. 治療終結（ブースターセッションへ）

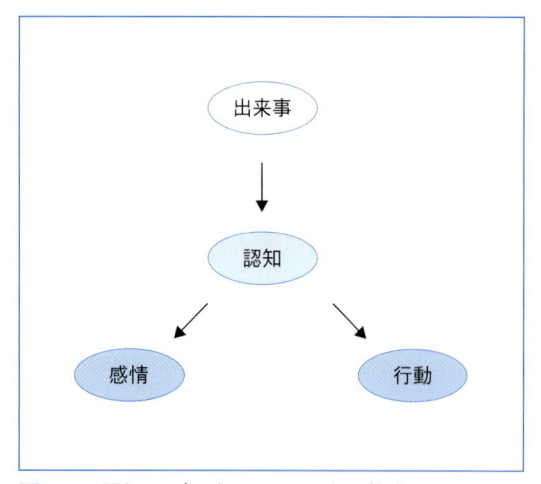

図 5-1　認知モデル（formulation）の基本

図 5-2　認知行動療法のホームワークの例―
　　　　セルフモニタリング

れる．ある出来事に対して，「認知療法尺度-改訂版（CTS-R）」の項目 6 の「適切な感情表現」，項目 7 の「鍵となる認知」，項目 8 の「行動」をそれぞれ引き出し，計画するなかで，項目 10 の「概念的統合（conceptual integration）」が行われる．最も簡単な case formulation は，図 5-1 のようなモデルである．また，感情，認知，行動をとらえることができるようになるホームワークとして，図 5-2 のようなワークシートが使用される．物事をどのように考え，世界をどのように解釈するかという情報の意味づけの割り当てシステムに関する，仮説的な認知構造をスキーマ（schema）と呼ぶが，スキーマを固定し，修正することが必要な場合も多い．

2│第 2 セッション：行動の問題

　第 2 セッションでは，case formulation のなかで取り上げた，行動の問題に詳細に取り組む．不安障害では，安全行動（safety behaviors）をリストアップするのが重要である．安全行動とは，不安が高まるような出来事（状況）において，不安を軽減しようとしてする行動のことである．一部の安全行動は，一時的に不安が下がる結果をもって，オペラントあるいは古典的条件づけによって強化された行動という側面を有する．また，安全行動には，回避行動も含まれる．しかし，不安障害の安全行動が問題となるのは，安全行動によって一時的には不安が和らいだとしても，それがかえって悪循環を維持する信念を強化し，結局は，強い不安を持続させ，不安障害を維持させる原因となってしまっている点である．このような悪循環を理解した患者には，まずは不安の場面で，安全行動をとってしまっていることを意識できるようになることが望まれ，徐々に安全行動を適応的な行動に変容していくことが目指される．
　安全行動は，強迫性障害の強迫行為であり，ガス漏れを不安に思う患者が何回もガスの元栓を確認する行動は，一時的に不安を下げる意味がある．しかし，何回も確認

したからこそガス漏れが防げたという信念が強まるために，患者は確認をやめられなくなってしまう．同様に，社交不安障害において，人前でスピーチをするときに赤面を気づかれてしまうことを不安に思う患者が下を向く行動は，一時的に不安を下げる意味がある．しかし，下を向いたからこそ赤面に気づかれなかったという信念が強まるために，患者は下を向くことがやめられなくなってしまう．また，パニックにおいては，動悸を不安に思う患者が立ち止まって心臓に手を当てる行動は，一時的に不安を下げる意味がある．しかし，立ち止まって休んだからこそ動悸がおさまったという信念が強まるために，動悸が起こるような運動ができなくなってしまう．以上のような安全行動の悪循環の意味を治療者と患者で共有する．

3 | 第3セッション：認知の問題

　第3セッションでは，case formulation のなかで取り上げた，思考・イメージ・衝動のような認知の問題について詳細に取り組む．不安障害でも，不安が高まる出来事（状況）のなかで自動的に浮かぶ考え（自動思考）が注目される．強迫性障害の場合，外出しようとするときに，不安が高まり，漏れたガスに引火して大爆発が起こり大惨事になるといったイメージが浮かぶ．社交不安障害の場合，人前でスピーチをするときに不安が高まり，赤面を笑われている自分のイメージが浮かぶ．パニック障害では，心臓の鼓動を感じるときに不安が高まり，心筋梗塞で倒れ，蘇生されている自分のイメージが浮かぶ．以上の例は，自動思考を視覚的イメージとしてとらえた場合だが，イメージではない自動思考をとらえることも重要である．CBT では，強い感情を伴う認知(hot cognition)をとらえることが重要であるが，不安障害の場合，ある出来事を「脅威」と解釈し，危険を察知することが不安や恐怖を引き起こす認知となる．図 5-3 に示すように，case formulation をさらに進めて，自動思考をとらえたあとに，その自動思考をどのように解釈し，意味づけしているのかという「自動思考の解釈」を問題にすることが必要である．つまり，自動思考を脅威として解釈することが不安を

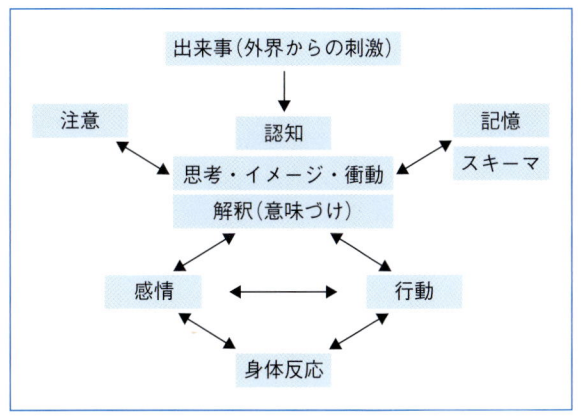

図 5-3　認知モデル

引き起こすわけである．

　内的思考が外的世界につながる作用をもつという信念は thought-action fusion (TAF)と表現されるが，これには自動思考として浮かんできた最悪のイメージ（思考）が，今ここにある「脅威」であるかのようにとらえられてしまうという解釈の問題がある．強迫性障害患者は，自分の不作為が大惨事につながるという responsibility（責任）に関して脅威的解釈をしてしまい，大惨事を防ぐために，やれるべきことはすべてやらなければならないという信念が強い．社交不安障害患者は，対人場面における自分の不安の徴候が相手に知られてしまうことは人間関係の終わり（社会的な死）につながるという脅威的解釈をしてしまう傾向が強い．パニック障害患者は，身体感覚が死につながるという脅威的解釈をしてしまう傾向が強い．自動思考とそれに対する脅威的解釈を治療者と患者の間で共有する必要がある．

4 ｜ 第4セッション：注意の問題への介入

　第4セッションでは，図 5-3 に示したように，case formulation をさらに進めて，注意のバイアスについて取り扱う．これまで扱った行動のバイアス，認知のバイアスに続いて，注意のバイアスが不安障害を維持する悪循環を引き起こしているということを明らかにする．たとえば，妻が妊娠した夫は，今まで注意を向けてこなかったおなかの大きい妊婦に急に注意を向けるようになり，人混みの中にこれほど多くの妊婦がいたということに気づかなかった自分に，改めて驚きを覚えることになる．このように，選択的注意を何に向けるかは，その人の現時点での考え方によるわけである．

　不安が高まると，人は脅威の対象をすぐに発見できるように注意のレベルを上げて，早期警戒を続ける．それによって，感覚は通常よりも鋭敏になり，わずかな変化も見逃さなくなる．注意のバイアスは，認知のバイアスと行動のバイアスによっても強化される．強迫性障害患者の場合，自分が考えたくないような考えが侵入してくることに敏感であり，その浮かんだ考えに注意が向いてしまう．侵入思考に注意が向けば向くほど，侵入思考は余計に浮かんでくるため，患者はそれを制御不能に感じ，強迫観念となってしまう．社交不安障害患者の場合，自分の不安の徴候が他人に悟られてしまうという考えに注意が向いてしまうために，余計に不安がつのっていく．パニック障害患者の場合，身体感覚に注意が向いてしまうために，ちょっとした身体感覚にも気がついてしまい，余計に不安がつのっていく．そこで，第4セッションでは，注意のシフトのトレーニングを行う．このトレーニングのなかで患者は，不安なときに向けがちな脅威の対象への注意を，視覚，聴覚などの五感を駆使して，ほかの対象へと移すことで，注意のバイアスによる不安の増幅がなくなることに気づく必要がある．

状況	予測	実験	結果	学んだこと
	・正確には何が起こると思ったか？ ・それはどのようにしてわかるのか？ （信念を0～100％で評価する）	・その予測をテストするために何をしたか？ （安全行動をとらせないことを覚えておく）	・実際には何が起きたか？ ・その予測は正しかったか？	・バランスのとれた見方とは？ ・予測したことが今後起こる可能性はどれくらいか？ （0～100％で評価する） ・もとの予測をさらにテストするにはどうしたらよいか？

図 5-4　行動実験ワークシート

5 ｜ 第5セッション：行動実験

第5セッションでは，ここまでの行動・認知・注意の修正の技法を総動員して，悪循環をよい循環に変えるために，図5-4のようなワークシートを用いて，行動実験を行う．

強迫性障害患者の場合，外出時に，自分がガスの元栓を確認しなければ，ガス爆発が現実に起こるという予測の確信度は90％である．その予測をテストするために，患者にガスの元栓を確認するという安全行動をさせないだけでなく，ガスの元栓を閉めさせないで，1時間外出してもらい，帰宅時にガス爆発が起こっているかどうかを確かめさせるという実験をする．結果として，実際にはガス爆発は起きなかったので，自分のガス爆発が起きるという予測は正しくなかったことがわかる．そこで学んだこととして，最近のガス器具は，ガスの元栓を閉めなくてもガスが漏れないような構造になっているので，火をつけっぱなしにすることはさほど脅威ではないというのがバランスのとれた見方ということになる．だが，今回は1時間と短い外出であったので，幸運にもたまたま爆発しなかっただけで，予測したことが今後起こる可能性は，まだ60％くらいあるように感じる患者もいる．そこで，もとの予測をさらにテストするために，今度は，外出時間を8時間にしてみて，行動実験を続けていく．

社交不安障害患者の場合，コンビニで買い物をするときに，赤面を馬鹿にされるという予測の確信度は95％である．患者は，店員が自分を馬鹿だと思ったことがどのようにしてわかるのかというと，自分から視線をそらすという行動を観察すればわかると述べている．したがって実験では，コンビニで買い物をするときに，下を向くと

いう安全行動をやめ，注意を赤面している自分のイメージから店員の視線に向け，店員の視線が自分からそらされるかどうかを観察する．結果として，視線がそらされるという予測は間違っていて，実際には，店員は自分の顔を見ている時間はほとんどないという事実に気づく．バランスのとれた見方とは，人は相手の顔が赤いかどうかにそれほど注意を払わないので，赤面を見られることはそれほど脅威ではないというものである．だが，今回はたまたまそれほど赤面しなかっただけで，予測したことが今後起こる可能性は，まだ60％くらいあるように感じる患者もいる．そこで，もとの予測をさらにテストするために，今度はチークで頬を赤く塗ってコンビニへ買い物にいき，店員が赤い頬をした自分を見て，視線をそらすかどうかをみるという行動実験を続けていく．

　パニック障害患者の場合，動悸を感じたときに，そこで休まないと狭心症による胸痛で倒れてしまうという予測の確信度は70％であり，実験では，動悸を感じても，休まずに歩き続けてみて，倒れるかどうかを確かめるというテストをする．結果として，倒れることはなく，普通に歩き続けることができたので，自分の予測が正しくなかったということがわかる．バランスのとれた見方とは，「（実際に試してみてわかったことだが）自分の心臓の鼓動は，じっと座って休んで胸に手を当てているほうが，よほど感じることができた．自然に手を振って歩いているときは，自分の心臓の鼓動はわからなかった．安静時に椅子に座って休むと，それによって，心臓の鼓動に自分の注意が向いて，余計に動悸が気になってしまったのだ」ということであり，動悸はそれほど脅威ではないということがわかる．だが，今回は，たまたま大丈夫だっただけで，予測したことが今後起こる可能性は，まだ40％くらいあるように感じる患者もいる．そこで，もとの予測をさらにテストするために，今度動悸を感じたときは，階段を駆け上がって，倒れるかどうかを試してみるという行動実験を続けていく．

　このような行動実験のセッションを複数回繰り返すことによって，脅威的な解釈が弱まり，患者は機能的・健康的な解釈を見つけていく．行動実験のセッションでは，治療者が患者とともに現場にいって，患者に手本を示すことも重要である．

　これ以降のセッションでは，過去の記憶と現在の信念の比較や，予期不安と振り返りの検討，事実に基づいたよい循環のための信念の構築，残遺する信念（スキーマ）の検討を行うなどして，患者を strengthen alterative belief の段階へと導く．その後，再発防止のセッションを行い，治療終結をみて，ブースターセッションへ移行していく．

● 段階的曝露療法

　ここまで述べたような formulation-driven CBT は，「強い感情を伴う認知（hot cognition）」の変容に焦点を当てた行動実験を行うことを特徴とする認知療法である．これに対し，何もしなければ不安の点数は自然に下がっていくという馴化（habituation）に焦点を当てた「恐怖刺激への系統的（段階的）曝露」を推進していく行動療法も

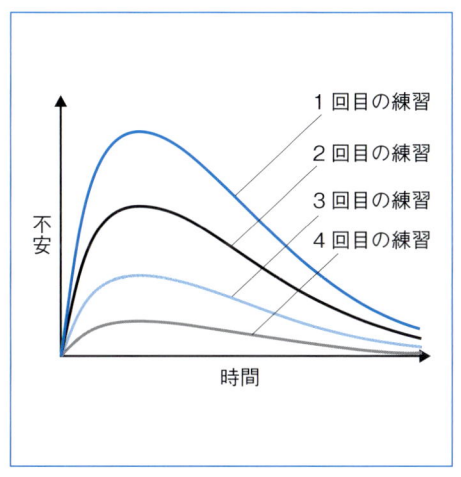

図 5-5 曝露療法の原理
不安は時間とともに下がる．また不安は，練習により下がる．

表 5-6 不安階層表

100 点	
90 点	
80 点	
70 点	
60 点	
50 点	
40 点	
30 点	
20 点	
10 点	

有効である．

まずは，患者に図 5-5 のような曝露療法の原理を理解してもらったのちに，表 5-6 のような不安階層表を作成する．そして，自分ができそうな段階から，不安だと思うものに立ち向かってもらうよう促し（曝露），不安を自分で下げる安全行動をとらせないようにして（反応妨害），ただ不安に身を任せ，最初の不安の点数をつけてもらう．そして不安に 15 分以上曝露させ，治療の途中や最後に不安の点数を再びつけてもらう．それにより，患者は不安には慣れることができるという事実を発見し，段階的に不安が高い状況に立ち向かうことができるようになる．

● 文献

1) Clark DM, Fairburn CG (eds)：Science and Practice of Cognitive Behavior Therapy. Oxford University Press, 1997〔伊豫雅臣（監訳）：認知行動療法の科学と実践．星和書店，2003〕
2) Grazebrook K, Garland A, the Board of BABCP：What are Cognitive and/or Behavioural Psychotherapies? Paper prepared for a UKCP/BACP mapping psychotherapy exercise, 2005
3) Blackburn IM, James IA, Milne DL, et al：The revised cognitive therapy scale (CTS-R)：psychometric properties. Behav Cogn Psychother 29：431-446, 2001
4) 清水栄司，小堀 修：認知療法尺度─改訂版の活用．臨床精神医学 41：969-979, 2012
5) Roshanaei-Moghaddam B, Pauly MC, Atkins DC, et al：Relative effects of CBT and pharmacotherapy in depression versus anxiety：is medication somewhat better for depression, and CBT somewhat better for anxiety? Depress Anxiety 28：560-567, 2011

● Further Reading

- 熊野宏昭，久保木富房（編）：パニック障害ハンドブック─治療ガイドラインと診療の実際．医学書院，2008
- デイビット・M・クラーク，アンケ・エーラーズ（著），丹野義彦（監訳）：対人恐怖と PTSD への認知行動療法─ワークショップで身につける治療技法．星和書店，2008
- 飯倉康郎：強迫性障害の治療ガイド．二瓶社，1999
- Foa EB, Wilson R：Stop Obsessing!：How to Overcome Your Obsessions and Compulsions,

Bantam, 2001〔片山奈緒美(訳):強迫性障害を自宅で治そう!—行動療法専門医がすすめる,自分で治せる「3週間集中プログラム」.ヴォイス,2002〕
- ポール・サルコフスキス(著),小堀 修,清水栄司,丹野義彦,ほか(監訳):強迫性障害への認知行動療法—講義とワークショップで身につけるアートとサイエンス.星和書店,2011
- Foa EB, Hembree EA, Rothbaum BO: Prolonged Exposure Therapy for PTSD: Emotional Processing of Traumatic Experiences Therapist Guide. Oxford University Press, 2007〔金 吉晴,小西聖子,石丸径一郎,ほか(訳):PTSDの持続エクスポージャー療法—トラウマ体験の情動処理のために.星和書店,2009〕
- 上島国利,OCD研究会(編):エキスパートによる強迫性障害(OCD)治療ブック.星和書店,2010

〔清水栄司〕

第2部

疾患各論

第 1 章

強迫性障害

疾患概念と疫学

1 | 疾患概念

　強迫性障害(obsessive-compulsive disorder；OCD)は，DSM-Ⅳ-TR[1]によれば，不安障害の一型であり，一般人口中の生涯有病率は1～2%程度とされる．この中核をなす強迫症状は，反復的・持続的な思考や衝動，イメージにとらわれる「強迫観念」と，手洗い，確認などの繰り返しや儀式行為，呪文を唱える，数を数えるなど心の中の行為を含む「強迫行為」からなり，両者は併存することが多い[1-4]．すなわち，強迫行為の多くは，観念やそれに伴う認知的プロセスにより増大した不安の緩和，あるいは中和化，苦痛の予防などを目的とし，不安増強とともに，次第にそれに要する時間や回数を増し，また嫌悪や恐怖する対象，あるいは状況を避けるという回避行動を拡大しつつ重症化し，多くは慢性化してしまう[3]．一般的にOCD患者は，このような観念・行為の無意味さや不合理性，過剰性を十分に認識し，何とか制御しようと抵抗を試みているものの，不安や苦痛に圧倒され思うようにならず，この点からも大きな葛藤やストレスが生じている[1,3]．さらに，安全と考える空間や手順に執着し，これを次第に狭め厳密にして安心感を得ようとしたり，自らのルールによる儀式や行為の強要，あるいは「大丈夫か」という保証の要求に家族を巻き込んだりしながら，支障が生活空間全体に拡大する[3,5]．

　OCD患者にみられる強迫症状の内容は多彩であるが，強迫観念では，汚染に関する心配や，危害や迷惑を心配する攻撃性に関するもの(例：誤って誰かを傷つけていないか)，物事の正確性や対称性の追求などが，強迫行為では，長時間の手洗いや入浴，掃除などの洗浄，施錠や間違いがなかったかなどの確認，あるいは繰り返しの儀式行為などが多い[2-4]．表1-1に，わが国のOCD患者が示す強迫症状について，われわれのデータを提示する[6]．このような強迫症状の内容や各出現頻度は，社会文化的背景や民族の相違などに影響されず，世界的におおむね安定している[7]．さらに，汚染-洗浄行為など，因子分析で抽出された強迫症状間の特異的関連性を示す症状ディメンジョン(symptom dimension)も，地域や文化差，年齢などにかかわらずおおむね一定とされる[6,8-12]．図1-1にBlochら[8]が行った症状ディメンジョンに関するメタ解

表1-1 わが国のOCD患者における強迫症状の内容と頻度（N＝343）

obsession（強迫観念）		compulsion（強迫行為）	
aggressive（攻撃的）	125(36)	cleaning/washing（洗浄行為）	160(47)
contamination（汚染の心配）	164(48)	checking（確認）	161(47)
sexual（性的）	35(10)	repeating rituals（繰り返される儀式行為）	108(31)
hoarding〔溜め込み（保存）〕	40(12)	counting（数を数える）	47(14)
religious（宗教的）	27(8)	ordering（ものを並べる，整頓）	74(22)
symmetry & exactness（対称性・正確性）	144(42)	hoarding〔溜め込み（保存）〕	40(12)
somatic（身体的）	40(12)	miscellaneous（その他）	108(31)
miscellaneous（その他）	129(38)		

数値は人数(%)で示した．複数の症状を呈する場合が多く，合計頻度が100%を超えているものがある．
(Matsunaga H, Maebayashi K, Hayashida K, et al：Symptom structure in Japanese patients with obsessive-compulsive disorder. Am J Psychiatry 165：251-253, 2008 より)

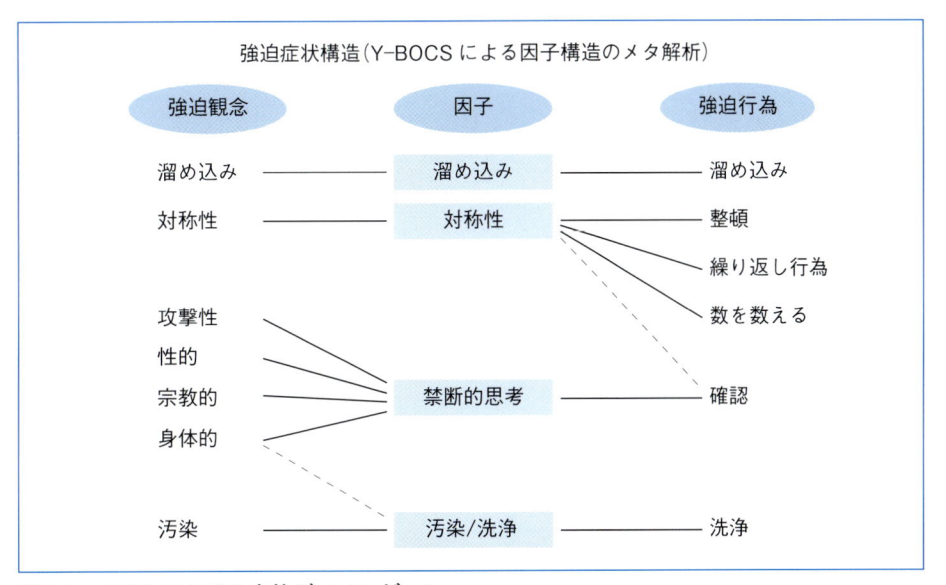

図1-1 OCDにおける症状ディメンジョン
(Bloch MH, Landeros-Weisenberger A, Raserio MC, et al：Meta-analysis of the symptom structure of obsessive-compulsive disorder. Am J Psychiatry 165：1532-1542, 2008 より)

析の結果を示すが，これはわれわれが抽出したわが国のOCD患者での症状構造とほぼ一致している．

　強迫症状の多くは，外出時の施錠の確認，トイレ後の手洗いなど日常や社会生活における通常の思考やこだわり，行動の延長上に出現する．しかしこのような状況について，OCD患者は「怖いことが起こるのでは」「汚染で家族を病気にするのでは」など，その過剰性や不合理性を理解しつつも，さまざまな認知的プロセスに修飾され，最悪の事態を想定する．それにより，脅威の危険性や現実性の誤った認識，そして不安が自制できない程度にまで増強されて，この脅威を完璧にコントロールしたい，安心したいという欲求により，ドアの確認や，手洗いなどの繰り返し行動に駆り立てられてしまう[3]．これらが過剰に反復され，患者はそれを不合理と認識し抑制や抵抗を試みつつも制御できず，あるいは回避し，苦痛や葛藤，不安焦燥，抑うつなどを伴って，

日常的,社会的機能に著しい支障や制限をきたしている場合,病的(OCD)と診断される.

2｜疫学

1980年,DSM-Ⅲに操作的診断基準が導入されて以降,これに準拠した構造化面接法が開発され,多くの大規模疫学調査が実施された[13].たとえば,Diagnostic Interview Schedule(DIS)を用いた National Epidemiological Catchment Area Survey では,OCDは,恐怖症や物質関連障害,うつ病などに次いで高率にみられ,その6か月有病率は1.6%,その生涯有病率は2.5%であった[14,15].さらに4大陸(プエルトリコ,カナダ,米国,ドイツ,台湾,韓国,ニュージーランド)で行われたDISによる国際的疫学調査では,OCDの12か月有病率は1.1～1.8%,生涯有病率は1.9～2.5%と,大きな地域差を認めなかった[16].それ以外の国や地域でも,DISで診断したOCDの生涯有病率は,香港(1.1%),アイスランド(2%),ハンガリー(2.7%)であり,概して2%程度と,その出現に関しては宗教や経済など,社会文化的背景による影響は小さいものと考えられた[16].

その後の国際比較診断用構造化面接(Composite International Diagnostic Interview)[17]のDSM-Ⅳ版を用いた疫学調査では,カナダやオランダ,ドイツ,オーストラリア,ブラジル,トルコなどにおける,一般人口中のOCDの生涯有病率は0.5～2.0%であり,地域差はDSM-Ⅲの場合と同様に小さい[18].一方,DSM-Ⅲに準拠した場合と比べ,DSM-Ⅳでの有病率は,おおむね低率であった.この点において,Crinoら[19]がオーストラリア人約1万人を対象に,DSM-ⅢとⅣの診断基準を併用してOCDの12か月有病率を調査したところ,前者に従った場合は2.1%であり,これは後者(0.6%)に比し,明らかに高率であった.特にDSM-ⅣのOCDの診断基準を満たす一群では,治療を受けている者の割合,あるいは大うつ病性障害(major depressive disorder：MDD)やパーソナリティ障害(personality disorder：PD)といったコモビディティ(comorbidity)が有意に高率で,さらに機能的問題もより高度であるなど,臨床場面でのOCDと一致する病像を有していた.この結果は,DSM-Ⅲによる従来の有病率が,治療を要さない軽症例や高度の強迫性格傾向など,偽陽性のものを多く含む可能性を示唆している[19].実際,OCDの診断閾値に達しない程度(閾値下)の強迫症状を有する者が,一般にも相当数いることが指摘されている[20].この点について,最近の英国における一般人口中の疫学調査(British National Psychiatric Morbidity Survey of 2000)では,OCDと診断された者の過半数は,強迫観念だけを有しており[21],臨床における傾向とは異なることが示されている.また強迫症状は,その重症度が経過中にしばしば変動するため,このような群でも一時的に診断閾値に達する場合があると推定される[4,7,20].さらに,調査対象者が児童青年期(10～18歳)であれば,生涯有病率は0.2～0.7%程度とされ,対象者の年齢構成も影響する[22].

わが国においては,一般人口中のOCDの有病率に関するデータは乏しい.大学生

424名中，DSM-Ⅲ-RのOCDを有する者の割合は，1.7％とされている[23]．また約4,100名の一般住民を対象とした「こころの健康についての疫学調査」（世界精神保健日本調査）では，OCDの有病率は明らかではないが，不安障害全体の生涯有病率は9.2％であった[24]．また多賀ら[25]は，東京，大阪，京都の3つの大学附属病院において過去2～3年間に受診した総初診患者中のOCD患者の割合を調査し，0.51～1.37％と報告している．同様に，近畿圏の大学附属病院8施設を含む9つの総合病院精神科を調査した結果では，総初診患者中のOCD患者の割合は，1.75～3.82％と算定された[26]．これらは，フランスにおける精神科外来患者を対象とした調査[27]での9.2％に比し，きわめて低率である．すなわちわが国では，OCD患者自体が少ない可能性，またはOCD患者の精神科受診率がいまだ低率である可能性などが推測される．この点において，川上[24]によれば，過去12か月間に何らかの精神疾患を経験した者のなかの約17％，いずれかの不安障害では約19％しか医療機関などを受診・相談していなかった．この受診率は，米国や欧州の多くの国々に比べると低い傾向で，さらに不安障害患者が選択した受診先は，半数以上が一般医であり，精神科は約7％にとどまっていた．このようにわが国では，OCDの診断基準を満たす程度でありながら，受診行動に至っていないケースが，相当数あるものと推定される．

　その他のOCDの疫学的特徴として，おおむね男女比は同等であるが，成人例を対象とした場合には，若干女性のほうが高率である[1-4,7,13]．しかし児童・青年期発症例では，男性の割合のほうが高いとされる[28,29]．また平均の発症年齢は20歳前後であり，男性に若干早発の傾向を認め，女性では結婚や出産にかかわる時期に発症が多い．一方で，初診時の年齢は30歳前後とされている．これらの点においても，地域性や民族，社会文化的背景などにかかわらない共通性が指摘されている[2,7,9]．わが国でのわれわれのデータでは，OCD患者343例中，女性の割合が58％，平均発症年齢は男性が20歳，女性が24歳，そして初診時の年齢は，男性が28.5歳，女性が31.4歳であった[6]．

病態

　OCDとほかの不安障害には，さまざまな臨床像の異同を認めるが[30]，両者において病的不安や回避行動などは共通している．すなわち，OCD患者では強迫観念に伴い増大する不安の行動的反応（安全探求行動）として，強迫行為に加え，回避もみられ，これらを通じ（危機回避がなされたという誤った認識に基づいて）きっかけとなった嫌悪（恐怖）刺激の脅威，あるいは重大性がより強調され，反応閾値が下がり怖さが遷延するとともに，それらの行動が合理化，正当化されるという悪循環に患者は陥る．すなわち曝露により即時的に不安が増大し，強迫行為が引き起こされ，そのような状況や対象を避けようとすることが一般的である[6]．このようにOCDでは，強迫行為といった行動抑制障害という側面に加え，ほかの不安障害と同様の認知と行動の相互作用，強固な恐怖条件づけ，あるいは恐怖の消去不全なども観察される[31,32]．

強迫行為が不安反応として出現する典型的パターン以外にも，それが「厳密に適用しなければならないルールに従って，駆り立てられるように行われる」場合がある．たとえば，秩序や規則，手順へのこだわり，そして統制感の維持は強迫性パーソナリティ障害の特徴であり，時にその完全主義や自らに課した高い基準によって，支障や苦痛が引き起こされる[1]．しかし通常は，自我違和感に乏しく，その行為に対する葛藤や駆り立てられる感覚は乏しい．

　一方，「まさにぴったり感(just right feeling)」の追求を目的に出現する繰り返し行為では，スリッパを完璧な左右対称に並べ直す動作を延々と繰り返したり，本の背の高さをきちんと正確に揃えることにこだわり，整頓が止まらなくなったりする．あるいは，腕を袖に通すときや髭を剃る際の感覚，ドアや冷蔵庫の扉を閉めたときの完璧な「ぴったり」感にこだわり，服の着脱や髭剃り，ドアの開閉など同じ動作を数時間にわたり何度もやり直したり，そこから動けず固まったりして次の行動に移れなくなる，いわゆる「強迫性緩慢」に陥ることがある[3]．このような繰り返し行為は，観念，あるいは認知的不安増強プロセスの先行を認めず，あるいはそれが不明瞭であり，おおむね自我親和性で洞察に乏しい[28,29,33]．この背景には，チック障害(tic disorder；TD)との密接な関連，そしてチック症状に先行する感覚・知覚現象(sensory phenomena)と同様に，"まさにぴったり"感の追求や不完全感を解消したいという精神知覚，あるいはものに触る感覚へのこだわりなどがしばしばあり，OCDからTDに至る連続性が想定される[3,28,29,33,34]．現在の診断基準によれば，観念あるいは行為のみでもOCDと診断されることから[1,35]，OCDのなかに多様な病像や病態が含まれてしまう．

　ではOCDの経過中，患者や家族など周囲にはいかなる影響が及ぶのか．これについては，世界保健機関(WHO)によりOCDが経済的損失，あるいはQOLにかかわる10大疾病のなかに位置づけられていることからも，そのインパクトは多岐にわたり重大である．通常，患者は発症後も相当の期間，症状と葛藤しながらも受診を躊躇し，不安や支障に耐え忍びつつ，何とかこれらに対処しながら日々を過ごしている．数年を経ていよいよ生活が困難となったとき，あるいは疲労困ぱいしてしまったときに，初診に至ることが多い[3,36]．しかしなかには，かたくなに受診を拒否したり，病状の進行に伴い，受診自体が困難となったりしている患者も少なくない．実際，OCDは未婚者や未就労者に高率であり，より低収入であるなど，社会的，職業的機能における障害の程度は，ほかの不安障害患者との比較においても有意に高い[21]．さらに巻き込みにより，家族など周囲にも著しい支障や心理的苦痛が引き起こされることで，家庭内に緊張や葛藤状況が生じやすくなる．そしてこの構造が長期化するなかで，患者のみならず家族全体が疲弊しQOLが低下する[5,37]．

　このような直接的影響に加え，強迫症状や回避による生活上の支障，心理的葛藤，極度の不安や緊張，疲労状態などが遷延すると，2次的に抑うつ状態，さらにはMDDの出現を認めることが少なくない[2,3,5,38]．これが併存すれば，生活能力や社会的機能，QOLなどがさらに低下し，希死念慮や自殺企図に至る割合が増加す

る[9,21,39]．実際，OCD 患者の全般的重症度や自殺企図リスクは，ほかの精神疾患患者より有意に高く，特に自殺企図歴を有する者の割合は，10〜27% と報告されている[21,39]．また OCD 患者では，物質乱用やほかの不安障害，摂食障害(eating disorders；EDs)，PD，TD，トゥレット症候群(Tourette syndrome；TS)，自閉症スペクトラム障害(autism spectrum disorder；ASD)など，併存症は多岐にわたり，OCD 患者の病像は多様化・複雑化し，難治化することも少なくない[2,21,36]．

1 | 生物学的病態

　OCD に関する神経生物学的モデルでは，TD，TS など各種神経精神疾患との関連や，神経心理学的検査所見，外傷などによる限局性皮質損傷例，ならびに形態学的，機能的脳画像研究などの知見から，皮質-線条体-視床-皮質回路〔cortico-striatal-thalamic-cortical(CSTC)circuit〕が注目されてきた[4,40-44]．特に線条体など基底核の中核的な関与は，ほかの不安障害との明らかな相違をなしている．線条体には，意識的情報処理を自動的(無意識的)に選択，調整するという補助的機能があり，習慣的，あるいは手順，技術，型にはまった一連の行動などの無意識的学習は，皮質-線条体で処理されている．このような特性から，線条体は機能的上位脳領域の関与なく，学習により習得された順序的，反復的行動を生じさせる．実際，無意識下での連続的行為の学習パラダイムでは，線条体活性の亢進とともに視床機能の抑制を認めるという．線条体に何らかの問題が生じた場合，無意識的情報処理過程が効率的に機能せず，意識的情報処理過程にアクセスを求める結果，視床の抑制機能が不十分となり，強迫症状に至るという仮説がある[43]．また基底核は大脳皮質運動関連領域との神経連絡によって運動機能を調節するが，そのほかに意志の発動，行動計画，注意，社会行動などの高次脳機能の調節にも関与しており，これらのコントロール障害が OCD の病態の一部を担っている可能性も考えられる[42]．

　一方，安静時の脳活動を調べた PET，SPECT 研究では，Baxter ら[40]によって眼窩前頭皮質(orbitofrontal cortex；OFC)や，尾状核の代謝亢進の報告をはじめとして，前頭葉や前部帯状皮質(anterior cingulate cortex；ACC)，尾状核，視床といった領域の機能異常が報告されている．最近の OCD を対象とした 13 の PET，SPECT 研究のメタ解析では，OFC と尾状核頭部領域が有意な異常所見を示すという結果が得られている[45]．その後の functional MRI(fMRI)を用いた研究では，前頭葉領域の精密な賦活部位の同定が可能となった．Menzies ら[46]が行った 15 の fMRI 研究のメタ解析によれば，OCD 患者は，ACC，内側前頭回，下前頭回，海馬，視床，頭頂葉，後頭葉，尾状核，小脳といった多くの部位で健常者と異なる賦活パターンを示していたという．

　さらに，脳機能画像によって治療による脳の変化を観察，評価することにも関心が向けられている[42,47]．Saxena ら[48]は，パロキセチンによる治療前後に PET 撮影を行い，治療反応群では OFC，尾状核の治療後の代謝量低下がより顕著であったことを

報告し，画像所見が薬物治療への反応性の指標となる可能性を示している．また近年，標準化されたMRI画像をもとに全脳的にvoxel単位での体積比較を行うVBM（voxel-based morphometry）解析によって，興味深い知見が得られつつある．Pujolら[49]は，72名のOCD患者のMRI画像のVBM解析を行い，対照群に比して内側前頭回や前頭眼窩面における灰白質体積の減少，両側被殻腹側部や小脳前部の灰白質体積増加を報告している．またRosenbergら[50]は，児童期発症の早発のOCD患者において基底核や視床の異常構造を見出している．Raduaら[51]は，401名のOCD患者を含む12のVBM研究のデータをもとにメタ解析を行い，両側のレンズ核および尾状核の灰白質体積増加と両側背内側前頭回および前帯状回の灰白質体積減少の有意所見を得ている．

　これらの知見に基づきOCDの脳病態に関していくつかの仮説が立てられたが，そのなかにSaxenaら[52]による前頭葉-皮質下回路に関する神経ネットワーク仮説（OCDループ仮説）がある．これによれば，OFCを主とした前頭葉領域の活性化に伴い，それらの領域からの入力を間接的経路（背側前頭前野-線条体-淡蒼球-視床下核-淡蒼球-視床-皮質）と直接的経路（前頭眼窩面-線条体-淡蒼球-視床-皮質）に振り分ける尾状核において制御障害が生じ（ブレイン・ロック），視床への抑制性の制御が弱まる．その結果，視床と前頭眼窩面の間でさらなる相互活性が生じ，強迫症状が維持，増幅されるという．これらの領域の機能的役割を考えると，社会的に適切な行動をとるための検出機能をもつOFC，行動のモニタリングと調節に主要な役割を果たすACC，辺縁系や前頭葉からの入力を受けるゲート機能を有する尾状核，入力された情報に対するフィルター機能をもち皮質への投射を行う視床，といったようにおのおのの部位が連携しながら円滑な行動の遂行を担っている[42]．その後の検証によってOCDループにはさらに広汎な脳部位の関与を考慮する必要が出てきており，前頭葉-皮質下回路にACC，海馬，扁桃体を加えた情動ループ，さらに前頭前野外側部と後頭葉，頭頂葉，小脳から尾状核，視床下核を経由して黒質，淡蒼球，視床に至る空間認知や注意に関与する認知ループのネットワークモデル[46]が推定されている（図1-2）．

　一方，OCDのなかの多様性は明らかで[53]，それを説明するものとして，前述したが，汚染-洗浄，確認，対称性・正確性-繰り返しの儀式行為，溜め込みなどの症状ディメンジョンの妥当性や臨床的有用性が検討されている[6,8-12,53]．Mataix-Colsら[54]は，OCD患者を対象に，洗浄や確認などの各ディメンジョンの要素に対応した脳機能の変化をfMRIにより調べた．その結果，洗浄の誘発課題と腹内側前頭前野の賦活，確認の誘発課題と基底核・視床・背側前頭葉領域の賦活，溜め込みの誘発課題と中心前回・紡錘回・OFCの賦活にそれぞれ相関があることを見出した．このことより，異なる強迫症状の病態にはそれぞれ異なるニューロン回路の機能異常が関与している可能性が示唆された．確認強迫は前頭葉-皮質下系のネットワーク異常により確認への衝動の制御が障害される一方，洗浄強迫は前頭葉-辺縁系を介する情動，特に不快感の処理の障害によってもたらされているのではないかという仮説が立てられている．

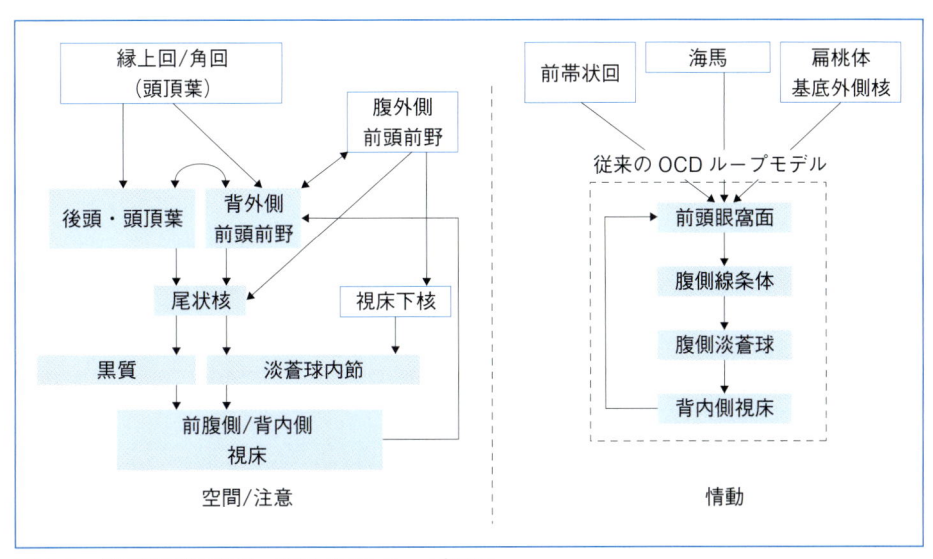

図 1-2 修正版認知神経・情動 OCD ループ仮説
当初考えられていたよりも多くの脳領域に機能や形態の異常が存在し，OCD の症状や認知機能に影響を与えていることがわかってきた．
(Menzies L, Chamberlain SR, Laird AR, et al：Integrating evidence from neuroimaging and neuropsychological studies of obsessive-compulsive disorder：the orbitofront-striatal model revisited. Neurosci Biobehav Rev 32：525-549, 2008 より)

また，DSM-5 で OCD から独立することになる hoarding disorder〔溜め込み癖（障害）〕に関しては[33,55]，内側前頭前野の機能異常が報告されており[56]，生物学的異種性が強く示唆されている．このように症状の多様性から OCD をとらえた理論モデルは multi-dimensional model と呼ばれ[12]，各強迫症状の要素に対応して異なる脳内のメカニズムが存在し，それらがオーバーラップして存在するという仮説は，OCD の異種性の理解と治療法の選択に新たな視点をもたらす可能性がある．

2 神経化学システム

強力なセロトニン（serotonin；5-HT）再取込み阻害作用を有する選択的セロトニン再取込み阻害薬（selective serotonin reuptake inhibitor；SSRI）は，OCD に対する薬物療法の第 1 選択薬であり，OCD の病態に 5-HT 神経伝達異常が密接に関連するという 5-HT 仮説の根拠とされている[41,42,44]．しかし中脳の縫線核からの 5-HT の投射は広範囲に及び，また 5-HT には受容体のサブタイプが数多く存在し，脳内分布や効果，作用発現様式などが異なっている．しかし現在ところ，特定の 5-HT 受容体や機能異常の関与は明らかではなく，5-HT 系が特異的にというよりは，ドパミン（dopamine：DA）やノルアドレナリン系を含む多くの神経伝達物質，および神経調整機能が複雑に関連しているものと推定されている[44]．

一方，OCD は MDD に比し，SSRI が抗強迫効果発現に至るまでにより高用量の SSRI をより長期間要することから[57]，両障害間には薬理学的作用部位や機序の相違

があるものと推定される．たとえば，MDDでは外側前頭前野が関与するが，OCD患者のSSRI投与前後の機能的神経画像研究では，内側前頭葉野，特にOFCの5-HT神経伝達の増加が認められた[44]．さらにSSRI投与による5-HT伝達の促進は，自己受容体の脱感作を介するものと考えられているが，OCD患者では，SSRIの継続的投与により，数週間かけて5-HT$_{1D}$終末自己受容体にdown-regulationが起こり，これに伴いその領域の5-HT伝達が促進されると推定されている[43]．このような薬理効果に加え，5-HT$_2$神経伝達強化作用，皮質や皮質線条体における神経伝達調整機能などが，SSRIの抗強迫効果に関与する可能性がある[4,17,41]．

さらに，OCDに対するSSRIの反応性は，MDDに比し概して低く，中等度以上の改善を認めるものは50%程度とされる．この点において，ほかの神経伝達物質や神経調整機構の関与が疑われるが，なかでもDAが注目されている[4,41,58]．これを支持する所見として，①DA作動薬は，人や動物の常同運動を悪化させる，②OCDでは，TDなどの既往や併存をしばしば認める，③DAは，5-HT動態やネットワーク自体に直接的調整作用を有しており，5-HTはDAに対し抑制的に作用するなど，5-HT系とDA系には密接な相互関連が存在する，などが挙げられる[4,41,58]．また左側尾状核におけるD$_2$受容体結合能が，OCD患者では健常対照者に比し，有意に低下していることが明らかとなり，OCDの病態生理にDA系機能障害の直接的関与が示唆されている[58]．さらに，後述するが，SSRI単独投与に抵抗性の，またはTDやTSなどと関連したOCD患者に対しては，抗精神病薬（非定型抗精神病薬を含む）の付加的投与が有効である[29,59]．このように，少なくともOCDの一部では，5-HT, DA伝達系双方が強迫症状の病態生理にかかわる可能性があり[41,58]，基底核における両者の機能的相互作用の存在や，DA系に対する5-HT系の持続的抑制の減弱により，DA機能亢進が生じている可能性などが推定されている．

近年，OCDにおけるグルタミン酸系機能異常の関与が注目されている[60]．特にこの過剰状態は，直接的経路の活性亢進を介して，OCDの病態に関連すると推定されている．またN-metyl-D-aspartate (NMDA) 型グルタミン酸受容体は，認知行動療法 (CBT) 時における学習や記憶，そして新たな行動パターンの習得に関連している[61,62]．このパーシャルアゴニストであるD-サイクロセリンには，cognitive enhancerとしてこの作用を増強し，特定の恐怖症や心的外傷後ストレス障害 (PTSD) など不安障害全般において，曝露時の恐怖消去を促してCBTの有効性を高める効果が期待される[31,61,62]．OCDに対する臨床試験も報告されているが[63]，この有効性に関する見解は一貫しておらず，臨床応用にはさらなる知見の集積が必要である．

診断と臨床像

1│現在の強迫性障害の診断と鑑別診断

現行のDSM-Ⅳ-TR[1]に従いOCDを診断する場合，以下の点がポイントとなる．

①強迫観念ないし強迫行為など強迫症状が存在する（多くの場合，両者が共存）
②経過中に強迫症状の過剰性や不合理性を認識したことがある（子どもには適用されない）
③強迫症状が強い苦痛を生じ，時間を浪費（1日1時間以上）させ，日常や社会的，職業的機能に著しい障害をきたしている
④強迫症状の出現や内容が，ほかの精神疾患や身体疾患などによるものではない

　なお，DSM-5 への改訂によりこれに若干の変更が加えられる予定である．特に②に関する項目が削除され，現在の洞察レベルを「良好」「不良」「欠如」のいずれかに特定する方法が採用されている[11,30]．

　一方，ICD-10[35]は，強迫症状（観念）を以下の特徴によって定義している．
①患者自身の思考，あるいは衝動として認識される
②もはや抵抗できなくなった思考，あるいは行為があるとしても，患者が依然として抵抗するものが少なくとも1つはなくてはならない
③思考，あるいは行為の遂行は，それ自体が楽しいものであってはならない
④思考，表象あるいは衝動は，不快で反復性でなくてはならない

　ICD-10 に従えば，上記で特定される強迫症状，強迫行為のいずれか，あるいは両者が少なくとも2週間連続してほぼ毎日存在し，生活するうえでの苦痛か妨げの原因となっていなくてはならない．

　これらの診断基準で定義される OCD も，患者背景や臨床像，精神病理，あるいは生物学的背景などさまざまな側面において均質的とはいえず，多様な病態が含まれることが明らかとなっている[53]．これを説明するサブタイプとして，DSM-Ⅳ-TR では，経過中おおむね一貫して症状の不合理性の「洞察に乏しいもの」を特定する必要がある[1]．一方，ICD-10[35]では，「愛する子どもを殺すイメージ・衝動」へのとらわれなど「強迫思考を主とするもの」，明確な強迫観念を伴わないが，完璧主義や優柔不断からある行為を儀式的に繰り返し，次の行動に移行できず強迫性緩慢に陥る「強迫行為（強迫儀式）を主とするもの」，観念と行為が併存する典型的パターンである「両者が混合するもの」に類別される．

　反復的または侵入的な思考やイメージ，繰り返し行動は，ほかの精神疾患でもしばしばみられるが，内容がその障害の特異的病理に限定的な場合，OCD とは診断されない〔体重やカロリーへの執着（EDs），恐怖する対象や状況へのとらわれ（恐怖症），顔など外見についての想像上の欠陥へのとらわれ（身体醜形障害：body dysmorphic disorder；BDD）など〕[1]．MDD では，抑うつ気分に一貫した側面として，家計など現実的問題を過剰に心配し，好ましくない状況や罪悪感などに執拗にとらわれる場合がある．しかし自我違和感や不合理性の洞察を伴わず，意欲・行為障害など，より多彩な病像を呈する．また統合失調症は，幻聴や思考吹入などが自らの心の産物ではなく，外部からの体験と認識される点で，また妄想的思考や奇異な常同行動が通常自我異和性に乏しく現実的検討が加えられていない点で，強迫症状と区別される．ASD においても，限局的対象，ないし習慣，儀式への極端な執着や，常同的，反復的行動

が認められる．しかしこれらは自らの興味や行動様式へのかたくななこだわりによるもので，通常自我親和性で不安を伴わず，コミュニケーション障害などもみられる．

2 | 評価尺度

強迫症状の重症度，あるいは治療反応性の評価には，Yale-Brown Obsessive-Compulsive Scale（Y-BOCS）[64,65]を用いることが一般的である．これは，Goodmanらが開発した半構造化面接法で，3部から構成されており，最初は「全般的説明」で，被面接者に強迫観念，行為など強迫症状の理解を促し，さらに評価の信頼性を高める目的で，面接者がそれらの定義や例を示し説明する．次の「症状評価リスト」では，50項目以上の強迫症状が，観念，行為の順で列挙されている（表 1-2）．面接者は被面接者に対し，現在または過去において，各項目が存在したかどうかを順次質問し確認していく．そして被面接者に，現時点で最も著明であり障害となっている強迫観念および行為を，通常はおのおの3項目選択させ，重症度評価に用いる標的症状リストを作成し，併せて強迫症状に関連した回避を明確にする．最後は「強迫観念・強迫行為尺度」で，強迫観念および行為それぞれについて，強迫症状の重症度を①症状に占められる時間，②症状による社会的障害，③症状に伴う苦痛，④症状に対する抵抗，⑤症状に対する制御など各5項目，合わせて10項目で評価する．各項目は0〜4点の5段階で評価され，5項目の合計点が，それぞれ強迫観念および行為得点となり，これら2つの総和が Y-BOCS 総得点となる．

このように Y-BOCS では，強迫症状の数は重症度に反映されず，またこの評価点には，過去1週間を通しての各項目の平均的出現頻度を反映させる必要がある．さらに研究段階の項目として，強迫症状に関する洞察，回避，優柔不断の程度，過剰な責任感，緩慢，病的な猜疑心などに関する項目が含まれている．また Y-BOCS の自記式質問紙版も開発されており[66]，評価尺度と同等の妥当性・信頼性が検証されている．

そのほかにも，Padua Inventory[67]，Maudsley Obsessional-Compulsive Inventory[68]などの自記式質問紙には，それぞれ日本語版があり，臨床や研究に応用されている．

コモビディティ

OCD 患者に認められる comorbidity は多彩であるが，MDD は約 20〜37% に併存を認め，そしてその生涯有病率は約 54〜67% とされるなど，最も高率にみられるものである[2,7,21,69-72]．この出現については，OCD の罹病期間との間に正の相関が指摘されており[73]，多くの場合，心理的葛藤，極度の不安や緊張，ストレス，疲労，あるいは機能的問題が長期化するなかで，2次的に出現することが一般的である．このように，罹病期間が長期であることに加え，①強迫観念が重度，②攻撃的，性的・宗教的などの観念の存在，③ OCD に伴う機能的問題が高度，④社交不安障害（social anxi-

表 1-2　Y-BOCS 症状評価リストの主な項目

強迫観念
1. 攻撃的な強迫観念
他人を傷つけてしまうかもしれないというおそれ
不注意から人に危害(自動車事故でのひき逃げなど)を加えるのではないかというおそれ
何かおそろしいこと(火事など)が起きると自分の責任ではないかと思うおそれ
2. 汚染に関する強迫観念
体から出る老廃物や排泄物(尿,糞便,唾液など)に関する心配や嫌悪
汚れや細菌に関する過剰な心配
3. 性的な強迫観念
4. 保存と節約に関する強迫観念
5. 宗教的な強迫観念
6. 対称性や正確さを求める強迫観念
魔術的・超自然的な考えを伴うもの(たとえば,ものがしかるべき場所にないと母親が事故に遭うという心配)
7. その他の強迫観念
幸運な数と不吉な数,迷信的なおそれ
8. 身体に関する強迫観念
強迫行為
1. 掃除と洗浄に関する強迫行為
過度なあるいは儀式的に行う手洗い行為
過度なあるいは儀式的に行うシャワー,入浴,歯磨き,身繕い,トイレなどの日常行為
2. 確認に関する強迫行為
戸締り,ストーブ,電気のスイッチなどの確認
人に危害を加えたか,それとも加えるのではないかを心配し確認する
間違いを犯さなかったかの確認
3. 繰り返される儀式的行為
普段していること(部屋の出入り,椅子の立ち座りなど)を何度もやり直したいという欲求
4. ものを数えるという強迫行為
5. 整理整頓に関する強迫行為
6. ものを溜めたり,集めたりする強迫行為
7. その他の強迫行為
精神的に儀式化された行為で,しかもそれをしなければ1日中不安になるような行為

ety disorder；SAD),もしくは全般性不安障害(generalized anxiety disorder；GAD),PD の併存などが MDD の出現に関連する[74].また Yap ら[75]によれば,不安や回避行動,強迫観念や信念の程度などが有意にかかわるという.

　MDD が併存すれば,患者の行動,あるいは認知面に重大な影響が及ぶ[3].たとえば,嫌悪刺激の脅威,その危機が生じる確率や結果の過大評価,あるいは不確実性に対する耐性の低さなどの認知的問題がより強調される.さらには OCD 自体の臨床症状も重症化し,生活能力や社会的機能水準,QOL などが有意に低下して,希死念慮や自殺企図に至る割合が増加する[9,21,39].

一方，OCDに併存するMDDと，MDDが単独の場合とでは，臨床的特徴に差異が認められ，前者では睡眠や食欲低下などが，後者では内的緊張や悲観的思考，希死念慮などが，それぞれ優勢であるという[22]．このような両者間の相違は，脳画像所見とも一貫している[76]．さらに初診時のMDD併存は，OCDの長期予後にも有意に悪影響を及ぼす[77]．

そのほかのcomorbidityでは，SAD（併存：3.6～26%，生涯：18～36%）の有病率が高く，特定の恐怖症，パニック障害など，それ以外の不安障害全般では，0～12%に併存がみられ，生涯有病率は1～23%程度とされる[7,21,69-72]．さらに，強迫スペクトラム障害（obsessive-compulsive spectrum disorders：OCSD）に分類されるもの，たとえば心気症やBDD，抜毛症，強迫買い物症などのcomorbidityも高率である．それぞれの生涯有病率は，心気症が8.2～13%，BDDが6.3～12.9%，抜毛症が9.6～12.9%と報告されている[7,71,72]．またEDsの生涯有病率は約4.7～9.6%であり，EDs患者におけるOCDのcomorbidityも高率である[7]．

さらにOCD患者では，アルコール，トランキライザーなどの物質乱用の出現も，ほかの不安障害患者に比し高率である[21]．そのほか，TD，TS，ASDなど，通常幼少～児童期に出現する精神疾患が併存することも少なくない．たとえば，OCD患者でのASDの有病率は3～7%とされ，これは一般人口中の出現率に比し6～14倍高い[78]．また，OCD患者の約20%に，臨床的に有意なASD傾向が認められ，これは一般人口の約10倍に相当する．さらに，ASD患者，またはその家族では，OCDの有病率が高率で，かたくなさや規律性など高度な強迫性格傾向を認めるという[79]．ASDが併存する，あるいはASD傾向が高度なOCD患者では，溜め込み症状が高率であるなど強迫症状が多様で複雑化している．また自傷行為といった攻撃性の抑制不全，cluster A PDやSAD，注意欠陥・多動性障害（attention deficit/hyperactivity disorder：ADHD）などの併存が高率であり，他人との調和や疎通がうまく図れないといった社会性の乏しさが特徴的である[78-80]．これに関し中川[80]は，ASD傾向が著しいOCD患者は，成長により高度な社会的適応や機能を要求される段階に来た際に，不適応感や機能不全に陥り，2次的に強迫症状が出現し，基盤にあるASD傾向がさらに増悪し，学校や職業，家事などに，より支障をきたすという悪循環に陥るということを指摘しており，この併存は，OCDの難治にかかわる可能性がある．

前述したが，OCDとTD，あるいはTSには，密接な関連性が存在する．特に，児童・青年期OCD患者においては，これらのcomorbidity率は20～59%と明らかに高率である[7,28,29]．しかしながら，成人OCD患者を対象とした場合，TSやTDなどの生涯有病率は2.4～3.9%前後であり，若年の場合に比し明らかに低率である[7,71,72]．このような対象年齢による頻度の相違は，OCDの早発とTDとの相関を支持するものであるが[73]，他方，これらの既往を成人期に確認することの困難さを示唆するものとも考えられる．この点において，Blochら[34]の前方視的調査では，平均年齢11.4歳のTS患者が平均7.6年後に再調査されているが，この間に41%が強迫症状を経験していた．再調査時には，85%の患者でチック症状が軽減していたが，強迫症状は重

症化する傾向があった．一方，成人期までチック症状が持続していたケースでは，当初のチックがより重度であったという．このように，TD，あるいは TS と強迫症状の長期経過は，必ずしもパラレルではなく，前者の多くは成人前に軽減するが，強迫症状は遷延しやすく，成人期に重症化することが少なくない．

　Ⅱ軸に分類される PD に関しては，構造化面接法を用いた欧米での研究によると，OCD 患者の 36〜88％ に認められるとされ，なかでも回避性(5〜53％)，依存性(5〜50％)，強迫性(5〜28％)など cluster C に分類される PD が，一貫して高率である[7,71,81]．そのほか，cluster A PD では，統合失調型(schizotypal PD：SPD)が 5〜19％ と比較的高率で，cluster B PD では，演技性(5〜20％)，境界性(0〜19％)などを高率に認める．このなかでは，SPD の併存が，OCD の難治性要因となることが指摘されている[2,36,82,83]．しかし OCD 患者で PD を評価する場合，OCD 自体や併存する抑うつ，不安状態などによる日常生活上の機能的問題が，人格的病理と混同される場合がしばしばあるため，発症や治療前後の人格的変化を注意深く評価する必要がある．

　以上をまとめれば，OCD 患者にみられるⅠ軸，あるいはⅡ軸障害の comorbidity は多彩であり，これにより個々の OCD 患者が呈する病像はさまざまな修飾を受け，多様化・複雑化し，治療抵抗性が高まるとともに，慢性化の要因となる．OCD の comorbidity パターンの多様性は図 1-3 のようにまとめられるが，これは精神病理や生物学的病態，治療などと相関し，OCD のサブタイプを反映する可能性もある[53]．特に TD，TS など不安や認知的プロセスの乏しい motoric disorders との密接な関係性が，ほかの不安障害との明らかな相違であり，DSM-5 において OCD が，OCSD，あるいは強迫関連性障害として，ほかの不安障害から分離される 1 つの根拠となっている[30]．この点については，本書の第 3 部「臨床上のトピックス」の「強迫およびその関連障害―強迫スペクトラム障害(OCSD)を中心に」を参照されたい．

● 治療

1 | 精神療法：基本的対応，一般的な情報の提供と心理教育

　前述したように，OCD 患者は，その病状の進行に伴い，自宅での強迫的ルールに縛られ，また屋外での心配(汚染の心配など)や儀式，あるいは外出前の不安(泥棒や火事の心配など)や確認行為などから，家を離れられず引きこもってしまい，受診自体が困難であることが少なくない[3]．また自分の状態を病と認めることや，患者としてみられることに抵抗を示すこともしばしばある．すなわち，現状では，OCD の診断域にありながら，受診に至っていないケースが相当数存在することが推定される．これらを考えれば，葛藤や不安を抱えながらも受診に至った患者，それを応援した家族を十分にねぎらい，個々の苦しみに向き合い，十分に傾聴し共感する姿勢を示すことがまずは重要であり，今後どのような治療を行う場合でも，共通の基盤をなすもの

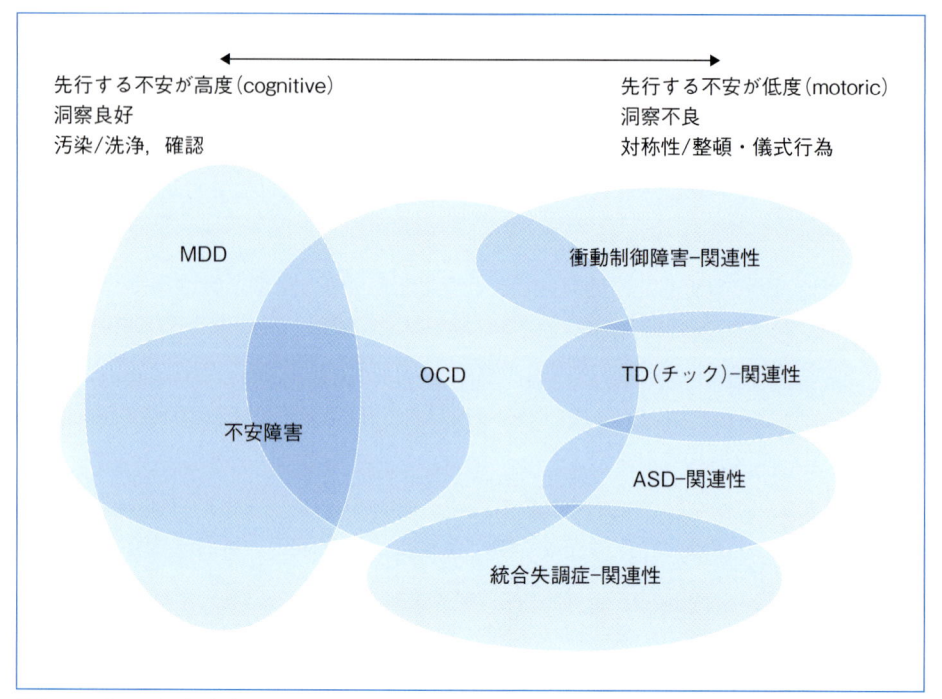

先行する不安が高度（cognitive）　　　　　　　　　先行する不安が低度（motoric）
洞察良好　　　　　　　　　　　　　　　　　　　　洞察不良
汚染/洗浄，確認　　　　　　　　　　　　　　　　対称性/整頓・儀式行為

MDD　　　　　　　　　　　　　衝動制御障害-関連性

　　　　　　　　　　　OCD　　　TD（チック）-関連性

　不安障害　　　　　　　　　　ASD-関連性

　　　　　　　　　　　統合失調症-関連性

図 1-3　OCD における comorbidity

である[36]．

　治療を求めて受診する OCD 患者が，本人の弱さといった性格的問題，あるいは怠けなどと，周囲から誤解されていることは日常臨床上多々経験される．この場合，患者自身は，その不合理性や過剰性を十分に理解し，やめたいという意志があり努力をしているのにかかわらず，不安に圧倒されてコントロールを失っており，どうすることもできず苦しんでいること，などを家族に説明する．このように，症状や臨床像など OCD の一般的な知識を提供するとともに，受診当初を中心に，治療や対処法などについて，患者や家族などに十分理解を促すことは，患者の治療的動機づけを高めたり，周囲から一貫した支持を得て安定的な治療環境を構築したりするうえできわめて重要となる[2,10,36]．特に薬物に対しては，患者，家族ともに不安を抱きやすいため，SSRI などを開始する際は，期待される効果や副作用とともに，治療全体における意義や見通しなどを説明し，理解を深めアドヒアランスを高める工夫が必要である．

　また家族などの巻き込み，すなわち「大丈夫か」と繰り返し尋ね，正確な応答を強いる保証の要求や，強迫行為の代行・強要などは，OCD 患者の少なくとも 1/3 にみられる現象である．これらは通常，きりなく繰り返される．患者が「完璧な納得」を家族に要求し，突き詰めるなかで，家族がそれに応じてしまうと，かえって患者の不安焦燥がさらに高まり，意のままにいかなければ，時に暴力行為に至ることがある．そして家族は，長時間拘束され疲労困ぱいするなど，心身に大きな負担がかかることとなる．この場合，まず患者自身は，他者を巻き込み，コントロールしようとしても，結局は自分の思うようにならず，さらにこれが不安焦燥を招く不安定要因となりうると

いうことを知るべきである．一方，家族はしばしば患者に対し過度の責任感や罪悪感を抱いており，要求に応えることが患者のためと考える傾向がある．しかしますますエスカレートした患者の要求(言い方や表情など)に家族が対応できなくなると，これが患者の不安や怒りを増幅させるといった悪循環に陥る．このような巻き込みによる不安増強過程や，要求に応え続けることの不合理性，非現実性を患者，家族双方が理解することがまずは必要である[13,36]．そして治療者が介入し限界を設定して(たとえば保証の要求は，1回で終えることを患者と家族に約束させ，遵守させる)，家族のサポートに一貫性を指導していくことが，治療環境を安定化させるうえで重要となる．

2│薬物療法

(1) SSRI，クロミプラミンなどによる方法，効果判定，そして注意点

現在，薬物療法の第1選択薬とされているSSRIのなかでは，フルボキサミン(FLV：デプロメール®，ルボックス®)およびパロキセチン(PXT：パキシル®)が，わが国においてOCDの適応を有している．通常，FLVは25～50 mg/日から，PXTは10～20 mg/日から開始する．効果や副作用を確認しつつ，前者は250 mg/日程度を，後者は50 mg/日をそれぞれ最大投与量とし，4～8週以内に最大用量まで漸増し，8～12週間は投与を継続して反応性を評価し，維持用量を決定する[2,36,84,85]．このように，通常はMDD治療に使用する場合に比べ高用量を要するが，概してSSRIの効果には，用量-反応関係が認められる[57,84]．すなわち有効性が不十分で，重大な副作用がなく忍容性が確認されれば，積極的な増量が推奨されている[57,84]．たとえば，PXTを用いた12週間のプラセボ対照比較試験では，20 mg/日では改善率が16%とプラセボ(改善率：13%)との間に有意差を認めなかったが，40 mg/日では25%，60 mg/日では29%と，それぞれ有意に改善したという[86]．またこの研究では，プラセボを対照とした24週にわたる長期的フォローアップ試験が加えられているが，有意な再発率低下，再発までの期間延長など，PXT継続投与の再発予防効果が確認されている．わが国においても，OCD患者に対する長期使用(1年間)の有効性・安全性が検証されており，このなかでは，PXTの有効性がMDDの併存やベンゾジアゼピン系抗不安薬の併用などの有無によらないこと，また平均1日投与量，投与期間などと，有意に関連することが示されている[88]．

現在のところ，そのほかのSSRIはわが国においてOCDの適応を有さない．しかし欧米では，セルトラリン(ジェイゾロフト®)やエスシタロプラム(レクサプロ®)の有効性がプラセボ対照比較試験で示され，そしてクロミプラミン(CMI：アナフラニール®)と同等の効果が確認されている[84]．しかしセルトラリンのOCDに対する目標用量，ないし通常の最大用量は200 mg/日とされており[2]，100 mg/日を上限とするわが国での用量設定では，効果が十分に得られないおそれがある．一方，エスシタロプラムに関しては，20 mg/日の使用により，プラセボより有意で，そしてPXT 40 mg/日と同等の有効性，さらに長期投与による再発予防効果が検証されている[89]．わが国では適応症は MDD のみであるが，20 mg/日まで投与可能であり，欧米で推奨される OCD に対する目標用量と同等（最大用量は 40 mg/日）であることから[2]，今後適応症の拡大が期待される．

　SSRI の選択に際して，過去に使用歴があればそのときの有効性・安全性についての聴取に加え，各薬剤の主作用，副作用の特徴や，身体状態，併用薬との相互作用などに注意する[2,84]．各 SSRI の作用プロファイル，すなわち 5-HT 再取込み阻害の受容体親和性や相対的選択性，力価などは，OCD への反応性と明確には関連せず，薬剤間の差異は明らかではない．しかし，これを精神運動抑制に有効な賦活作用と，不安・激越に有効な鎮静作用の二極で分類した場合，FLV は鎮静系に，PXT は賦活系に属し，セルトラリンは中間に位置するとされている[90]．このような傾向は，葛藤が強く不安焦燥が顕著な場合や MDD が併存する場合など，個々の症例に合わせた薬剤選択を行ううえで，参考になるものと思われる．一方，薬物間の相互作用については，おおむね SSRI は CYP 阻害作用を有するため，他剤との併用に注意する．たとえば，FLV は CYP1A2 の，PXT は CYP2D6 の強力な阻害作用を有し，それぞれで代謝される薬剤の血中濃度を上昇させる[90]．このため，β遮断薬，テオフィリン，ワルファリンなどを FLV と併用する場合には，慎重にすべきであり，PXT ではリスペリドンや三環系抗うつ薬などとの併用に注意する．

　SSRI の副作用は，三環系など他系統の抗うつ薬に比して軽度であり，より安全性，忍容性に優れているが，一過性で短期間（1〜3 週），悪心や嘔吐，下痢などの消化器症状，不安感の増大などを認めることがある．概して OCD 患者は，薬物に対する心理的抵抗感が強いため，このような副作用は，服薬拒否やコンプライアンスをさらに低下させる要因となりうる．そのため投薬時には，起こりうる副作用とともに，それが一過性であることを十分に説明する．

　長期投与で問題となるのは，体重増加や性機能低下などである．またまれではあるが，SSRI 開始時，増量時などに，アクチベーション症候群（activation syndrome）を認める場合がある[36]．アクチベーション症候群には，比較的軽症の不眠や不安，焦燥から，敵意，易刺激性，衝動性，アカシジアから自傷行為に及ぶもの，軽躁や躁状態まで含まれており，抗うつ薬による行動毒性ととらえられている．30 歳未満，特に 18 歳以下の場合，この出現率が高いため，低用量から開始して慎重に漸増し，もしこのような症状が出現すれば，速やかな減量や中止，抗不安薬など他剤による鎮静などで対処すべきである．

　また SSRI，特に PXT においては，若干高い催奇性リスクが報告されており，20〜30 歳代の妊娠適齢期の女性患者に使用する際には，妊娠初期のリスクも考慮し，計画外妊娠を避けるよう指導することや，妊娠を念頭においた薬物の選択，投与量の調整，あるいは CBT など薬物療法以外の治療などをあらかじめ試みる．もし妊娠が判明すれば，少なくとも妊娠 12 週までにかけては中止が望ましく，この際には中断症状に注意する．授乳時においても，母体の状態や必要性，そして子どものケアへの

影響などを含め，投薬のベネフィットやリスクについて，最新の情報に基づく説明を行い，患者・家族の意思を確認することが大切である．

SSRI以外の薬剤では，同様に5-HT再取込み阻害作用を有するCMIは，OCDの適応を有さないものの，SSRIと同等，ないしそれ以上の有効性が報告されている[2,84]．CMIを用いる場合，25〜50 mg/日程度から開始して，最大用量を250 mg/日とし調整するが，抗コリン作用や起立性低血圧，心伝導障害，発作閾値の低下など，重大な身体的副作用が多いため，増量時には注意を要する．さらに長期投与では，SSRIを用いた場合に比べ，中断率が高いとされる[2]．またセロトニン・ノルアドレナリン再取込み阻害薬(serotonin-noradrenaline reuptake inhibitor；SNRI)のなかでは，わが国では未認可であるものの，venlafaxineがCMIあるいはPXTと同等に有効であったという報告がなされている[2,84]．またミルタザピンの単剤使用についても有効例の報告があるが[80]，いずれの薬剤も，プラセボ対照二重盲検比較試験などによる検証は十分ではない．ミルタザピンに関しては，citalopramとの併用により，その効果発現が早まる可能性も指摘されている[87]．図1-4に示した米国精神医学会(APA)の治療ガイドラインでは，これらの使用が第2選択治療に含まれている[2]．

SSRIの反応性を評価するうえで，まずは選択した薬剤を十分量，十分な期間，継続することが重要である．通常は最大用量で4〜6週維持し，効果を判定することが望ましい[2,36,84,85]．OCDの治療反応性評価には，Y-BOCS[64,65]総得点の改善率を用いることが一般的である．OCD患者の治療反応性評価基準は，いまだ確定的なものはないが，従来の二重盲検比較試験では，12週間の投与により，25%ないし35%以上のY-BOCS総得点改善率を認めれば，有効と判定されることが多い[2,91]．SSRIに十分反応しない場合は，まず診断が適切か，SSRIの投与量や期間が十分かなどを再確認するとともに，服薬アドヒアランスにも注意が必要である．上述したとおり，SSRIではより高用量で，より高い効果が期待できる[57,84]．たとえば現処方が通常用量(例：PXT 40 mg/日，FLV 150 mg/日)内であれば，さらなる漸増が時に有効となる．あるSSRIが十分量でも奏効しない，または副作用などにより継続投与が困難と判断された場合，CBTへの導入，またはほかのSSRIかCMIへの変更(switching)を検討する．SSRI間の薬理学的プロファイルの相違を考えれば，switchingが奏効する可能性は十分あり[90]，通常，SSRI抵抗性と判定する前に，最低2種のSSRIを別々に，十分量で10週間以上試行することが推奨されている[2,84]．また2剤以上のSSRIに抵抗性であった患者の約30%に，CMIが奏効したという報告がある[92]．

OCDに対して用いられる，ベンゾジアゼピン系などの抗不安薬において，単独使用での有効性を支持する知見は乏しい[36,84]．これをSSRIに付加投与した場合でも，プラセボを追加した群との間に有意差は認められなかったという[93]．さらにCBTにおける曝露では，適切な認知的修正を促進するために，増強する不安に一定時間直面し，恐怖や不安の軽減を実感するとともに，それに対処しようとするプロセスが重要となる[94]．すなわち，抗不安薬によって安易に不安の軽減を図ることは，薬物への依存度を高めてしまい，認知の修正に必要な不安，あるいは恐怖への曝露，馴化を阻害

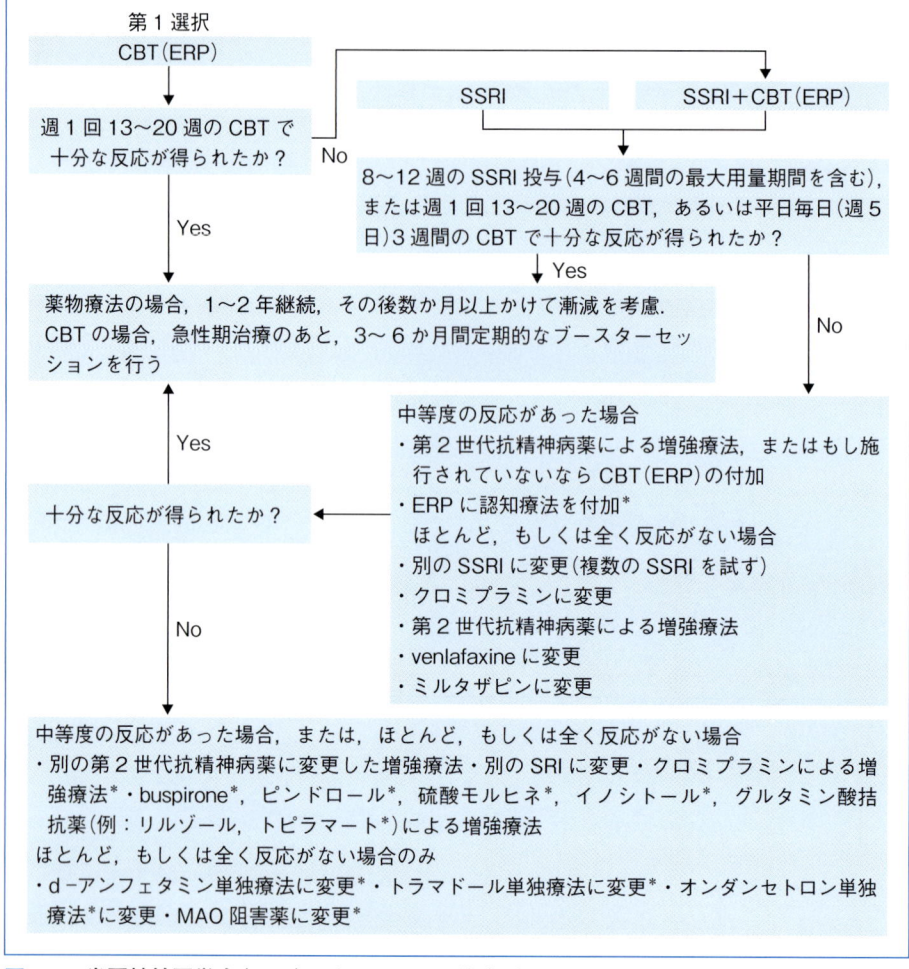

```
                    第1選択
                    CBT(ERP)
                        │
                        ▼
            週1回13～20週のCBTで ────────┐      SSRI          SSRI+CBT(ERP)
            十分な反応が得られたか？    No        │                │
                        │                         └────────┬───────┘
                       Yes                                 ▼
                        │                    8～12週のSSRI投与(4～6週間の最大用量期間を含む)，
                        │                    または週1回13～20週のCBT，あるいは平日毎日(週5
                        │                    日)3週間のCBTで十分な反応が得られたか？
                        ▼                                  │ Yes
            薬物療法の場合，1～2年継続，その後数か月以上かけて漸減を考慮．
            CBTの場合，急性期治療のあと，3～6か月間定期的なブースターセッ         No
            ションを行う                                                         │
                        ▲                                                        ▼
                       Yes                   中等度の反応があった場合
                        │                    ・第2世代抗精神病薬による増強療法，またはもし施
                        │                      行されていないならCBT(ERP)の付加
            十分な反応が得られたか？ ◀──────  ・ERPに認知療法を付加*
                        │                    ほとんど，もしくは全く反応がない場合
                        │                    ・別のSSRIに変更(複数のSSRIを試す)
                       No                    ・クロミプラミンに変更
                        │                    ・第2世代抗精神病薬による増強療法
                        ▼                    ・venlafaxineに変更
                                             ・ミルタザピンに変更

            中等度の反応があった場合，または，ほとんど，もしくは全く反応がない場合
            ・別の第2世代抗精神病薬に変更した増強療法・別のSRIに変更・クロミプラミンによる増
              強療法*・buspirone*，ピンドロール*，硫酸モルヒネ*，イノシトール*，グルタミン酸拮
              抗薬(例：リルゾール，トピラマート*)による増強療法
            ほとんど，もしくは全く反応がない場合のみ
            ・d-アンフェタミン単独療法に変更*・トラマドール単独療法に変更*・オンダンセトロン単独
              療法*に変更・MAO阻害薬に変更*
```

図 1-4　米国精神医学会(APA)によるOCDの治療ガイドライン
「中等度の反応」とは臨床的に有意ではあるが不十分な反応を意味する．
＊：エビデンスに裏づけされていない治療(例：1つか少数の試験や症例報告，または統制されていないケースシリーズ)．
CBT：認知行動療法，DBS：深部脳刺激療法，ERP：曝露反応妨害法，MAOI：モノアミン酸化酵素阻害薬，SRI：セロトニン再取込み阻害薬，SSRI：選択的セロトニン再取込み阻害薬，TMS：経頭蓋磁気刺激療法．

し，CBTの治療効果を損わせる可能性がある．このようにOCDに対する抗不安薬の使用は，その利点，すなわち効果発現の迅速さ，急性期不安の制御などを要する場合に，できるだけ限定することが望ましい[94]．たとえば，不安焦燥が高度で，SSRIが効果発現に至るまで鎮静が必要な場合，MDD，あるいはSADやパニック障害など不安障害が併存する場合などが，この対象となる．その際は，クロナゼパム，アルプラゾラムなど高力価のものを選択し，耐性や依存性に注意し，服薬状況を確認しつつ，投与が漫然とならないようにする．

また最近になり，NMDA受容体のパーシャルアゴニストであるD-サイクロセリンのOCDへの応用が注目されている[62,63]．これは，恐怖条件づけの消去に有効であ

り，曝露時の学習や記憶への作用を通じて，新たな行動パターンの習得など，CBTの学習効果を強化することが期待される[61-63]．Wilhelmら[63]は，23例のOCD患者を対象に二重盲検比較試験を実施し，D-サイクロセリンの有効性をプラセボとの比較により検証した．そのなかで，週に2回，合わせて10回のCBTセッションを行い，その実施の1時間前に，100 mgのD-サイクロセリンかプラセボを投与した．その結果，治療中の強迫症状，および治療後の抑うつ状態の重症度が，D-サイクロセリン投与群において有意に減少しており，また治療から1か月後においても，強迫症状の重症度に減少の傾向を認めたことから，これがOCDに対するCBTの効果を増強するものと指摘された．しかしながら，D-サイクロセリン250 mgを週に1回，合わせて12回のCBTセッション前に投与したStorchら[95]の先行研究によれば，曝露反応妨害法(exposure response prevention；ERP)の効果において，プラセボ群との間に有意差は認めなかったという．

　これらの比較により，D-サイクロセリンが有する学習への効果には，投与量や投与方法(服薬のタイミングなど)などが強く影響するようである[62,63]．たとえば，服薬から服薬までの期間，あるいは服薬から曝露までの時間が長すぎれば，学習プロセスの過程と薬効のピークがずれてしまう．そのため，効果を最大化するためには，あまり服薬間隔をあけすぎず，また可能な限りCBT開始時の服用が望ましい．この服用量が多すぎれば，NMDA受容体に対する拮抗作用が発現されるため，より少量投与が有効とされている[62]．現在のところ，長期的有効性についての検証は十分ではなく，臨床応用にさらなる知見を要するが，少なくともD-サイクロセリンは，恐怖消去のプロセスにかかわる内側前頭前野腹側部などへの直接的作用を介し，その活性を変化させ，より急激な恐怖消去やほかの学習プロセスを促進しうることは間違いない[31]．特に曝露の実践を補助し，より効果を増強するという意味で，従来の抗不安薬などにないメリットや特性があり[62]，今後さらなる臨床応用が期待されるところである．

(2) 薬物療法：いわゆるSSRI抵抗性OCD患者への対応—薬物増強療法について

　SSRIに十分反応しない，いわゆるSSRI抵抗性と判定されたOCD患者には，いずれも適応外であるが，特定の薬剤をSSRIに付加する増強療法(augmentation therapy)が検討されており，SSRIにCMIなどを付加する5-HT強化性と，DA阻害性に大別できる[36,84]．なかでも抗精神病薬の付加による増強療法は，SSRI抵抗性OCD患者に対し，現在最も効果が期待されている[2,36,84,91]．当初，ハロペリドール(HPD：セレネース®，リントン®)やピモジド(オーラップ®)が試みられ，特にTD関連性，ないしSPDを併存しSSRI抵抗性を示すOCD患者への有効性が注目された．その後は，リスペリドン(RIS：リスパダール®)，オランザピン(OLZ：ジプレキサ®)，クエチアピン(QET：セロクエル®)など各種非定型抗精神病薬を付加投与することに対する有効性が検証されており，TD関連性にかかわらず，SSRI抵抗性OCD患者に有効であることが示されている．

従来のプラセボ対照比較試験を総括すると，SSRI抵抗性OCD患者（Y-BOCS総得点：20.0～30.9，平均25.6点）に，RIS（0.5～2.2 mg/日），OLZ（6.1～11.2 mg/日），QET（50～300 mg/日）のいずれかを，それぞれ6～16（平均：7.9）週間付加投与した結果，プラセボに比して有意な改善〔Y-BOCS総得点の改善率：13.9～44.3（平均：28.3）％〕が認められている[36,84,96]．しかしOLZやQETの付加投与については，その有効性を支持する十分なエビデンスが示されていないという指摘もある[59,97]．またSSRIにどの程度の量の非定型抗精神病薬を付加投与するのが最も有効なのか，などのコンセンサスには至っていない．最近では，中等量以上を投与することが推奨されているが[84,97]，これはより高用量を用いることで，5-HT$_2$受容体のみならず，十分なD$_2$受容体遮断作用も期待できることによる．さらにDA活性の高さが，SSRI抵抗性に関連するという見解もあり[97]，TD関連性OCD患者などでは，より高用量の非定型抗精神病薬が必要となる可能性がある．

　一方，非定型抗精神病薬の付加投与により生じる副作用としては，眠気や口渇，鎮静，食欲亢進などがあるが，HPDを付加した場合と比べ，安全性や忍容性がほぼ一貫して支持されている．しかし非定型抗精神病薬には，肥満や糖尿病など，代謝関連性リスクがおおむね共通してあり，これをSSRIに付加する場合にも，同様の注意を要する[96]．この点においては，各非定型抗精神病薬の薬理学的特性のみならず，SSRIとの薬物間相互作用にも注意が必要である．たとえばPXTは，CYP2D6への強力な代謝酵素阻害作用を有し，RISなどの血中濃度を上昇させ，体重増加をより引き起こす可能性がある[96]．このように，SSRI抵抗性OCD患者に非定型抗精神病薬を付加投与する場合，予想されるリスクを十分に説明して注意を促すことや，血糖値や脂質系の定期的モニタリング，運動，食事などの生活指導が必要になると考えられる．最近では，アリピプラゾール（エビリファイ®），ブロナンセリン（ロナセン®）など新規抗精神病薬を，SSRI抵抗性OCD患者に用いた場合の有効性・安全性に関する報告が散見される[33,98,99]．

　しかし現在のところ，この増強療法が奏効する割合は，SSRI抵抗性OCD患者の1/3程度とされており[59]，難治例に対しては，その病態解明に加え，さらなる治療オプションの開発が必要である．

3｜認知行動療法（CBT）

　OCDに対するCBTでは，曝露反応妨害法（ERP）が最も一般的である．これは曝露法と反応妨害法からなり，前者は，強迫症状の引き金となる先行刺激に不安や不快が下がるまで長時間直面させるものである．また後者は，不安や不快を軽減するために行ってきた強迫行為を，衝動が下がるまで持続的にやめさせるものである[2,4,36,85,100]．特にエクスポージャー（曝露）は，前述した恐怖消去を促進するうえで，不安障害全般において重要な要素であり[31,100]，この反応性や予後には，抑うつ状態の有無，強迫症状の重症度，治療者との信頼関係や治療への期待，そして動機づけの程

度などが影響する[13]．この開始のタイミングは，治療者の判断による．一般的には，まず強迫や抑うつ，不安などに対して薬物によるコントロールを試み，治療的動機づけを強化，確認したあと，CBT への導入を図る．多くの場合，SSRI など薬物療法の反応性は部分的改善にとどまるが，これに期待する効果としては，抑うつや不安症状の軽減，そして 2 次的な認知的問題の修正を中心に考えればよい．薬物が奏効すれば，しばしば強迫行為の意味合いに変化が生じる．すなわち，曝露時の切迫した圧倒的な不安により，駆り立てられて繰り返してしまうものから，学習され習慣化された儀式的，ないし「念のため」行動といった面が徐々に強まる．その結果，患者の症状に関する洞察や治療的動機づけに改善を認め，意欲や活動性が高まるなかで，ERP のアドヒアランス，およびその効果がより確かとなって，強迫行為や回避行動の変容が促進される[13]．越野[94] も同様の指摘をしており，不安障害に対する薬物療法の役割は，症状自体の治癒ではなく，不安や心配の軽減であり，特に OCD では，CBT の追加が薬物の効果を増強するという．

しかしすべての OCD 患者の強迫行為に明確な強迫観念や切迫した不安が先行するわけではない．前述した TD 関連性患者の場合，「まさにぴったり」感を求め，履物などものの並べ方，あるいはドアの閉まり方などの正確性や対称性にこだわり，儀式的常同行為を繰り返すが，思うように完了できないときに不安焦燥が高じて，しばしば強迫性緩慢に陥る[3,29,33]．後述するが，このタイプには ERP 以外の技法，たとえばシェイピングやモデリング，プロンプティング，限度設定，儀式短縮化訓練などが適用される[29]．

CBT の実施に際しては，良好で安定的な治療関係の確立とともに，行動分析が重要である[100]．OCD の場合，強迫症状がどのような場面でどのような刺激により出現し，その際にどのような観念が生じて不安になるかや，どのような強迫行為や回避を伴うか，家族など周囲の巻き込みはあるか，日常および社会的生活への影響はどの程度か，などを具体的に明確化する．さらには，家庭や職場などの日常や社会的機能レベル，家族内および対人関係，経済的，行動的問題など，患者の背景全般を分析して，症状との機能的関連性を理解することも必要である．これにより，個々の患者の強迫症状の特性を，刺激-反応，結果といった観点から明らかにし，治療方針や目標を設定する[100]．治療目標を，病気を治すといった抽象的なものよりも，就職や復学，アルバイトといった社会的機能に関連した具体的なものとすると，方向性が決まりやすくなり，動機づけを維持しやすい．また課題設定は，不安階層表（ヒエラルキー）の不安値の低いものから行うことが一般的であるが，患者の意志があれば，一番困っているものや治したいと思うもの，生活や社会的機能に関連し治療効果を実感しやすいものなどを，優先させる場合もある．

この効果の判定においては，Y-BOCS などの心理テストのほかに，頻度や回数，時間，ガスや水道料金の変化など，具体的で客観化，数量化できるものが有用である[13]．また治療過程のなかで，社会的活動に関する患者の意志が確認できれば，積極的に支援し，課題もその活動に準じ設定する．そして当初は治療者主導であった治療

を，患者自身が課題を考え，自分の問題を分析，理解して解決するための方法を模索するといった自己制御の形へと徐々に移行していくことが重要である．CBTを実施するうえで，治療ガイドラインの利用も有効である[101]．

しかしなかには，薬物療法を先行しても，認知的問題（過大な責任感，危険の可能性や結果などに関する過剰評価など）が著しい場合や，洞察が乏しい場合などがある．そのようなケースでは，患者が強迫症状や治療に対し両価的であるために，CBTに対する十分，かつ安定的な治療的動機づけを行うことがしばしば困難である．また純粋に強迫観念のみを有し，明らかな強迫行為を伴わない場合も，CBTの適応が難しい．これらの場合，認知面への直接的アプローチ，すなわち認知療法の適用を検討する[102]．OCDに対する認知療法は，恐怖への直面，慣れを志向する曝露法とは相補的関係にあり，恐怖刺激の再評価を促すものである．

その具体的目標は，①実際の責任の度合いを知り，②おそれていることは実際には起こらない，仮に起こったとしても，予想するほど壊滅的なものではないなど，正確な認知を促すことであり，それにより患者の不安を増強し強迫行為に導くような誤った解釈を探し，特定し，修正を試みていく．OCDの持続や治療抵抗性，再燃などでは，情報や刺激を解釈するプロセスでの認知的歪みの関与が，しばしば観察される．このため，背景にある認知的側面を理解し，その修正を試みる治療的介入は，洞察を促してCBTなどへの治療的動機づけを強化したり，再発リスクを減じたりするうえで，しばしば有用となる[13,102]．

4 | 併発する精神疾患とその場合の治療

MDDの併存がOCDの治療予後に及ぼす影響については，SSRIなどの薬物治療に対する反応性には，おおむね関与しないものとされている[2,84]．さらに反応するSSRIの内容，あるいは投与量なども，MDDの有無にかかわらず，ほぼ同様と考えられる[2,84]．しかしなかには，MDDが併存するOCD患者では，SSRIよりもCMIが奏効するという指摘もあり[84]，これはMDDにノルアドレナリン系などより広範な神経伝達物質の調整機能が関与するという知見と一致している．実際，OCD患者にみられるMDD症状のなかで，精神運動制止などはSSRIでは十分な改善が図れないことがある．これがCBTへの導入や継続，効果に悪影響を及ぼす場合には，ミルタザピン，デュロキセチンなどノルアドレナリン系に作用する抗うつ薬の併用が奏効することがある[36]．

一方，CBTでは，MDDの併存が反応不良にかかわりうる[2,103]．特にCBTでは，治療的動機づけが重要であるが，抑うつ状態が高度であれば，洞察不良などを伴うため，これが不十分な可能性がある．初診患者の多くには，MDDの併存や強迫症状に伴う強い不安，そして著しい疲弊状態が認められるため，はじめからCBTを実施することは難しい．すなわち抑うつや不安が，洞察不良のみならず，抑うつ的思考パターン（否定的見解や罪悪感など）や行動障害（自発性・活動性低下など），強迫症状の

背景にある認知的問題(過大な責任感,脅威の起こりやすさや重大性に関する過剰評価など)をより強調してかたくななものにし,CBT への導入(動機づけなど)や継続,そして効果に悪影響を及ぼすことがある[13]. このような場合,薬物を先行させ,強迫症状や併存する抑うつ,不安などをある程度制御し,認知的修正を図り,治療的動機づけを強化・確認したのちに,CBT に導入するといった,段階的プロセスによる併用療法が最も適用しやすい.

さらに,OCD 患者でみられる高度で慢性的な抑うつ状態に,境界性,あるいは自己愛性 PD などの人格的病理が関与することがある.この場合,情緒不安定や衝動性などに加え,巻き込みを介した他者への操作性(たとえば,確認の強要,あるいは「大丈夫か」と繰り返し尋ねる保証の要求)が顕著で暴力を伴うなど,強迫症状を巡る病像がより複雑化,重症化しやすい[104]. このように MDD 併存を認める OCD 患者が治療抵抗性を示す場合,その背景にある人格傾向など精神病理学的特徴も考慮し,心理療法など適切な治療選択を行う必要がある.

5 | 治療中止後の再燃・再発・予防

薬物療法が奏効すれば,内容や投与量を維持しつつ,通常 1～2 年間は継続し,その後再燃・増悪に注意しながら,1～2 か月おきに 10～25% 程度の割合で減量していく[2,36,84,85]. プラセボ対照二重盲検比較試験で評価した薬物中断時における再発率は,観察期間などの研究手法やその定義の相違によって,24～89% と幅がみられるものの高率であった[2,84]. したがって治療中止の判断は慎重にすべきであり,自己中断のリスクについても,あらかじめ患者に十分説明しておく必要がある.

一方,CBT を行った場合,治療終結後 3～6 か月は,月に 1 回程度の継続が望ましいが,約 75% の患者は,薬物療法の有無にかかわらず,2 年以上再燃・再発を認めず,良好な経過をたどったとされる[2]. このような CBT の再発予防効果は,薬物単独で治療を行った場合の服薬中断時に比し有意に高い.すなわち,薬物療法と CBT を併用する意義は,治療効果を高めることに加え,服薬を減量・中止する際の再発リスクを減じるという点にもある.しかし長期予後(1～5 年)についての研究の結果のなかには,併用療法による有意な再発率低下,再発までの期間延長を支持するものもあったが[105],おおむね薬物のみ,あるいは CBT のみで治療した場合と同等であった[106,107]. このような長期予後については,後述する.

● 転帰と予後,難治例の治療

一般的に OCD は,発症後の時間経過のなかで,病状の消長,MDD などほかの精神疾患の併存,QOL や社会的機能の著しい低下,そして周囲との軋轢によるストレスの増大など,さまざまな要因を含みながら重症化し,慢性的経過をたどってしまう.さらにこの影響が本人にとどまらず家族全体にも及ぶことが OCD とほかの不安

障害との明らかな相違点であるとともに，OCDのもつ深刻さや，治療の重要性を示している．特にOCDは，ほかの不安障害に比し未治療だと慢性化しやすく，改善率や寛解率が著しく低下する[21,108]．これらを考えれば，可能な限り早期の治療的介入が重要であることはいうまでもない．しかし現在用いられている治療に対する反応性においては，個人差が顕著である．

前述したが，OCDの治療反応性評価には，Y-BOCS[64,65]総得点の改善率を用いることが一般的である．通常，12～16週間の治療により，25%ないし35%以上の改善率が認められれば，有効と評価される[2,83,91,104]．OCDの第1選択治療には，薬物とCBTの併用療法が含まれるが，これらのいずれかに反応性が乏しい場合は，治療抵抗性(treatment-resistant)と判定される．さらに第2選択治療など，適用可能な治療オプションすべてでも十分な反応性が得られない場合は，「難治性」(treatment-refractory)となる[109]．たとえば，Ferraoら[110]は，①少なくとも3種類以上のSSRI(CMIを含む)を最大用量までそれぞれ16週間継続投与，②抗精神病薬など，最低2種類による薬物増強療法，③ERPによるCBTを少なくとも20時間施行，などを試みてもY-BOCSの改善率が25%に満たず，Clinical Global Impression-Improvement Scale(CGI-I)で「最小限の改善」以下と評価される場合を「難治性」と定義した．一方，難治性OCDに対する深部脳刺激療法の有効性を検討したDenysら[111]は，①少なくとも2種類のSSRIを最大用量で最低でも12週間持続投与，②同様にCMIを投与，③SSRIに付加する薬物増強療法として，抗精神病薬を最低1種類で8週間投与，④セッション数が16回以上のCBT，などを行っても効果が明らかでない場合を「難治性」としている．

このように現時点においては，「難治性」の定義や判定基準のゴールド・スタンダードは存在しないが，第2選択治療までを十分に施行することが，前提になるものと考えられる．

1 | 治療抵抗性にかかわる臨床要因

従来の研究によって，定型的OCD治療に対する反応性不良の予測因子が特定されている[83,103,104,112]．これを表1-3に示すが，大別すれば，①患者背景(早発，未婚，全体的機能水準の低さなど)，②家族などの環境要因(巻き込みや，家族の強迫症状の受容・適応度が高度)，③強迫症状の特性(重症度が高いこと，洞察不良など)，④強迫症状の内容(対称性/整頓，溜め込みの症状ディメンジョンが高度，性的/宗教的にかかわる強迫症状の存在)，⑤comorbidity(重度のMDD，SADやGAD，TD，SPDなどのcluster A PD，強迫性，あるいは境界性PDの併存など)，⑥その他(治療者との関係性が不良)，などが挙げられる[2,12,82-84,103,104,112,113]．このように，OCDの治療抵抗性にはさまざまな要因が関与し，その背景は一様でない．

これらの臨床要因に加え，最近では，OCD患者が示す「難治性」とのかかわり，症候学的類似性，さらには診断的観点から，OCDとASDとの関係が注目されてい

表 1-3 定型的 OCD 治療に対する反応性不良の予測因子

1) 患者背景および臨床症状	2) 強迫症状の特性や重症度	3) comorbidity	4) その他
・早発,特に男性例 ・家族歴がない ・未婚,未就労者,低収入など経済状態が不良 ・全体的機能水準が低い ・罹病期間がより長期,慢性的な経過 ・家族の巻き込みを認める,あるいは家族の強迫症状の受容・適応度が高い	・初診時の強迫症状の内容が多彩 ・発症時,あるいは初診時の重症度が高度 ・かたくなな洞察不良 ・symmetry/ordering(対称性/整頓),ないし hoarding(溜め込み)の症状ディメンジョンが高度 ・sexual/religious(性的/宗教的)にかかわる強迫症状の存在	a) Ⅰ軸障害 ・全般性に特定される SAD の併存は治療抵抗性に,GAD の併存は高い中断率に,それぞれ関連.TD 関連性 OCD 患者の SSRI への反応は,概して不良.重度の MDD は,CBT の反応性に影響 b) パーソナリティ障害(PD) ・SPD の併存.そのほか,境界性や回避性,強迫性 PD,ないし併存する PD の数など	・治療者との関係性が不良

る[78].この場合,他人との調和や疎通がうまく図れないといった社会性の乏しさが特徴的となる.すなわち社会的場面において,対人関係ストレスや適応不全に陥りやすく,このなかで OCD の出現,あるいは再発が繰り返される[80].このように,ASD との密接な関連性は,OCD の難治化,さらに慢性化にかかわり,それに対応した治療プログラムが必要となる[8,11,78].

まとめれば,OCD 患者の示す治療抵抗性には,選択された治療内容のみならず,家族や経済状態といった社会環境要因,強迫症状の経過や内容,重症度,あるいは洞察の程度,社会適応能力や機能レベル,comorbidity やパーソナリティに反映される精神病理学的特性,あるいは発達的問題など,多種多様な要因が影響を及ぼす.このような治療抵抗性は OCD の慢性化にもかかわるため,長期予後に関する研究の結果を踏まえたうえでこの点について検証したい.

2 長期予後についての研究にみる寛解や再発,そして慢性化

Catapano ら[82]は,OCD 患者 79 例に対して SSRI による薬物療法を継続し,その治療的予後に関する 3 年間の前方視的検討を行った.そしてそのなかで,Y-BOCS で 8 点未満が 8 週以上継続した場合を完全寛解,15 点未満が 8 週以上持続した状態を部分寛解,そして,いったん寛解しながら悪化し少なくとも 1 週間 16 点以上が続いた場合を再発と定義した.それぞれの確率を Kaplan-Meier 法による生存分析で解析したところ,完全寛解に至る場合は,1 年目の時点では 10% であったが,3 年目には 38% にまで増加し,部分寛解を含めると寛解状態に至る確率は 65% であった.一方,その後の再発率は 60% であった.3 年間継続的にフォローした 55 例中,試験終了時には,12 例(22%)が完全寛解,19 例(35%)が部分寛解と評価され,そのほかはまだ臨床的に有意な(Y-BOCS>16 点)強迫症状を有していたという.また全体の 1/3 は,少なくとも 3 種類の SSRI を用いても,この間一度も寛解状態に至ることはなく治療抵抗性であり,予後不良にかかわる臨床要因として,①罹病期間が長期,②初診

時の強迫症状がより重度,③SPD の併存,などが特定された.

またMarcksら[77]は,OCDの併存を認める不安障害患者113例を対象に,OCDに関する15年間の前方視的予後調査を行った.このなかでは,症状を認めない状態が8週以上続けば寛解,いったん寛解に至りながら,診断基準を満たす状態が再燃し,4週以上持続した場合を再発と定義し,Catapanoら[82]と同様の解析によって,寛解率および再発率を算出した.その結果,寛解率は,1年後が16%,5年後が25%,10年後が31%,15年後が42%であった.一方,再発率は,1年後が7%,3年後が15%,5年後が25%で,その後は15年後に至るまで25%が維持されていた.この結果は,15年間の長期フォローのなかで,寛解率は時間の経過に従い高まるが,再発率はある時点から上昇せずとどまることを示しており,寛解に有意に関連した臨床要因として,①既婚であること,②初診時に MDD の併存を認めないこと,が挙げられている.

そのほかにも,Alonsoら[106]は,60例のOCD外来患者にSSRIとCBTの併用療法を施行し,1〜5年(平均2.5年)継続的にフォローした.CBTを完遂した37例(62%)では,Y-BOCSの改善率は44%であり,CBTを拒否,あるいは中断した患者における改善率(30%)に比べ,より高い傾向であったが,有意な差は認められなかった.Eisenら[114]が66例のOCD患者を2年以上前方視的に調査した研究では,治療開始2年後に部分寛解を含む寛解状態に至る確率は47%であり,完全寛解は12%であった.一方,寛解状態からの再発率は48%であり,いったん症状の重症度や機能的問題に十分な改善を認めても,多くでは診断基準を満たす程度の状態が,消長を繰り返しながら継続してしまうことが指摘されている.CBTとFLVあるいはプラセボを併用し,7年間のフォローアップを行ったRuferら[115]の研究においては,完全寛解(Y-BOCS<7点,OCDの診断基準を満たさない)に至った者は27%であり,治療前の罹病期間の長さが,これを阻害する要因として特定されている.さらにSkoogら[116]が平均47年間の前方視的予後調査を行った結果,48%に改善を認め,そのうち20%は完全寛解の状態であった.一方,48%の患者には,30年以上にわたりOCDの持続が認められ,予後不良には,早発,強迫観念と強迫行為の併存,社会的機能の低さ,そして慢性的な経過が関連していたという.

以上,これまでに報告されている主な長期予後の研究を概観したが,ここでも研究によって,対象患者や治療,調査期間,あるいは評価方法などの相違が認められるため,単純には総括できない.しかし少なくとも,治療を継続するなかで改善する者の割合は増大し,寛解,あるいは部分寛解に至ることもまれではない[77].一方,いずれの研究でも再発率は高く,10年以上の長期予後でも,診断閾値を満たす,あるいは閾値下のOCDが存続し,症状が変動を繰り返しながら慢性化している患者が,相当数いると考えられる.患者のQOLを著しく低下させるなど特に再発の影響は深刻で,その予防が重要となる[37].また治療前の罹病期間の長さが,不良な予後,そして慢性化にかかわる臨床要因としてしばしば特定されており,長期予後の見地からも,発症早期における治療的介入の重要性が支持されている.

3 | 難治例の治療

　前述したが，難治性にかかわる要因は多岐にわたり，それぞれに応じた治療的介入の工夫が必要とされることはいうまでもない．ここでは，いくつかの難治性の要因を取り上げ，その対応を検討し，最後に入院治療と今後の展望について若干触れてみたい．

(1) 洞察不良など認知的な問題が著しい場合

　症状の不合理性に関する洞察不良が，治療反応性にいかに影響するかについては，いまだ見解の一致をみない[53,83]．しかし洞察レベルは，強迫症状や併存する抑うつ，不安の重症度，ないし罹病期間などに影響され，障害経過中に変動する傾向が認められる[70]．すなわち，当初洞察不良の場合でも，薬物療法に伴い，洞察が良好に転じることも少なくない[70]．一方，薬物療法を先行しても，認知的問題（過大な責任感，危険の可能性や結果の過剰評価など）が持続する場合や，洞察がかたくなに乏しい場合などがある．そのようなケースでは患者は強迫症状や治療に対し両価的であるため，CBTに対する十分，かつ安定的な治療的動機づけを行うことがしばしば困難である．たとえば，強迫症状の背景に，SPDなどの人格的病理が存在すれば，症状の合理性に関する修正困難な確信がしばしば伴う．その場合，患者は治療抵抗性を示し，洞察不良が持続しやすい[117]．また純粋に強迫観念のみを有し，明らかな強迫行為を伴わない場合でも，CBTの適応が難しい．これらの場合，前述した認知面への直接的アプローチ，すなわち認知療法の併用を検討する[36,102]．

(2) 強迫性緩慢を認める場合

　一般的に，強迫性緩慢を伴うOCD患者は，完璧な対称性や正確性にこだわるため，納得するまで置き直しを繰り返したり，固まって動けなくなったりし，その優柔不断さから行為の完了に多大な労力や時間を要する．このようなタイプでは，特に大脳基底核におけるDA系機能異常が関与し，TDなどとの密接な関連性が指摘されている[29,33]．ICD-10の「強迫行為（強迫儀式）を主とするもの」はこれに該当し，またDSM-5では，慢性TDの生涯病歴によって特定される「チック関連性」サブタイプが，OCDに新設される予定である[11,30]．概してTDとの関連性が強いOCDの一群は，①早発，②男性優位，③まさにぴったり感の追求，不完全感の解消といった精神知覚，あるいはものに触る感覚へのこだわりなど感覚・知覚現象の先行，④「繰り返し行為」や「整理整頓」，「保存」や「数を数える」といった強迫症状，⑤ADHDの併存が高率，⑥SSRI抵抗性で，抗精神病薬の付加的投与が有効，などを臨床的特徴とする[11,28,29,72,94]．また適用されるCBT技法も，ERPというよりは，①治療者が模範を示し，それを患者に観察させ強迫行為を修正しようとするモデリング，②きっかけ刺激の提示や時間配分をあらかじめ設定して行動を促すプロンプティングやペーシング，③拮抗する行動を行うことで強迫行為を妨害するハビット・リバーサル，などによる

包括的プログラムが有効とされる[29]．しかし強迫性緩慢による影響が生活全般に及べば，日常動作の１つひとつで固まって動けなくなる．これが習慣化すれば自宅での生活もままならなくなり，CBTも難渋する．このような場合，入院環境を利用することがしばしば有用となる．これについては，われわれの症例報告を参照されたい[33]．

(3) 溜め込み（保存）症状を有する場合

強迫的溜め込み症（compulsive hoarding）は，①何らかのものを収集，あるいは捨てられず，②極端に溜め込んでいる，③半年以上持続している，④患者はこの過剰性，不合理性を認識している，または認識した時期がある，⑤これによる精神的苦痛を認める，あるいはその元来の目的を損なう程度に，生活空間が占拠され支障が生じている，⑥これを説明するほかの精神疾患を認めない，などで定義される状態である[118]．これは元来OCDの一症状ととらえられ，さまざまな予後研究のなかで，治療抵抗性の予測因子に特定されてきた[6,8,12,55,118]．しかし溜め込み（保存）症状は，統合失調症や躁病，EDs，認知症などほかの精神疾患との関連でも少なからず出現する[55]．また強迫性PDの診断基準には，「価値のないものも捨てられない」という項目が含まれるが[1]，そのような傾向を健常者に認めることもある．そのほか，生物学的病態の特異性や，症状ディメンジョン研究における独立性なども考慮され，DSM-5ではhoarding disorder（溜め込み障害）として，独立する予定である[30,55]．

溜め込み症状は，しばしばASDにみられる特定のものに対するかたくななこだわりなどとも密接に関連し，高度な自我親和的特性を示す[80]．またほかの強迫症状に伴い出現する場合もある[117]．OCD患者でみられる溜め込み症状は，１次的，あるいは２次的な場合があり，概して前者の精神病理がより重度であるが，その区別にかかわらず，薬物や定型的なCBTに対し抵抗性がみられる[117]．最近では，溜め込み症状に特化したCBTプログラムが提唱されており，治療的動機づけ，体系的な整理，収集の制御，不要物の決定や破棄などを段階的に練習する[119]．

4 ｜ 入院治療について

最後にOCD患者の入院治療について，若干触れたい．OCDの治療は外来が原則であるが，時に入院が望ましい場合がある．たとえば，①治療意思はあるが，外来通院や生活自体が困難に陥っている場合（強迫性緩慢など），②薬物抵抗性や副作用，ないし身体合併症などのために処方調整が困難な場合，③併存する抑うつや不安状態が高度で，希死念慮や日常生活に著しい支障が生じている場合，④症状が日常の生活環境に密接し，広範に，あるいは全般性に拡大していて，症状コントロールやCBTの適用に困難を認める場合，⑤強迫症状への巻き込み，暴力などにより家族の疲弊が著しい場合，などである[120]．

通常は，患者自身がこのような状態について問題意識を有し，治療方針やルールなどを了解したうえで，入院意思，および十分な治療的動機づけを示す場合に入院治療

が検討される．すなわち入院治療は，自宅など生活環境全般に密着した強迫行動や儀式，回避の習慣など，本人や家族を束縛し，機能的問題を持続させてきたかたくななOCDの症状構造を，環境調整により崩す機会と考えられる[120]．このため，基本的には，OCDにかかわる手順や習慣を入院の際に可能な限り持ち込まず（入浴や手洗い方法など），回避せず（トイレの共有など），入院中に生じる曝露状況に対する反応を最小化して病院の生活リズムやルールに従うことを優先させる（入浴や消灯時間を守るなど）．さらに，入院を通じて自分がどのように変わりたいか，退院後どうしたいか（バイト，復学など）など，入院治療の目的が具体的で明確であるほど，CBTなどの治療方針や退院時期を決めやすく，動機づけを維持しやすい．また入院後も，家族など周囲の巻き込みが存続すれば，面会や電話制限を検討し，医療スタッフの対応も一貫させる．これらの点においては，各施設の事情や患者の状態に応じた，柔軟な変更や調整が必要となる[120]．

しかし患者や家族のなかには，時に「入院＝治癒」といった過信的イメージを抱く者もいる．このため，入院により症状が改善しても，退院後にもとの環境に戻れば再燃する場合があるということをあらかじめ説明する必要があり，再発予防を重視したプログラムや課題設定，そして患者自身の意識と努力が重要となる．

今何が課題で，今後何が必要か

現時点のOCD患者の予後については，治療反応性の個人差が著しく，長期的にも，症状の消長を繰り返しながら重症化・慢性化し，さまざまな制約や問題が遷延している場合も少なくない．従来の予後研究に関する知見では，難治や遷延にかかわる臨床要因として，治療開始前の罹病期間がしばしば特定されており，発症後早期に治療がなされるか否かは，重大な転機となる．特に11歳時における強迫症状の存在が，成人期でのOCD発症のハイリスク要因になるといった知見は[38]，今後の予防医学的介入の可能性を示唆しており，この点からも社会的啓発は有効な対策となろう．

一方で，現行の薬物，あるいはCBTについても見直しや最適化を進めるべきである．最近，いくつかの治療ガイドラインにより薬物療法に関する標準化は進んでいるが[2,36,85]，CBTについては，専門性やスキル，治療環境などの差が，施設間でいまだに大きいものと思われる．この点について，Boschenら[113]によれば，難治性と定義されたOCD患者に，入院あるいは通院により，ERPや認知再構成法などを含むインテンシブなCBTを標準化し施行したところ，入院では52％，外来では29％の患者に臨床的に有意（Y-BOCS改善率＞25％）な改善や，その持続が認められたという．この結果は，現行の治療も内容や環境を工夫し改善することで，さらに有効性が高まる可能性を示している．難治性を定義するうえでも，このような試み，そして標準化のプロセスは重要であろう．

しかしながら，現治療の限界も明らかで，再発防止の工夫に加え，さらなる病態解明，そしてそれに基づく新たな治療法開発が必要である．近年になり，D-サイクロ

セリンなどグルタミン酸機能の調整薬による増強療法の臨床試験が数多く試行され，比較的良好な結果が得られている[63]．さらに，あらゆる薬物療法，CBTにも反応しない場合は，経頭蓋磁気刺激法（TMS）や脳深部刺激療法（DBS）といったニューロモデュレーションによる治療が注目されている[2,111]．

しかしOCD自体，あるいは特定されている治療抵抗性要因の多様性を考えれば，治療は決して単純で容易なものではない．OCDが少なく見積もっても100人に1人の割合で出現する障害であることや，これが患者および家族のQOLや人生，さらには経済的損失などに及ぼす影響の甚大さを考えれば，その検討，特に難治化や慢性化に対する対策は，個人や医療の域を超え，社会的に取り組むべき課題ともいえるであろう．今後のこのような進展こそが，本質的に患者や家族をOCDから解放する転機となると期待される．

付記

本項には，平成22〜24年度科学研究費補助金（No. 22591294）を一部用いた．

● 文献

1) American Psychiatric Association：Diagnostic and Statistical Manual of Mental Disorders 4th edition text revision. American Psychiatric Association, 2000〔髙橋三郎，大野 裕，染矢俊幸（訳）：DSM-Ⅳ-TR精神疾患の診断・統計マニュアル．医学書院，2002〕
2) Koran LM, Hanna GL, Hollander E, et al：Practice guideline for the treatment of patients with obsessive-compulsive disorder. Am J Psychiatry 164 (Suppl)：1-56, 2007
3) 松永寿人，三戸宏典，山西恭輔，ほか：典型例を知る「神経症性障害2」強迫性障害．精神科治療学 27：929-934, 2012
4) Stein DJ：Obsessive-compulsive disorder. Lancet 360：397-405, 2002
5) Steketee G：Disability and family burden in obsessive-compulsive disorder. Can J Psychiatry 42：919-928, 1997
6) Matsunaga H, Maebayashi K, Hayashida K, et al：Symptom structure in Japanese patients with obsessive-compulsive disorder. Am J Psychiatry 165：251-253, 2008
7) Matsunaga H, Seedat S：Obsessive-compulsive spectrum disorders：cross-national and ethnic issues. CNS Spectr 12：392-400, 2007
8) Bloch MH, Landeros-Weisenberger A, Rasario MC, et al：Meta-analysis of the symptom structure of obsessive-compulsive disorder. Am J Psychiatry 165：1532-1542, 2008
9) Fontenelle IS, Fontenelle LF, Borges MC, et al：Quality of life and symptom dimensions of patients with obsessive-compulsive disorder. Psychiatr Res 179：198-203, 2010
10) Leckman JF, Denys D, Simpson HB, et al：Obsessive-compulsive disorder：a review of the diagnostic criteria and possible subtypes and dimensional specifiers for DSM-V. Depress Anxiety 27：507-527, 2010
11) Leckman JF, Grice DE, Boardman J, et al：Symptoms of obsessive-compulsive disorder. Am J Psychiatry 154：911-917, 1997
12) Mataix-Cols D, Rosario-Campos MC, Leckman JF：A multidimensional model of obsessive-compulsive disorder. Am J Psychiatry 162：228-238, 2005
13) 松永寿人：強迫性障害の疫学と治療．精神療法 35：701-711, 2009
14) Myers JK, Weissman MM, Tischler GL, et al：Six-month prevalence of psychiatric disorders in three communities 1980 to 1982. Arch Gen Psychiatry 41：949-958, 1984
15) Robins LN, Helzer JE, Weissman MM, et al：Lifetime prevalence of specific psychiatric disorders in three sites. Arch Gen Psychiatry 41：958-967, 1984
16) Weissman MM, Bland RC, Canino GL, et al：The cross national epidemiology of obsessive-compulsive disorder. J Clin Psychiatry 55：5-10, 1994

17) Robins LN, Wing J, Wittchen HU, et al：The Composite International Diagnostic Interview：an epidemiologic instrument suitable for use in conjunction with different diagnostic system and in different cultures. Arch Gen Psychiatry 45：1069-1077, 1988
18) Fontenelle LF, Mendlowicz MV, Versiani M：The descriptive epidemiology of obsessive-compulsive disorder. Prog Neuro-Psychoparmacol Biol Psychiatry 30：327-337, 2006
19) Crino RC, Slade T, Andrews G：The changing prevalence and severity of obsessive-compulsive disorder criteria from DSM-Ⅲ to DSM-Ⅳ. Am J Psychiatry 162：876-882, 2005
20) Morris MR, Blashfield RK, Rankupalli B, et al：Subclinical obsessive-compulsive disorder in college students. Depress Anxiety 4：233-236, 1996/1997
21) Torres AR, Prince MJ, Bebbington PE, et al：Obsessive-compulsive disorder：prevalence, comorbidity, impact and help-seeking in the British national psychiatric morbidity survey of 2000. Am J Psychiatry 163：1978-1985, 2006
22) Fineberg NA, Fourie H, Gale TM, et al：Comorbid depression in obsessive compulsive disorder (OCD)：symptomatic differences to major depressive disorder. J Affect Dis 87：327-330, 2005
23) Tadai T, Nakamura M, Okazaki S, et al：The prevalence of obsessive-compulsive disorder in Japan：a study of students using the Maudsley Obsessional-Compulsive Inventory and DSM-Ⅲ-R. Psychiatr Clin Neurosci 49：39-41, 1995
24) 川上憲人：厚生労働科学研究（こころの健康科学研究事業）「こころの健康についての疫学調査に関する研究」，平成18年度総合研究報告書．厚生労働省，2007
25) 多賀千明，宮岡　等，永田利彦，ほか：強迫性障害の患者実態調査―診療録による三大学共同研究．精神医学 40：547-554, 1998
26) 松永寿人，切池信夫，大矢健造，ほか：強迫性障害（OCD）に関する9施設共同研究―半年間の総初診患者におけるOCD患者の割合，及びその臨床像に関する検討．精神医学 46：629-638, 2004
27) Hantouche JE, Bouhassira M, Lancrenon S, et al：Prevalence of obsessive-compulsive disorders in a large French patient population in psychiatric consultation. Encephale 21：571-580, 1995
28) Eichstedt JA, Arnold SL：Childhood-onset obsessive-compulsive disorder：a tic-related subtype of OCD? Clin Psychol Rev 21：137-158, 2001
29) 金生由紀子：チック障害との関連によるOCDの検討．精神経誌 111：810-815, 2009
30) 松永寿人，三戸宏典，山西恭輔：強迫性障害の診断―DSM-5の動向を含めて．臨床精神医学 41：21-28, 2012
31) Graham BM, Milad MR：The study of fear extinction：implications for anxiety disorders. Am J Psychiatry 168：1255-1265, 2011
32) Milad MR, Rauch SL：Obsessive-compulsive disorder：beyond segregated cortico-striatal pathways. Trends in Cogn Sci 16：43-51, 2012
33) 山西恭輔，荒井克純，林田和久，ほか：トゥレット症候群を伴う強迫性障害の臨床像と治療―blonanserineを用いたSSRI強化療法を中心に．最新精神医学 20：326-332，2012
34) Bloch MH, Peterson S, Scahill L, et al：Adulthood outcome of tic and obsessive-compulsive symptom severity in children with Tourette syndrome. Arch Pediatr Adolesc Med 160：65-69, 2006
35) WHO：The ICD-10 classification of mental and behavioral disorders. WHO, 1992〔融　道男，中根充文，小宮山実（監訳）：ICD-10 精神および行動の障害．医学書院，1992〕
36) 松永寿人：強迫性障害．精神科治療学編集委員会（編）：「神経症性障害の治療ガイドライン」精神科治療学 26 増刊号．pp56-67，星和書店，2011
37) Hollander E, Stein DJ, Fineberg NA, et al：Quality of life outcomes in patients with obsessive-compulsive disorder：relationship to treatment responses and symptom relapse. J Clin Psychiatry 71：784-792, 2010
38) Fullana MA, Mataix-Cols D, Caspi A, et al：Obsessions and compulsions in the community：prevalence, interference, help-seeking, developmental stability, and co-occurring psychiatric conditions. Am J Psychiatry 166：329-336, 2009
39) Torres AR, Ramos-Cerqueira AT, Ferrão YA, et al：Suicidality in obsessive-compulsive disorder：prevalence and relation to symptom dimensions and comorbid conditions. J Clin Psychiatry 72：17-26, 2011
40) Baxter LR, Phelps ME, Mazziotta JC, et al：Local cerebral glucose metabolic rates in obsessive-

compulsive disorder―A comparison with rates in unipolar depression and in normal controls. Arch Gen Psychiatry 44：211-218, 1987
41) 松永寿人：強迫性障害の生物学的側面．Bulletin of Depression and Anxiety Disorders 3：8-12, 2005
42) 中尾智博：生物学的機序―治療的な観点から．上島国利，松永寿人，多賀千明，ほか（編）：エキスパートによる強迫性障害(OCD)治療ブック．pp 41-52, 星和書店，2010
43) Rauch SL, Cora-Locatelli G, Greenberg BD：Pathogenesis of obsessive-compulsive disorder. Stein DJ, Hollander E(eds)：Textbook of anxiety disorders, pp 191-205, American Psychiatric Association, 2002
44) 高橋克朗：強迫性障害―病因と病態生理．田代信雄，越野好文（編）：臨床精神医学講座 vol.5. 神経症性障害・ストレス関連障害．pp 329-361, 中山書店，1997
45) Whiteside SP, Port JD, Abramowitz JS：A meta-analysis of functional neuroimaging in obsessive-compulsive disorder. Psychiatry Res 132：69-79, 2004
46) Menzies L, Chamberlain SR, Laird AR, et al：Integrating evidence from neuroimaging and neuropsychological studies of obsessive-compulsive disorder：the orbitofronto-striatal model revisited. Neurosci Biobehav Rev 32：525-549, 2008
47) Nakao T, Nakagawa A, Yoshiura T, et al：Brain activation of patients with obsessive-compulsive disorder during neuropsychological and symptom provocation tasks before and after symptom improvement：a functional MRI study. Biol Psychiatry 57：901-910, 2005
48) Saxena S, Brody AL, Maidment KM, et al：Localized orbitofrontal and subcortical metabolic changes and predictors of response to paroxetine treatment in obsessive-compulsive disorder. Neuropsychopharmacol 21：683-693, 1999
49) Pujol J, Soriano-Mas C, Alonso P, et al：Mapping structural brain alterations in obsessive-compulsive disorder. Arch Gen Psychiatry 61：720-730, 2004
50) Rosenberg DR, Keshavan MS, O'Hearn KM, et al：Frontostriatal measurement in treatment-naive children with obsessive-compulsive disorder. Arch Gen Psychiatry 54：824-830, 1997
51) Radua J, Mataix-Cols D：Voxel-wise meta-analysis of grey matter changes in obsessive-ompulsive disorder. Br J Psychiatry 195：393-402, 2009
52) Saxena S, Brody AL, Schwartz JM, et al：Neuroimaging and frontal-subcortical circuitry in obsessive-compulsive disorder. Br J Psychiatry 173：26-37, 1998
53) Mathis MA, Diniz JB, Rosario MC, et al：What is the optimal way to subdivide obsessive-compulsive disorder? CNS Spectr 11：762-779, 2006
54) Mataix-Cols D, Wooderson S, Lawrence N, et al：Distinct neural correlates of washing, cheking and hoarding symptom dimensions in obsessive-compulsive disorder. Arch Gen Psychiatry 61：564-576, 2004
55) Mataix-Cols D, Frost RO, Pertusa A, et al：Hording disorder：a new diagnosis for DSM-V? Depress Anxiety 27：556-572, 2010
56) An SK, Mataix-Cols D, Lawrence NS, et al：To discard or not to discard：the neural basis of hoarding symptoms in obsessive-compulsive disorder. Mol Psychiatry 14：318-331, 2009
57) Bloch MH, McGuire J, Landeros-Weisenberger A, et al：Meta-analysis of the dose-response relationship of SSRI in obsessive-compulsive disorder. Mol Psychiatry 15：850-855, 2010
58) Denys D, Zohar J, Westernberg HG：The role of dopamine in obsessive-compulsive disorder：preclinical and clinical evidence. J Clin Psychiatry 65(Supple 14)：11-17, 2004
59) Bloch MH, Landeros-Weisenberger A, Kelmendi B, et al：A systematic review：antipsychotic augmentation with treatment refractory obsessive-compulsive disorder. Mol Psychiatry 11：622-632, 2006
60) Chakrabarty K, Bhattacharyya S, Christopher R, et al：Gultamergic dysfunction in OCD. Neuropsychopharmacol 30：1735-1740, 2005
61) Davis M, Ressler K, Rothbaum BO, et al：Effect of D-cycloserine on extinction：translation from preclinical to clinical work. Biol Psychiatry 60：369-375, 2006
62) Rothbaum BO：Critical parametres for D-cycloserine enhancement of cognitive-behavioral therapy for obsessive-compulsive disorder. Am J Psychiatry 165：293-296, 2008
63) Wilhelm S, Buhlmann U, Tolin DF, et al：Augmentation of behavior therapy with D-cycloserine for obsessive-compulsive disorder. Am J Psychiatry 165：335-341, 2008

64) Goodman W, Price L, Rasmussen SA, et al：The Yale-Brown Obsessive-Compulsive Scale Ⅰ：development, use, and reliability. Arch Gen Psychiatry 46：1006-1011, 1989
65) Goodman W, Price L, Rasmussen SA, et al：The Yale-Brown Obsessive-Compulsive Scale Ⅱ：validity. Arch Gen Psychiatry 46：1012-1016, 1989
66) Baer L：Getting control：overcoming your obsessions. Little Brown, 1991
67) Sanavio E：Obsessions and compulsions：the Padua Inventory. Behav Res Ther 26：167-177, 1988
68) Hodgson RJ, Rachman S：Obsessive-compulsive complaints. Behav Res Ther 15：389-395, 1977
69) Brown TA, Campbel LA, Lehman CL, et al：Current and lifetime comorbidity of the DSM-Ⅳ anxiety and mood disorders in a large clinical sample. J Abnorm Psychol 110：585-599, 2001
70) Matsunaga H, Kiriike N, Matsui T, et al：Obsessive-compulsive disorder patients with poor insight. Compr Psychiatry 43：150-157, 2002
71) Denys D, Tenny N, van Megen HJ, et al：Axis Ⅰ and Ⅱ comorbidity in a large sample patients with obsessive-compulsive disorder. J Affect Disord 80：155-162, 2004
72) Lasalle VH, Cromer KR, Nelson KN, et al：Diagnostic interview assessed neuropsychiatric disorder comorbidity in 334 individuals with obsessive-compulsive disorder. Depress Anxiety 19：163-173, 2004
73) Diniz JB, Rasario-Campos MC, Shavitt RG, et al：Impact of age at onset and duration of illness on the expression of comorbidities in obsessive-compulsive disorder. J Clin Psychiatry 65：22-27, 2004
74) Besiroglu L, Uguz F, Saglam M, et al：Factors associated with depressive disorder occurring after the onset of obsessive-compulsive disorder. J Affect Dis 102：73-79, 2007
75) Yap K, Mogan C, Kyrios M：Obsessive-compulsive disorder and comorbid depression：the role of OCD-related and non-specific factors. J Anxiety Disord 26：565-573, 2012
76) Saxena S, Brody AL, Ho ML, et al：Cerebral metabolism in major depression and obsessive-compulsive disorder occurring separately and concurrently. Biol Psychiatry 50：159-170, 2001
77) Marcks BA, Weisberg RB, Dyck I, et al：Longitudinal course of obsessive-compulsive disorder in patients with anxiety disorders：a 15-year prospective follow-up study. Compr Psychiatry 52：670-677, 2011
78) Bejerot S：An autistic dimension：a proposed subtype of obsessive-compulsive disorder. Autism 11：101-111, 2007
79) Ivarsson T, Melin K：Autism spectrum traits in children and adolescents with obsessive-compulsive disorder(OCD). J Anxiety Disord 22：969-978, 2008
80) 中川彰子：今，何が問題になっているのか．臨床精神医学 41：5-12, 2012
81) Koran LM, Gamel NN, Choung HW, et al：Mirtazapine for obsessive compulsive disorder：an open trial followed by double-blind discontinuation. J Clin Psychiatry 66：515-520, 2005
82) Catapano F, Perris F, Masella M, et al：Obsessive-compulsive disorder：a 3-year prospective follow-up study of patients treated with serotonin reuptake inhibitors OCD follow-up study. J Psychiatr Res 40：502-510, 2006
83) Pampaloni I, Bruscoli M, Pallanti S：Obsessive-compulsive disorder：clinical response predictors. Clin Neuropsychiatry 1：52-58, 2004
84) Denys D：Pharmacotherapy of obsessive-compulsive disorder and obsessive-compulsive spectrum disorders. Psychiatr Clin N Am 29：553-584, 2006
85) March J, Frances A, Kahn D, et al：Expert consensus guidelines：treatment of obsessive-compulsive disorder. J Clin Psychiatry 58(Suppl 4)：1-72, 1997〔大野 裕(訳)：エキスパートコンセンサスガイドライン―強迫性障害(OCD)の治療．ライフサイエンス社，1999〕
86) Hollander E, Allen A, Steiner M, et al：Acute and long-term treatment and prevention of relapse of obsessive-compulsive disorder with paroxetine. J Clin Psychiatry 64：1113-1121, 2003
87) Pallanti S, Quercioli L, Bruscoli M：Response acceleration with miltazapine of citalopram in obsessive-compulsive disorder patients without comorbid depression：a pilot study. J Clin Psychiatry 65：1394-1398, 2004
88) 松永寿人，田中亮子，安部博晴，ほか：強迫性障害患者におけるパロキセチン塩酸塩水和物(パキシル®錠)の長期使用に関する安全性と有効性の評価―強迫性障害に対する製造販売後調査成

続より．臨床精神薬理 14：77-91, 2011
89) Dhillon S, Scott LJ, Plosker GL：Escitalopram：a review of its use in the manegement of anxiety disorders. CNS Drugs 20：763-790, 2006
90) 渡邉昌祐：SSRI プロファイルの違いとその使い分け．臨床精神薬理 10：295-307, 2007
91) Pallanti S, Quercioli L：Treatment-refractory obsessive-compulsive disorder：methodological issues, operational definitions and therapeutic lines. Prog Neuropsychopharmacol Biol Psychiatry 30：400-412, 2006
92) Hollander E, Bienstock CA, Koran LM, et al：Refractory obsessive-compulsive disorder：state-of-art treatment. J Clin Psychiatry 63（Suppl 6）：20-29, 2002
93) Crockett BA, Churchill E, Davidson JR：A double-blind combination study of clonazepam with sertraline in obsessive-compulsive disorder. Ann Clin Psychiatry 16：127-132, 2004
94) 越野好文：不安障害における薬と精神療法．精神療法 35：442-450, 2009
95) Storch EA, Merlo LJ, Bengtson M, et al：D-cycloserine does not enhance exposure-response prevention therapy in obsessive-compulsive disorder. Int Clin Psychopharmacol 22：230-237, 2007
96) Matsunaga H, Nagata T, Hayashida K, et al：A long-term trial on the effectiveness and safety of atypical antipsychotic agents in augmenting SSRI-refractory obsessive-compulsive disorder. J Clin Psychiatry 70：863-868, 2009
97) Skapinakis P, Papatheodorous T, Mavreas V：Antipsychotic augmentation of serotonergic antidepressants in treatment-resistant obsessive-compulsive disorder：a meta-analysis of the randomized controlled trials. Eur Neuropsychopharmacol 17：79-93, 2007
98) Masi G, Pfnner C, Millepiedi S, et al：Aripiprazole augmentation in 39 adolescents with medication-resistant obsessive-compulsive disorder. J Clin Psychopharmacol 30：688-693, 2010
99) Matsunaga H, Hayashida K, Maebayashi K, et al：A case series of aripiprazole augmentation of selective serotonin reuptake inhibitors in treatment—refractory obsessive compulsive disorder. Int J Psychiatry Clin Pract 15：263-269, 2011
100) 飯倉康郎, 山上敏子：行動療法．岩崎徹也, 小出浩之（編）：臨床精神医学講座 15 巻：精神療法．pp 251-272, 中山書店, 1999
101) 飯倉康郎：強迫性障害の治療ガイド．二瓶社, 1999
102) 清水栄司：認知療法．上島国利, 松永寿人, 多賀千明, ほか（編）：エキスパートによる強迫性障害（OCD）治療ブック．pp 111-122, 星和書店, 2010
103) Keeley ML, Storch EA, Merlo LJ, et al：Clinical predictors of response to cognitive-behavioral therapy for obsessive-compulsive disorder. Clin Psychol Rev 28：118-130, 2008
104) 松永寿人：不安障害を見直す―強迫性障害．精神科 21：538-546, 2012
105) Biondi M, Picardi A：Increased maintenance of obsessive-compulsive disorder remission after integrated serotonergic treatment and cognitive psychotherapy compared with medication alone. Psychother Psychosom 74：123-128, 2005
106) Alonso P, Menchon JM, Pifarre J, et al：Long-term follow-up and predictors of clinical outcome in obsessive-compulsive patients treated with serotonin reuptake inhibitors and behavioral therapy. J Clin Psychiatry 62：535-540, 2001
107) Van Oppen P, Van Balkom AJ, de Haan E, et al：Cognitive therapy and exposure in vivo alone and in combination with fluvoxamine in obsessive-compulsive disorder：a 5-year follow-up. J Clin Psychiatry 66：1415-1422, 2005
108) Ohayon MM：Editional：anxiety disorders：prevalence, comorbidity and outcomes. J Psychiatr Res 40：475-476, 2006
109) Jenike MA, Rauch SL：Managing the patient with treatment-resistant obsessive-compulsive disorder：current strategies. J Clin Psychopharmacol 55：7-11, 1994
110) Ferrao YA, Shavitt RG, Bedin NR, et al：Clinical features associated to refractory obsessive-compulsive disorder. J Affect Dis 94：199-209, 2006
111) Denys D, Mantione M, Figee M, et al：Deep brain stimulation of the nucleus accumbens for treatment-refracoty obsessive-compulsive disorder. Arch Gen Psychiatry 67：1061-1068, 2010
112) Erzegovesi S, Cavallini MC, Cavedini P, et al：Clinical predictors of drug response in obsessive-compulsive disorder. J Clin Psychopharmacol 21：488-492, 2001
113) Boschen MJ, Drummond LM, Pillay A, et al：Treatment of severe, treatment-refractory

obsessive-compulsive disorder : a study of inpatient and community treatment. CNS Spectr 13 : 1056-1065, 2008

114) Eisen JL, Goodman WK, Keller MB, et al : Patterns of remission and relapse in obsessive-compulsive disorder : a 2-year prospective study. J Clin Psychiatry 60 : 346-351, 1999

115) Rufer M, Hand I, Alsleben H, et al : Long-term course and outcome of obsessive-compulsive patients after cognitive-behavioral therapy in combination with either fluvoxamine or placebo. Eur Arch Psychiatry Clin Neurosci 255 : 121-128, 2005

116) Skoog G, Skoog I : A 40-year follow-up of patients with obsessive-compulsive disorder. Arch Gen Psychiatry 56 : 121-127, 1999

117) Matsunaga H, Hayashida K, Kiriike N, et al : Clinical features and treatment characteristics of compulsive hoarding in Japanese patients with obsessive-compulsive disorder. CNS Spectr 15 : 258-265, 2010

118) Pertusa A, Fullana MA, Singh S, et al : Compulsive hoarding : OCD symptom, distinct clinical syndrome, or both? Am J Psychiatry 165 : 1289-1298, 2008

119) Tolin DF, Frost RO, Steketee G : An open trial of cognitive-behavioral therapy for compulsive hoarding. Behav Res Ther 45 : 1461-1470, 2007

120) 林田和久, 松永寿人：OCDに対する入院治療—その適用や内容, 注意点について. 上島国利, 松永寿人, 多賀千明, ほか(編)：Expertsによる強迫性障害(OCD)治療ブック. pp 123-136, 星和書店, 2010

　　　　　　　　　　　　　　　　　　　　　　　　　　　　　　　　　　（松永寿人, 中尾智博）

第 2 章

心的外傷後ストレス障害(PTSD)

● 疾患概念と疫学

1│疾患概念

　心的外傷後ストレス障害(posttraumatic stress disorder；PTSD)とは，生命や身体に脅威を及ぼし，強い恐怖感や無力感を伴い，精神的衝撃を与えるトラウマ(心的外傷)体験(災害，暴力，性暴力，重度事故，戦闘，虐待など)を原因として生じる，特徴的なストレス症状群である．

　トラウマとは元来，身体的外傷を指す言葉であるが，19世紀後半に，米国の哲学者・心理学者であったウィリアム・ジェームズが，精神的衝撃による心の傷(心的外傷)に対して初めて用いるようになったといわれる．最近ではトラウマという言葉を，日常生活のなかでもよく見聞きするようになった．たとえば，失恋や仕事上の失敗が「トラウマになって」などといった使い方をされることがある．しかし本来のトラウマとは，命や身体に脅威が及び，強い恐怖心や無力感を伴う出来事に遭遇し，何か月も経つのにその記憶を何度も思い出したり，苦しみ続けたりする心の傷(心的外傷)のことである．

　疾患概念としてのPTSDが初めて登場したのは，米国精神医学会による精神疾患の診断・統計マニュアル第3版(DSM-Ⅲ)(1980年)においてである．現行の診断基準には米国精神医学会による精神疾患の診断・統計マニュアル第4版テキスト改訂版(DSM-Ⅳ-TR)(表2-1)と世界保健機関(WHO)による疾病および関連保健問題の国際統計分類第10回修正(ICD-10)がある．なお現在DSM-5およびICD-11に向けた改訂準備作業がそれぞれ進んでいるところである．

　PTSD症状の中核は以下の3症状クラスターからなる．

①再体験症状：外傷的出来事に関する不快で苦痛な記憶が突然よみがえってきたり(フラッシュバック)，悪夢として反復される．また思い出したときに気持ちが動揺したり，身体生理的反応(動悸や発汗)を伴う．

②回避・精神麻痺症状：出来事に関して考えたり話したりすることを極力避けようしたり，思い出させる事物や状況を回避する．また興味や関心が乏しくなり，周囲との疎隔感や孤立感を感じ，自然な感情が麻痺したように感じられる．

表 2-1　心的外傷後ストレス障害（PTSD）の診断基準

A. その人は，以下の2つがともにあてはまる外傷的出来事に曝露した
   (1) 実際にまたは危うく死ぬないし深刻なケガを負うような，あるいは自分または他人の身体的保全が脅かされるような，1つまたは複数の出来事を，その人が体験したり，目撃したり，直面したりした
   (2) その人の反応は，強い恐怖，無力感と戦慄を伴った

B. 外傷的出来事が，少なくとも以下の1つの形で再体験され続けている
   (1) イメージや思考または知覚を含む，出来事の反復的かつ侵入的で苦痛な想起
   (2) 出来事についての反復的で苦痛な夢
   (3) 外傷的出来事が再び起こっているかのように行動したり，感じたりする（体験がよみがえる感覚，錯覚，幻覚，および解離性フラッシュバックのエピソードなど．覚醒時または中毒時に起こるものを含む）
   (4) 外傷的出来事の一面を象徴したり類似したりする，内的ないし外的なきっかけに曝露したときに生じる強い心理的苦痛
   (5) 外傷的出来事の一面を象徴したり類似したりする，内的ないし外的なきっかけに曝露した際の生理学的反応性

C. 外傷に関連する刺激の持続的回避と全般的な反応性の麻痺（外傷以前には存在しなかったもの）で，以下のうち3つ（またはそれ以上）によって示される
   (1) 外傷に関連する思考，感情，または会話を避けようとする努力
   (2) 外傷を思い出させる活動，場所，または人物を避けようとする努力
   (3) 外傷の重要な場面の想起不能
   (4) 大切な活動への関心や参加の著しい減退
   (5) 孤立したような，または周囲の人々と疎遠になった感じ
   (6) 感情領域の狭小化（たとえば，愛情を感じなくなる）
   (7) 将来が短縮した感覚（たとえば，キャリア，結婚，子どもをもつことや，通常の寿命を期待しない）

D. 持続的な覚醒亢進症状（外傷以前には存在しなかったもの）で，以下のうち2つ（またはそれ以上）によって示される
   (1) 入眠，または睡眠維持の困難
   (2) 易刺激性または怒りの爆発
   (3) 集中困難
   (4) 過度の警戒心
   (5) 過剰な驚愕反応

E. 障害（基準B, C, Dの症状）の持続期間が1か月以上

F. 障害が，臨床上強い苦痛，または社会的，職業的，ないしほかの重要な領域における機能の障害を引き起こしている

〔高橋三郎，大野 裕，染矢俊幸（訳）：DSM-Ⅳ-TR 精神疾患の分類と診断の手引 新訂版．pp 179-181，医学書院，2003 より〕

③過覚醒症状：睡眠障害，いらいら感，集中困難，過剰な警戒心，ちょっとした物音などの刺激にもひどくビクッとするような過敏反応をする．

DSM-Ⅳ-TRでは，症状が1か月以上持続していることが必要であり，症状持続期間が外傷的出来事から4週間以内の場合には別に「急性ストレス障害（acute stress disorder：ASD）」の診断基準が設けられている．ICD-10では症状持続期間に関する基準は特に設けられてはいないが，外傷の出来事から6か月以上経過して発症することはまれとされている．

そのほか，DSM-Ⅳ-TRでは，症状のために顕著な苦痛感や，社会生活や日常生活

表 2-2　PTSD の原因となる外傷的出来事の例示（DSM-Ⅳ-TR）

・戦闘
・暴行（性的暴行，身体的暴行，強盗）
・誘拐・拉致
・人質
・テロ攻撃
・拷問
・捕虜収容所，強制収容所監禁
・自然災害，人為災害
・重大な自動車事故
・生命的脅威を及ぼす病気の告知

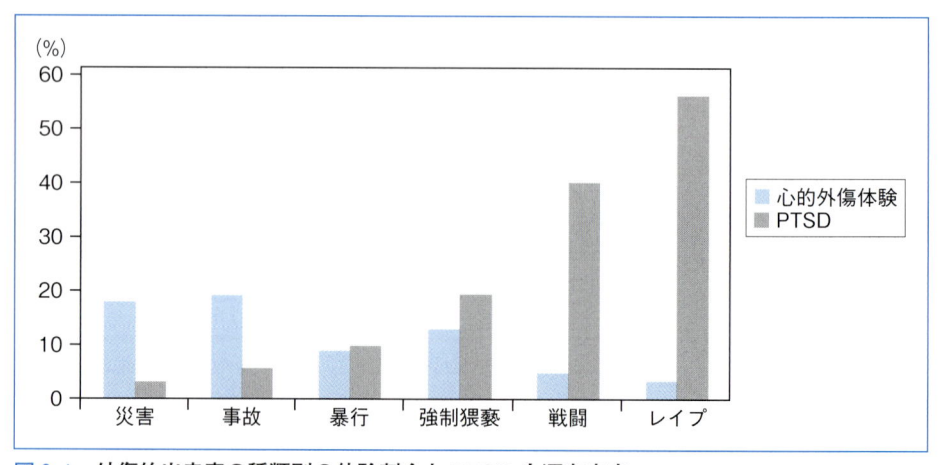

図 2-1　外傷的出来事の種類別の体験割合と PTSD 生涯有病率
(Kessler RC, Sonnega A, Bromet E, et al：Posttraumatic stress disorder in the National Comorbidity Survey. Arch Gen Psychiatry 52：1048-1060, 1995 より)

の機能に支障をきたしていることも診断基準に含まれている．

ただし PTSD の診断がほかの精神疾患の診断と異なっているのは，仮に上記の症状がすべて認められたとしても，外傷的出来事が原因として相当する程度のものでなければ，診断には該当しないとする点である．たとえば普通の人であればさほど精神的衝撃を感じないような軽度の事故による軽傷者に事故後 PTSD 様の症状が認められた場合，DSM-Ⅳ-TR は「適応障害」として診断するように教示している．ちなみに DSM-Ⅳ-TR で PTSD の原因となるような出来事として例示されている内容を示す（表 2-2）．

2｜疫学

米国での一般成人を対象とした大規模調査の結果では，PTSD の生涯有病率は 7.8%（男性 5.0%，女性 10.4%）で，現在有病率は男性 1.5%，女性 3.0% と女性に高く[1]，12 か月有病率は 3.5% であった[2]．また性暴力などの犯罪被害では自然災害や事故などに比べて PTSD の発症率が高いことが明らかにされた（図 2-1）[2]．2007 年にオース

トラリアで実施された16〜85歳の人口を対象とした大規模全国調査の結果では，PTSDの生涯有病率は7.2%（男性4.7%，女性9.7%），12か月有病率は4.4%（男性2.8%，女性5.9%）であった[3]．1997年のオーストラリアでの大規模全国調査[4]の結果では，12か月有病率は1.3%（男性1.2%，女性1.4%）と米国よりも低く，また男女差も米国ほど顕著ではなかったが，性暴力被害女性で最も発症割合が高いことは同じであった．このように同じ地域でも時期によって有病率に差が生じている．わが国では全国調査は実施されていないが，Kawakamiら[5]による中国・九州地方の4市町村の調査結果では，12か月有病率は0.4%とさらに低かった．

わが国では1995年の阪神・淡路大震災以来，個別の被災者・被害者集団におけるPTSD有病率についての報告が重ねられている[6]．阪神・淡路大震災後に実施された自記式質問紙による被災者調査では，明らかな量-反応関係が認められ，震災16か月後時点において自宅全壊・全焼群でのPTSD相当事例は9.6%であったのに対し，半壊群では2.6%，一部損壊群では3.4%，被害なし群では1.1%であった[7]．交通事故の被害者のPTSD有病率については，重度交通外傷患者の70%が何らかの急性ストレス症状を示していたが，6か月後のPTSD有病率は8.5%であった[8]．以上のような調査結果から，大災害や重度交通事故におけるPTSD発症率は思ったほど高くないことがわかる．一方，わが国でも性暴力やドメスティック・バイオレンス（DV）の被害者におけるPTSD発症率は，決して低くないことが報告されている．

3 PTSDの危険因子

これまでの研究により明らかにされた危険因子としては，出来事のストレッサーの強度，性別（女性），遺伝的素因，精神疾患の既往，神経症的性格傾向，過去のトラウマ歴，劣悪な養育環境，トラウマ体験時の解離反応（心因性健忘や現実感喪失など）などが挙げられる．

一方，危険因子とは反対に防御因子もある．たとえばトラウマ体験時やその後の家族やコミュニティからの社会的支援は明らかに発症抑止力をもつ．またストレッサーにうまく対処した経験や訓練は，将来の外傷体験に対する抵抗力となることが期待されている．最近の研究では，何が復元力（レジリエンス）を形成するのかといったことにも生物・心理・社会的な次元で高い関心が寄せられている．

PTSDの危険因子となる心理社会的要因に関しては，Brewinら[9]とOzerら[10]による2つのメタ解析研究が行われている．Brewinらによる77報告のメタ解析では，基本属性要因としては年齢，性別，社会経済状況，教育歴，人種が含まれ，ほかの要因としては，精神疾患の家族歴，知性，児童期の不良な環境とトラウマ，ほかのトラウマ，トラウマ体験の重篤度，社会的サポート，トラウマ体験後の生活ストレスなどが含まれた．その結果，PTSDの発症リスク要因として推定効果量（ES）が最も大きかったのは，社会的サポートの欠如であった．

一方，Ozerらによる68報告のメタ解析の結果では，各要因のESは以下のようで

表2-3 PTSD診断および症状の予測因子に関するメタ解析

予測因子	効果サイズ数（スタディ数）	総サンプル数	推定効果量（重み付けなし）	推定効果量（サンプル数で重み付け）	95%信頼区間（重み付けなし）	95%信頼区間（重み付けあり）
過去のトラウマ体験	23	5,308	.21	.17	.16〜.27	.11〜.22
過去の精神適応	23	6,797	.21	.17	.13〜.26	.10〜.23
精神疾患の家族歴	9	667	.21	.17	.08〜.33	.04〜.29
生命的脅威の認知	12	3,524	.29	.26	.21〜.36	.18〜.34
社会的サポートの認知	11	3,537	−.29	−.28	−.41〜−.16	−.40〜−.15
トラウマ体験時の感情反応	5	1,755	.28	.26	.10〜.42	.08〜.42
トラウマ体験時の解離反応	16	3,534	.43	.35	.25〜.58	.16〜.52

(Ozer EJ, Best SR, Lipsey TL, et al：Predictors of posttraumatic stress disorder and symptoms in adults：a meta-analysis. Psychol Bull 129：66, 2003)

あった(表2-3)．

(1) 過去のトラウマ体験

PTSD発症リスク要因としての効果はES＝0.17と小さかった．また全般的に児童期トラウマ体験が成人期トラウマ体験よりも発症リスクが高いという傾向はなかった．

(2) 過去の精神適応

トラウマ体験前の精神的問題としては，過去の精神科治療歴，感情的問題，不安抑うつ障害，反社会性パーソナリティ障害などが各研究で報告されていた．それらをまとめた全体ではES＝0.17とやはり効果は小さかった．ただし非戦闘関連のPTSDやトラウマ体験後6か月以内の早い時期での調査ではやや効果が大きかった．

(3) 精神疾患の家族歴

ES＝0.17とやはり効果は小さかった．ただし非戦闘関連トラウマでは効果がやや大きかった．

(4) 生命的脅威の認知

トラウマ体験時に生命の危険を感じた場合は，ES＝0.26と小〜中程度の効果の大きさであった．ただし非戦闘の対人暴力トラウマではES＝0.36と効果が大きくなった．

(5) トラウマ体験後の社会的サポートの認知

社会的サポートがPTSD発症の防御因子となることは明らかである．ただしBrewinらの報告とはやや異なり，ES＝−0.28と小〜中程度の効果の大きさにとどまった．また，調査時点がトラウマ体験から3年以上経った研究ではES＝0.42であり，より早い時期での研究と比べて効果が大きかった．このことは，社会的サポート

には蓄積効果が必要なのか，あるいは PTSD を 2 次的に予防している可能性についても考えることができる．

(6) トラウマ体験時の感情反応

ES＝0.26 と小〜中程度の効果の大きさであった．感情反応としては，恐怖，孤立無援感，戦慄，自責，羞恥などが含まれる．トラウマ体験時にこういった強い感情反応を伴うと PTSD 発症リスクが高まることは明らかである．

(7) トラウマ体験時の解離（peritraumatic dissociation）反応

トラウマ体験時あるいは体験直後の解離体験を指す．Ozer らの研究では ES＝0.35 と，PTSD 発症リスクとして最も大きな効果を示す要因となった．

以上の 2 つのメタ解析研究の結果をまとめると，個人的特性や生活歴に関する要因の推定 ES はおしなべて 0.20 以下と小さい．具体的には，過去の精神的問題，過去のトラウマ体験，精神疾患の家族歴，性別，年齢，教育歴，社会経済状況，IQ，人種といった要因である．一方，推定 ES が 0.20 を上回り相対的に効果が大きかったのは，よりトラウマ体験に近接した要因であった．具体的には，生命的脅威の認知，社会的サポートの認知，トラウマ体験時の感情反応，トラウマ体験時の解離反応，トラウマ体験後の生活ストレスといった要因である．

これらの結果が示していることは，トラウマ体験に伴う心理的要因やその後の心理社会的要因は PTSD 発症において重要な役割を果たしているという点である．ことにトラウマ体験自体が，恐怖や戦慄を強く伴うような場合には，レジリエンスが発揮される余地はそれだけ小さくなることもありうる．

病態の生物学的側面と心理社会的側面

PTSD の病態メカニズムに関する生物学的研究はこの 30 年間で飛躍的な発展を遂げた．現在では，精神生理学，神経内分泌学，神経画像研究から恐怖記憶の分子生物学的メカニズム研究や遺伝子研究に至るまで，豊富な知見が蓄積されており，それらに関しては最近の Pitman ら[11]の総説にも詳述されている．

1 | fear circuit モデル

ほかの知覚刺激と同様に恐怖刺激に関連した各種の知覚情報は視床に入力され，そこから扁桃体の外側基底核に直接伝達されるか，あるいは一部は大脳皮質や島皮質を介して伝達される．さらに扁桃体内で外側基底核から中心核に信号が伝えられ，中心核から出力された信号は，視床下部，青斑核，中心灰白質，結合腕傍核に伝達され，一連のストレス反応が出現する（図 2-2）[12]．このような恐怖刺激に関連した一連のストレス反応生成や扁桃体の異常活性化と制御にかかわる脳領域の活動は，fear circuit

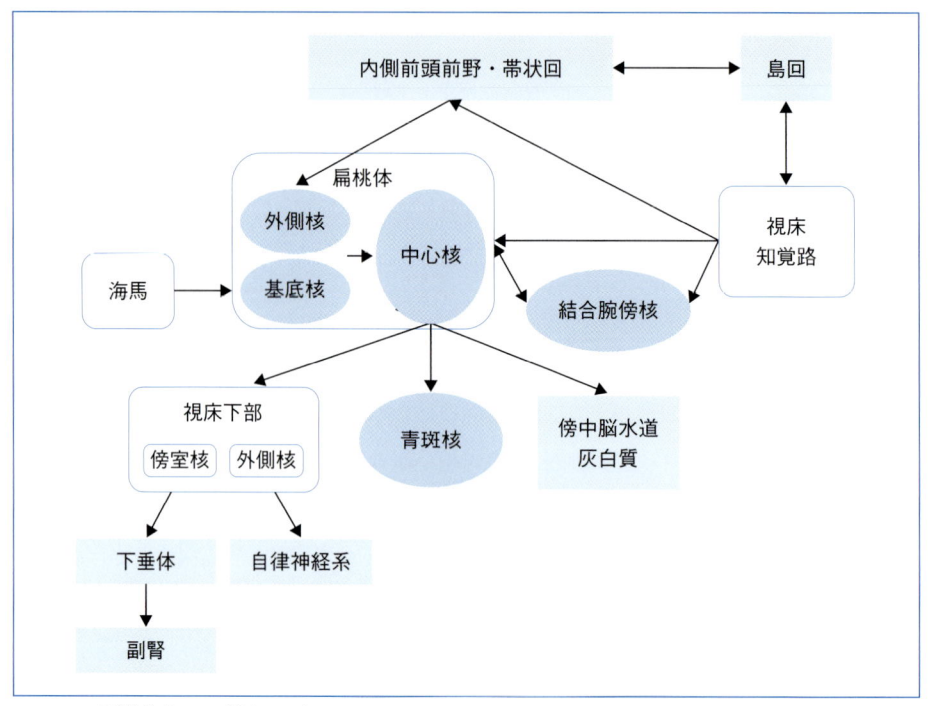

図 2-2　扁桃体と周辺神経回路
〔Neumeister A, Henry S, Krystal JH：Neurocircuitry and neuroplasticity in PTSD. Friedman MJ, Keane TM, Resick PA (eds)：Handbook of PTSD：science and practice. p 154, The Guilford Press, 2007 より一部修正〕

モデルとして知られている[13]．

　PTSD の病態は，しばしば「恐怖条件づけ」のメカニズムによって説明される．たとえばラットに電気ショックを与えると，体を硬直させ動きの止まるフリージング（すくみ）反応が引き起こされる．電気ショックのような不快刺激（無条件刺激）と音や光などの中立刺激（条件刺激）を同時に与えることを繰り返すと，条件刺激だけを与えても，あたかもショックを受けたかのようにフリージング反応が生じる．これが「恐怖条件づけ」である．しかしいったん恐怖条件づけが成立しても，次に無条件刺激を伴わない条件刺激のみを繰り返すと，恐怖条件づけ反応としてのフリージング反応は消退する．これが「消去」の過程である．

　PTSD では外傷的出来事を想起させるような刺激に接すると，容易に再体験症状が出現するばかりでなく，突然の物音などの刺激にも過敏となりやすい．このような変化をトラウマ体験により形成された恐怖条件づけ反応としてみなすと確かに理解しやすい．また，条件づけられた恐怖反応は，通常は実際の脅威が去れば消去の過程をたどるはずであるが，それが回復せず持続すれば，それを回復過程での「消去の失敗」としてとらえる考えもなされている．

　動物実験の結果からは，内側前頭前野を破壊すると恐怖の消去が阻害されることが明らかにされており，内側前頭前野は消去の長期記憶を保持しているという可能性が示唆されている[14]．扁桃体は恐怖条件づけ反応をつかさどることが明らかにされてい

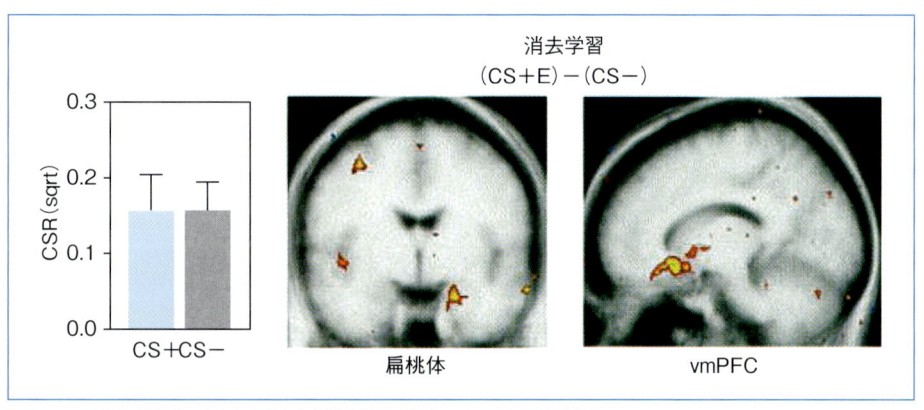

図 2-3　消去学習における腹内側前頭前野（vmPFC）の活性化
(Milad MR, Wright CI, Orr SP, et al：Recall of fear extinction in humans activates the ventromedial prefrontal cortex and hippocampus in concert. Biol Psychiatry 62：449, 2007)

るが，内側前頭前野は扁桃体と相互に神経線維を投射している．内側前頭前野における恐怖反応を制御する能力は，おそらく扁桃体への神経線維投射を通じてのものと考えられている．実際に，ヒトを対象とした脳画像研究の結果では，恐怖条件づけ後の消去の過程において内側前頭前野の活性化が認められた（図 2-3）[15]．

PTSD 患者を対象とした脳画像研究の結果からも，内側前頭前野と PTSD の関連性が示唆されている．PTSD 患者では，コントロール刺激に比べて心的外傷体験刺激において内側前頭前野で有意に局所脳血流量が低下していたという報告がある[16]．

2｜神経内分泌学的異常

PTSD の神経内分泌学的研究の結果，さまざまな異常が報告されている（表 2-4）[17]．生理学的，神経内分泌学的，精神薬理学的研究などの結果，PTSD に関してはノルアドレナリン系の過剰活性が共通して報告されてきた．その点がうつ病とは異なるところであるが，そのほかにも視床下部-下垂体-副腎（HPA）系の調節障害の現れ方において，PTSD とうつ病では異なる点がある．通常のストレス反応としてみられる神経内分泌学的変化の主なものとしては，HPA 系の活性化が挙げられる．ストレス性刺激が視床下部の傍腹側核（PVN）のニューロンに入力されると，コルチコトロピン放出因子（CRF）の放出が促され，CRF は下垂体に作用し，下垂体における副腎皮質刺激ホルモン（ACTH）の合成と放出を促す．内因性うつ病では HPA 系は活性化され，コルチゾール分泌は増大し，デキサメタゾン抑制試験により分泌抑制されない．また CRF 投与による ACTH の分泌反応性は鈍い．うつ病患者では髄液中の CRF は上昇しており，視床下部あるいはそれ以外の場所からも CRF の分泌亢進が存在することがいくつかの研究により示唆されている．すでに体内に CRF の分泌亢進があるために，体外からの CRF 投与に対する ACTH の分泌反応性は鈍いものと考えられる．

表2-4　PTSDに関する主な神経内分泌学的知見

セロトニン	血小板セロトニン取込みの減少 d-フェンフルラミンに対するプロラクチン反応の鈍化 m-クロロフェニルピペラジンに対する過剰反応性 SSRIの臨床的効果
ノルアドレナリン (NE)	24時間尿中NE分泌の上昇 24時間血漿NEレベルの上昇 血小板α_2アドレナリン受容体数の減少 トラウマ想起刺激に対するNEおよびエピネフリンの反応的上昇 ヨヒンビンに対するMHPGの反応的上昇 クロニジンに対するプロラクチン反応の鈍化
HPA系	髄液中CRFの上昇 24時間尿中コルチゾール分泌の低下 24時間血漿コルチゾールの低値 リンパ球グルココルチコイド受容体数の増加 デキサメタゾンに対するコルチゾールの過剰抑制 CRFとACTHに対するコルチゾール反応の増大 メチラポンに対するACTH反応の増大

注）ドパミン，甲状腺ホルモン，オピオイド系に関連したPTSDでの異常所見は含めていない．
MHPG：3-methoxy-4-hydroxyphenylglycol．
〔Southwick SM, Davis LL, Aikins DE, et al：Neurobiological alterations associated with PTSD. Friedman MJ, Keane TM, Resick PA(eds)：Handbook of PTSD：Science and Practice. p 172, Guilford Press, 2007 より〕

　一方，PTSDにおいて注目されている所見は，通常のストレス反応とは異なるHPA系の反応である．正常コントロールないしほかの精神疾患と比較して，24時間尿におけるコルチゾール分泌の低下，血漿コルチゾール低値が認められる．しかしコルチゾールの基底値は低いが，24時間における日内変動の幅はむしろ大きくなっている．デキサメタゾン抑制試験では過剰抑制が認められる．さらにリンパ球のグルココルチコイド受容体数の増加が認められている．コルチゾール値に関する同様の所見は，さまざまな対象集団におけるPTSDにおいても確かめられている．したがって病態の大きな相違点として，通常のストレス反応やうつ病では活性化されるHPA系が，PTSDでは抑制されていることがほぼ一致して認められている．

3 | PTSDの脆弱性に対するレジリエンスの神経生物学的基盤

　PTSDの脆弱性に対するレジリエンスにかかわると考えられているのは，報酬と動機づけの制御（快楽的，楽観主義，学習性希望），恐怖の学習記憶と対処（恐怖にもかかわらず有効な行動をとる），適応的社会行動（愛他的態度，絆，チームワーク）などである．これらの心理・行動学的特徴の神経生物学的基盤こそが，極度のストレスに対するレジリエンスにかかわると考えられている．Charney[18]は，レジリエンスを示す個体とは，DHEA(dehydroepiandrosterone)，神経ペプチドY，ガラニン，テストステロン，セロトニン受容体機能，ベンゾジアゼピン受容体機能の活性が高く，HPA系，CRF，青斑核ノルアドレナリン系の活性が低い個体であり，その逆がスト

表2-5 急性ストレスに対する神経化学的反応のパターン

神経化学物質	レジリエンスとの関連性	精神病理との関連性
コルチゾール	ストレスにより上昇．グルココルチコイド・ミネラルコルチコイド受容体を介したネガティブフィードバック制御	制御されなければ高コルチゾール血症性抑うつ，高血圧，骨粗鬆症，インスリン抵抗，冠動脈疾患．過剰制御ではPTSDの一部でみられる低コルチゾール血症
DHEA	DHEA/コルチゾール比が高いとPTSDや抑うつに予防的効果の可能性	ストレスに対する低いDHEA反応はPTSDや，抑うつ，低コルチゾール血症に影響を与える危険因子の可能性
CRF	CRF放出の減少．CRH-1, CRH-2受容体の適応的変化	CRF濃度の持続的上昇はPTSDや大うつ病の危険因子の可能性．慢性不安・恐怖・アンヘドニアと関連する可能性
青斑核ノルアドレナリン系	青斑核ノルアドレナリン系の反応減少	青斑核ノルアドレナリン系の制御不調は慢性不安，過剰警戒心，侵入的記憶をもたらす．PTSD，パニック障害，大うつ病で同系の機能亢進を示す患者がいる
神経ペプチドY	扁桃体神経ペプチドY値の適応的上昇はストレスによる不安・抑うつを減少させる	ストレスに対する低い神経ペプチドY反応はPTSDと抑うつへの脆弱性を高める
ガラニン	扁桃体ガラニン値の適応的上昇はストレスによる不安・抑うつを減少させる	ストレスに対する想定された低いガラニン反応はPTSDと抑うつへの脆弱性を高める
ドパミン	報酬や恐怖消去を含む機能維持のため，皮質および皮質下ドパミン系が適正機能範囲を保っている	ドパミン活性の前頭前野皮質での持続的高レベルと皮質下での低レベルは認知機能障害と抑うつに関連．前頭前野皮質での持続的低レベルは慢性不安と恐怖に関連
セロトニン	後シナプス5-HT$_{1A}$受容体の高活性は回復促進の可能性	後シナプス5-HT$_{1A}$受容体の低活性は不安・抑うつの危険因子の可能性
ベンゾジアゼピン受容体	ストレスによるベンゾジアゼピン受容体ダウンレギュレーションへの抵抗	皮質ベンゾジアゼピン受容体の減少はパニック障害とPTSDに関連
テストステロン	テストステロン値の上昇はエネルギーと積極的コーピングを増強し，抑うつを減少する可能性	髄液中テストステロンレベルの低下がPTSDで見出されている．低テストステロン症の抑うつ男性では補充が有効
エストロゲン	エストロゲン値の短期的上昇は，ストレスによるHPA系とノルアドレナリン系活性の影響を緩和する可能性	エストロゲン値の長期上昇は5-HT$_{1A}$受容体をダウンレギュレートし，抑うつ・不安の危険性を高める可能性

(Charney DS: Psychobiological mechanisms of resilience and vulnerability: implications for successful adaptation to extreme stress. Am J Psychiatry 161: 200, 2004 より)

レス脆弱性の高い個体であると示唆している(表2-5).

4 | 遺伝-環境相互作用(G×E)

環境ストレスに対する反応性の相違は，環境ストレスの影響が遺伝子型によって修飾されるという「遺伝-環境相互作用(G×E)」により説明することが可能である．PTSDはその原因となる極度のストレスを同定しやすいことから，G×E研究のモデルとなりうる病態であり，すでに下記に示すような報告がなされている[19]．

最初の報告は，2004年のフロリダのハリケーンに関する研究報告であり，同災害の被災者600名以上の唾液サンプル中のDNAが解析された．本研究が目的としたのは，セロトニントランスポーター(5-HTT)遺伝子のプロモーター領域の遺伝子多型(SLC6A4)が，高い環境ストレス下でのPTSD発症リスクを修飾している可能性を検討することである．この遺伝子多型は5-HTT遺伝子の蛋白発現量を左右しており，恐怖条件づけやストレス感受性にもこの多型がかかわることが報告されている．アリルのタイプには「s'」，「l'」および「エクストラl'」の3種があるが，s'アリルはl'アリルに比べ翻訳機能が低く遺伝子発現量が劣る．エクストラl'アリルは機能的にs'アリルに近いため両者を合わせてs'として比較した．その結果，「低ストレス曝露＋高サポート」の条件下ではl'/l'，l'/s'，s'/s'のいずれの多型もPTSDのリスクが上昇することはなかった．一方，「高ストレス曝露＋低サポート」の条件下では，PTSDのリスクはs'/s'では高く，l'/s'では中等度，l'/l'では「低ストレス曝露＋高サポート」に近く低かった．

　つまりl'/l'の遺伝子多型を有するものは，高ストレス下にあってもレジリエンスを示していたことになる．

　また別のフロリダのハリケーン研究では，G蛋白質シグナル伝達調節因子2(RGS2)のSNP(rs4606)において，Cアリルが「高ストレス曝露＋低サポート」の条件下でPTSDの発症リスクを高めていた．

　G×E研究では，ほかにも児童期の虐待による成人PTSDの発症リスクにグルココルチコイド制御遺伝子(FKBP5)の遺伝子多型が関与しており，複数の虐待体験者ではCアリルがPTSDの発症リスクを高めていたが，虐待歴のない者，1種類の虐待体験者では遺伝子多型による効果がなかったことが報告されている．そのほか，GABA受容体α_2(GABARA2)遺伝子多型が児童虐待による成人PTSDの発症リスクと相互作用を示したという報告もある．

　G×E研究はいまだ少数であるが，今後PTSDの発症リスクや極度のストレスに対するレジリエンスを考えるうえで，有力な研究方法論となることが期待される．

5 | PTSDの心理学理論

(1) 学習理論

　回避学習に関するMowrerの2因子説[20]では，第1因子として恐怖条件づけが成立し，第2因子として条件刺激(中立刺激)に対する回避行動が強化されるとされている．このような条件づけ理論によりPTSDの回避症状は容易に理解することができる．しかしながら，フラッシュバックや悪夢のような再体験症状や過敏反応のような過覚醒症状は，学習理論だけでは必ずしも説明しきれない．

(2) 感情処理理論 (emotional processing theory)

Foaら[21]による感情処理理論は，トラウマ焦点化認知行動療法の基礎となる理論であり，それまでの学習理論，認知理論，パーソナリティ論を統合したものである．

a 感情処理過程が不完全

それに先立って，Rachman[22]は感情処理の過程について次のように述べた．「人が脅威に曝されると強い感情反応が生じうるが，それは自然に備わったものである．正常な経過においては，不安や不快感は，脅威がすでになくなったことを実感すると徐々に軽減する．しかし最初の脅威が強大なものであり，また最初の反応も圧倒的であった場合には，多くの問題が残ることがある．しばしば脅威に曝された者は，脅威が起きうるような所には身をおこうとせず，刺激をおそれ，刺激に曝されることを避ける．つまり不安に対する正常な馴化が生じない．したがってストレス状況への感情反応の正常な処理過程が阻害される．PTSDの症状とは，まさにこの感情処理過程が不完全であることによる」．

FoaらはRachmanの理論に加えてLang[23]の理論を発展させ，病的不安の感情処理過程に関する理論として長期記憶における恐怖構造（fear structure）の概念を提示した．

b 恐怖構造

恐怖構造は，外傷的出来事に関する刺激情報，出来事に対する認知・行動・生理的反応の情報，そしてこれらの刺激と反応の要素を関連づける情報からなる．恐怖構造が活性化すると，構造内の情報が意識化される．このような恐怖構造の活性化を回避し押さえる試みが回避症状となる．病的不安の解決に成功するためには，恐怖構造の情報を現存する記憶構造に統合しなければならない．そして統合を図るためには，いったん恐怖構造を活性化して，それを変形し，次に記憶構造の全体を改変する過程が必要となる．感情処理理論によれば，治療的成功とは恐怖構造の病的要素を修正することにほかならず，またこの修正過程が感情処理のエッセンスとなるとされている．そのためには，恐怖に関連した刺激に向き合うことで恐怖構造が賦活されなければならない．もし恐怖構造が賦活されないと（つまり恐怖が賦活されないと），恐怖構造の修正は行われない．そして新しい情報が用意され，既存の病的要素とは異なるものとして提供されることで恐怖構造が修正される．

PTSDにおいて恐怖構造を形成するのはトラウマ記憶であり，トラウマ記憶を想起するということは，刺激，反応，意味の3要素のすべてを想起するということである．

一方，PTSDでは，トラウマ体験前の自己や世界に関する認知の構造（スキーマ），トラウマ記憶，トラウマ後の体験の3つの要因が相互に関連しながら否定的認知を強化している．そしてその否定的認知の行き着くところは，世界はすべて危険であり，自己は全く無能力であるということにほかならない[24]．

話がやや難しいかもしれないが，後述のPE療法に関する部分で感情処理理論が実際の治療でどのように生かされるかについて説明する．

ⓒ PTSD 症状メカニズムに関するほかの心理学理論

上記以外にも Ehlers と Clark による認知モデル理論[25]や，Brewin による言語的アクセス可能記憶（VAM）と状況的アクセス可能記憶（SAM）の二重表象理論[26]などの有力な理論がある．

● 診断

1｜PTSD の実例

〈症例 1：20 歳代女性，会社員，レイプ被害〉

　仕事から夜帰宅し，1 人暮らしのマンションの部屋に入ろうとしていたところを，いきなり後ろから襲われ，ナイフを突きつけられ，そのまま室内に侵入された．騒ぐと殺すぞと脅かされながら，両手を縛られ目隠しをされた．抵抗すれば殺されるかもしれない，あるいは口封じに殺されるかもしれないとの恐怖がつのる一方で，性的暴行を受けている間は無感情になり，涙の 1 つも出なかった．被害後もその状態が続き，事情聴取ではまるで観てきた映画の内容でも話すように，淡々と事実を伝え，記憶もはっきりしていた．

　とりあえず仕事を休み，実家の両親のところに身を寄せたが，被害の数日後から，不眠がひどくなり，悪夢にうなされるようになった．胃痛や頭痛が頻繁に起きるので，近所の内科を受診し頭痛薬と胃薬の処方を受けた．1 人で外出することもできなくなった．被害に遭ったことを現実だと認識しつつも，実感が伴わなかった．友人を含め，それまでにかかわっていた人とは一切会おうとしなかった．

　警察の心理カウンセラーとの面接を数回受け，時間が経つにつれて多少改善された感じがあったため，何事もなかったかのように復職したものの，仕事が手につかず，集中力もなく，体調も完全ではなかった．

初診時症状：日中は事件の場面が繰り返しフラッシュバックしてくる．特に夜就床すると，事件の場面がビデオのように頭の中でぐるぐると回り出し，涙が出てきて止まらなくなる．また事件の場面が夢に出てきて夜中に目が覚めることがある．

　事件後は実家に戻っているが，外出恐怖が強く，外にいくときは母親に付き添ってもらっている．包丁やナイフなどを見ることができないし，手に取ることもできない．性暴力事件のニュースや新聞記事などを見るとひどく気分が悪くなるため，テレビはバラエティー番組しか見ない．新聞は番組欄しか見ない．読書が趣味だったが本を読もうと思ってもいつの間にか事件のことを考えてしまう．

診断上の注意：顕著な恐怖を伴う深刻な性暴力被害体験後に，PTSD 症状として典型的な再体験症状，回避・精神麻痺症状，過覚醒症状が出現した事例である．本事例のように当初の感情麻痺が強いと，表面的には冷静に映り，症状を過小評価してしまうおそれがある．また急性期のストレス反応には，体の痛みや微熱など原因不明の身

体症状が前景となることがあり，本人からトラウマ体験の事実が知らされないと，単なる不定愁訴としてPTSD関連症状が見過ごされてしまうおそれがある．

〈症例2：50歳代男性，自営業，友人の事故死目撃〉

歩行中，患者のすぐ後ろで友人が車と衝突し激しくはね飛ばされ，意識不明の心肺停止状態となった．患者は，深手の傷を多く負い生々しい惨状をみせていた被害者の体に，習い覚えていた蘇生処置を1人で必死に施し，吐血を浴びながらも，マウスツーマウスによる人工呼吸と心臓マッサージを続けた．地理事情により救急車が到着するまでには時間がかかった．なんとか自発呼吸を回復させたところで救急車が到着し，被害者は意識不明のまま病院に搬送されたが，回復する間もなく死亡した．葬儀では被害者の家族の悲痛な泣き声に，患者は心がひどく痛む思いをした．

初診時主訴：不眠と，飲酒量の急激な増加の心配を訴えて，睡眠薬処方と飲酒問題の相談のために病院を受診した．症状経過を確認したところ，初診の2か月前に発生した友人の交通事故を目撃してから，上記の症状が出現したことが明らかとなった．

精神科既往歴：なし．元来の社会適応は良好である．

初診時症状：

- 再体験症状：フラッシュバックと悪夢が執拗に続いている．毎晩就床すると事故の光景が2時間くらいビデオのように頭に浮かんできて止めることができない，やっと寝つくと今度は夢に出てきてうなされる．
- 回避症状：被害者の負傷した体を想起させるため生肉と血を正視できない，肉を口にすることができない，肉屋や病院に近づけない，TVのニュースや新聞を見ることができない，人の泣き声を耳にしたくない，事故のことは話したくない，タクシーのドアの閉まる音が事故時の衝突音に似ているためタクシーに乗ることができない，血のついた髪を洗ったとき浴室の床がピンクに染まったのを見たため髪を洗うときに目を開けることができない，血のついた髪を思い出すので髪を伸ばすことができず短く刈り込んでいる．
- 過覚醒症状：重度の睡眠障害，物事に集中することがほとんどでさず仕事は下の者に任せている，歩行中や運転中も過剰に警戒してしまい，不審に見られたりのろのろ運転となったりしている，不安緊張といらのため妻子の団欒の輪に入ることができず，家では1人だけ離れて過ごしている．
- 抑うつ症状：気分も落ち込み，何に対しても意欲がわかず，自信をすっかり失ってしまっている．
- もともと酒はあまり飲まないほうであったが，事故後は不眠，不安緊張とフラッシュバックを和らげるために飲酒量が急激に増加している．

診断上の注意点：アルコール乱用や抑うつ症状の背景に，顕著な再体験症状，回避・精神麻痺症状，過覚醒症状を認めたため，PTSDと診断した．トラウマ体験の内容確認とPTSD症状の評価がなされなければ，うつ病やアルコール依存として診断・

加療されるおそれのあった事例である．

2 | 症状評価と診断の尺度

　PTSDの診断方法は自記式質問紙法と構造化診断面接法に大別されるが，それぞれに一長一短がある．自記式質問紙法はより簡便であり，より少ない人手と経費で施行が可能である．得点上で適当なカットオフを設定することで，診断することも可能である．ただし診断の妥当性については少なからず問題があり，仮に複数の質問紙を併用するなど技術的工夫をしたとしても，診断精度を上げることには限界がある．一方，構造化診断面接法ではより正確な診断を行うことができるが，人手と経費，被面接者の負担などの問題が生じる．したがって，目的により両者の方法を使い分けることが適当ということになる．たとえば効率を考えれば，対象集団全体に対して，まず感度のよい自記式質問紙法によるスクリーニングを行い，そこで抽出されたハイリスク者を対象として構造化面接法により診断を確定する方法などがある．

　日本語版が利用可能な自記式質問紙法には，外傷後症状尺度(PTSS-10)，改訂出来事インパクト尺度(IES-R)，外傷後ストレス診断尺度(PDS)がある．また構造化診断面接法には，PTSD臨床診断面接尺度(CAPS)，精神科診断面接マニュアル(SCID)，精神疾患簡易構造化面接法(M.I.N.I.)などがある．子どものPTSDについてはUCLA外傷後ストレス障害インデックス(UPID)や，CAPS-CとM.I.N.I-KIDなどが利用可能できる．海外ではほかにも，DSM-ⅣによるPTSD 17症状項目を取り入れた自記式質問紙として，WeathersらによるPTSD Checklist(PCL)やDavidsonらによるDavidson Trauma Scale(DTS)などが研究目的でよく使用されている．

　本章では，標準化された日本語版が臨床や研究に広く使用され，心理検査として診療報酬適用が認可された，自記式質問紙法としての改訂出来事インパクト尺度(IES-R)と構造化診断面接法としてのPTSD臨床診断面接尺度(CAPS)について説明する．

(1)改訂出来事インパクト尺度(IES-R)

　IES-R(Impact of Event Scale-Revised)は，WeissらがHorowitzによって作成された旧IESを改訂し，IESの15項目に7項目を加えた22項目からなる自記式質問紙法である．PTSDの診断基準は，再体験，回避・精神麻痺，過覚醒の3次元の症状から構成されるが，IESでは侵入症状(再体験症状)と回避症状の2次元の下位尺度しか含まれていない．そこでIES-Rでは過覚醒症状が追加された．

　評価方法としてWeissらは，当初はIESと同じく過去1週間の症状頻度を4段階で評価していた．しかしその後，方法を変更し，現在のIES-Rでは，過去1週間の頻度ではなく症状強度を5段階(0～4点)で評価する形がとられている．

　Asukaiら[27]により作成されたIES-R日本語版は，一般成人で2週後の再テストにおいてスピアマンの順位相関係数0.86と十分な再テスト信頼性を確かめることがで

きた．また一般成人および中学生対象者でのクロンバックα係数も総得点でそれぞれ 0.94，0.90 と内部一貫性に問題はなかった．また 24/25 点をカットオフとすることで PTSD のスクリーニングのための尺度としても有用と思われる．ただし陽性的中率は外傷的出来事後早期では高いが，中長期では下がり，偽陽性が多くなる．

IES-R はすでにわが国において，阪神・淡路大震災後の仮設住宅住民調査，性暴力被害者調査，水害被災者調査，津波被害被災者調査，毒物混入事件被害者調査，交通事故被害者調査，いじめ被害者調査など，トラウマ体験に曝露したさまざまな集団を対象として実際に使用されている．したがって，各集団の調査結果の比較を可能なものとする共通尺度として広く使用されている．

(2) PTSD 臨床診断面接尺度（CAPS）

CAPS（Clinician-Administered PTSD Scale for DSM-Ⅳ）は米国の National Center for PTSD の研究グループによって開発された構造化診断面接法である．1990 年に DSM-Ⅲ-R の基準に基づいた CAPS-1 および CAPS-2 が作成され，1997 年に DSM-Ⅳの基準に合わせた CAPS-DX と CAPS-SX として改訂された．CAPS-1 と CAPS-DX では面接前の 1 か月間の症状評価（現在診断）と，さらに外傷的出来事後から最近までの期間の症状評価（生涯診断）が可能である．一方，CAPS-2 と CAPS-SX は面接前の 1 週間の症状評価を行うものである．現在各国の PTSD 研究において最もよく使用されている CAPS-DX については，原著者の許可を得て，飛鳥井ら[28]が信頼性と妥当性を検証した．

CAPS では，DSM-Ⅳの PTSD と ASD の双方を診断することが可能である．PTSD 17 症状項目のそれぞれについて，調査者が構造化された面接のなかで質問し，頻度と強度の両方を一定のアンカーポイントに沿って評価するものである．さらに症状が被験者の社会的，職業的機能に及ぼした影響の程度，総合的重症度について評価する．

CAPS は現在のところ最も精度の高い PTSD の診断面接法として，各国の臨床研究で使用されているが，面接に時間がかかる．また専門医以外のコメディカルスタッフが面接者となり実施することも可能だが，ただし一定のトレーニングを必要とする．

CAPS の実施手順は次のとおりである．まず被験者にひととおりの導入的説明を行ったあと，外傷的出来事（災害，事故，ひどい暴行など）のチェックリストを渡し，被験者がこれまで体験したことのある出来事項目をチェックしてもらう．面接者は回答リストを見て，最大 3 つまでの出来事について症状評価することができる．面接の目的に応じて，最もストレスとなった出来事，最近の出来事，あるいは研究上関心のある出来事などを決定する．そしてそれらの出来事に関して「どんなことがあったのか，そのときどのように感じたか」について尋ねる．そして A 基準に該当する出来事であるかどうかを判断する．

CAPS-DX では，原則的に，まず PTSD の現在診断として，面接前の 1 か月間を

評価対象の時期として各症状項目についての質問を進める．そのあとに生涯診断として，心的外傷体験以後，最も症状が顕著であった1か月間を評価対象の時期として同じ質問を繰り返す．各質問では，まずその症状が1か月の間にどれくらいの頻度で生じたかを尋ね，次いでどれくらいの強度，つまりどの程度の強さで気持ちの負担や不快な感じとなったかについて尋ねる．評価はそれぞれ5段階で行われ，質問ごとにアンカーポイントが示されている．

なお，採点結果では，頻度と強度の基準を満たす症状項目数と，頻度と強度の合計得点が示される．

PTSDの17の中核症状とその持続期間を評価したあと，被験者の症状による全体的な苦痛の程度，ならびに社会的，職業的，総合的な障害の程度をやはり5段階で評価する．

なお，CAPSにはオプションとして5つの関連症状項目が含まれている．これらの症状項目はPTSDに関連していることが臨床研究上指摘されている．その症状項目とは，自分の行動あるいは行動しなかったことに対する罪責感，生き残り罪責感，自分の周囲に対する注意の減退，非現実感，離人感である．

なおCAPSは質問紙を入手しただけで実施することはできず，必ず使用法についての講習を受けることが必要である．

コモビディティ

PTSDのコモビディティを調査した多くの臨床研究や疫学研究では，対象集団の種別（男性，女性，帰還兵士，性暴力被害者，暴力犯罪被害者，一般人口），ストレッサーの内容（戦闘，レイプ，身体暴行，子どもの性的虐待），患者か非患者か（受診者集団，地域一般住民集団），診断方法（構造化診断面接法，自記式質問紙法），診断面接者のレベル（非専門家，専門臨床家）などのいかんを問わず，PTSDには共通して高い割合で依存精神疾患が認められた．

Kesslerら[1]の全米疫学研究の結果によれば，男性PTSD事例の併存精神疾患の割合は全体では88％であるが，診断別にみると，アルコール症52％，うつ病48％，行為障害43％，薬物依存35％，恐怖症31％であった．また2つ以上の併存診断をされた者が59％であった．一方，女性では併存精神疾患の割合は全体では79％であるが，診断別にみると，うつ病49％，アルコール症30％，薬物依存27％，恐怖症29％，行為障害15％であった．また2つ以上の併存診断をされた者は44％であった．したがって米国の調査では，男女ともPTSDの約半数にはうつ病が併存していた．

では，PTSDとトラウマ体験後に発症するうつ病はどのように関連しているのであろうか．飛鳥井ら[7]は，阪神・淡路大震災の被災者を対象として16か月後の質問紙調査を実施した．その結果，PTSD相当事例では45％が自記式抑うつ尺度で抑うつ状態を認めたが，非PTSD群ではこの割合は12％と有意に低く，一般人口中の割合に近いものであった．つまりPTSDを伴わないうつ病については，被災者集団にお

いても一般集団においても発生率は大きく異ならないことが示唆された．以上のような報告から，トラウマ体験後にはPTSDだけではなくうつ病も出現し，その多くはPTSDを併発していることが明らかとなった一方で，トラウマ体験後にPTSD症状を一度も生じることなく，うつ病が出現することはまれであることが示唆された．

以上より，トラウマ体験，PTSD，ならびにうつ病の3つは強く関連していることが示唆された．

ただし，PTSDに特徴的とされるノルアドレナリン系の過剰活性はうつ病では認められない．そのほかにも，病態の大きな相違点として，通常のストレス反応やうつ病では活性化されるHPA系が，PTSDでは抑制されていることがほぼ一致して認められている．

治療：薬物療法と精神療法

PTSDの治療技法として，ランダム化比較試験（RCT）により有効性を証明されているのは，薬物療法ではSSRI（選択的セロトニン再取込み阻害薬）であり，心理療法ではトラウマ焦点化認知行動療法とEMDR（眼球運動による脱感作と再処理法）である．

1 | 薬物療法

(1) SSRI

PTSDに対しては表2-6に示したような薬剤が使用されるが，第1選択薬として広く使用されているのはSSRIである．SSRIに含まれる薬剤のうち現在わが国で市販されているのは，パロキセチン（パキシル®），セルトラリン（ジェイゾロフト®），フルボキサミン（デプロメール®，ルボックス®）である．ただしSSRIはわが国ではPTSDに対する保険適用がいまだ承認されていないため，併存するうつ病や抑うつ状

表2-6　PTSDの薬物療法
- SSRI（選択的セロトニン再取込み阻害薬）が第1選択薬
  - パロキセチン，セルトラリン（FDA承認），フルボキサミン
  - fluoxetine（本邦未発売）
- SNRI（セロトニン・ノルアドレナリン再取込み阻害薬）
  - venlafaxine（本邦未発売）
- NaSSA（ノルアドレナリン作動性・特異的セロトニン作動性薬）
  - ミルタザピン，トラゾドン
- TCA（三環系抗うつ薬）
  - イミプラミン，アミトリプチリン
- 新規抗精神病薬（少量を付加的投与）
  - リスペリドン，オランザピン，クエチアピン
- ベンゾジアゼピン系抗不安薬
  - PTSDの中核症状には無効（主剤とはならない）
  - 抗不安作用目的の（一時的）併用にとどめる

態などに合わせて処方されることが多い．

SSRIによりPTSDの中核症状である再体験，回避・精神麻痺および過覚醒の3症状クラスターすべてにおいて改善がみられるが，これはほかの薬剤にはみられない特徴である．またSSRIの効用はそれだけにとどまらず，患者の社会生活機能を改善することでQOLを高め，抑うつなどの併存精神症状に対する有効性も期待できる．

さらに長期の服用には再発予防効果があることが確かめられている．症状改善が得られても，断薬により再燃の可能性があるため，さらに1年以上の服用が推奨されている[29]．

なお，SSRIは，初期に副作用がみられる場合，効果が発現するまでに数週間かかる場合がある．また，SSRIの服用を急に中断すると中止後発現症状として，めまい，ふらつきなどの神経学的症状，悪心，頭痛，疲労感などの身体症状，不眠，不安・焦燥，集中困難，悪夢などの精神症状が出現することがある．そのため，減薬は段階的に行い，医師は服用上の注意を丁寧に説明する必要がある．

パロキセチンの3件のRCT研究を合わせた計1,180サンプルの結果では，12週間投与による寛解率（CAPS得点20点未満）はパロキセチン群31%，プラセボ群16%と報告されている[30]．SSRIにより十分な効果が得られない場合には，三環系抗うつ薬の使用や，新規抗精神病薬の少量付加などが有効となる場合がある．

SSRIは心理療法プログラムとの併用も可能である．たとえばセルトラリンによる部分改善例に後述のPE療法を加えることで，治療効果がさらに増強され寛解に至る可能性が期待できる[31]．また小規模サンプルではあるが，PE療法とパロキセチンとの併用療法はプラセボ併用に比べて寛解率がまさる傾向にあることが報告された[32]．

(2) その他の薬剤

SSRIのほかには，NaSSA（ノルアドレナリン作動性・特異的セロトニン作動性薬）のミルタザピンや三環系抗うつ薬のイミプラミンとアミトリプチリンの効果についても検証されており，複数のSSRIで効果が不十分な場合の代替薬となりうる．またトラゾドンはSSRIと併用され，睡眠障害軽減を目的に就寝前投与されることがある．

ほかにも新規抗精神病薬のリスペリドン，オランザピン，クエチアピンをSSRIに少量付加的投与し増強治療を試みることがある．

なおベンゾジアゼピン系抗不安薬はPTSDの中核症状には無効のため，主剤とはせず，抗不安作用目的の一時的併用にとどめる．

またPTSDの薬物療法に関しては，国立精神・神経医療研究センターのサイトに国際精神薬物療法アルゴリズム・プロジェクトによるガイドラインがチャート形式で紹介されている[33]．

2 | トラウマ焦点化心理療法

一方，欧米のPTSD治療ガイドラインでは，曝露療法を中心とするトラウマ焦点

化認知行動療法が，エビデンスに基づいた治療の中核的技法として強く推奨されている．たとえば英国国立医療技術評価機構(NICE)のガイドライン[34]では，トラウマ焦点化心理療法(認知行動療法やEMDR)が有効性の高い治療法として，すべての成人PTSD患者に推奨されており，薬物療法を常套的に優先することは勧められていない．またトラウマに焦点を当てない非支持的精神療法も推奨されていない．さらに2007年に発表された全米アカデミーズ医学機構委員会報告[35]では，各種の薬物療法や精神療法のなかでPTSDに対する有効性が確証された治療法は曝露療法のみであり，ほかの治療法の有効性のエビデンスはいまだ不十分であると結論づけられた．

　米国ペンシルバニア大学のFoaが開発したPE療法(prolonged exposure therapy)は，「長時間曝露(療)法」あるいは「持続エクスポージャー法」と訳されているが，PTSDに対する代表的な曝露療法であり，欧米ではこれまで数多くの研究により有効性が示されてきた．PE療法には，Powersら[36]によるRCTに関する最近のメタ解析の結果においても，一貫して優れた治療効果が示されている一方で，EMDR，認知処理療法，認知療法などほかのトラウマ焦点化心理療法の効果とPE療法の効果には有意な差がなかったことが報告されている．

　PE療法は，すでにわが国においても，犯罪や事故被害などさまざまな種類の外傷的出来事を原因としたPTSDに有用であり，またその治療効果は治療終了後も維持されていることが確かめられている．わが国におけるRCTとして，Asukaiら[37]は，さまざまなトラウマ体験(性暴力被害13名，身体暴行被害4名，事故被害7名)をした年齢18歳以上のPTSD患者24名(女性21名，男性3名)を，通常治療群(外来薬物療法＋支持的精神療法)と，通常治療にPE療法を加えた群とにランダムに割付し，治療効果を比較した．その結果，PE療法群は対照群(通常治療のみ実施)に比べて，PTSD関連症状(CAPS，IES-R)および抑うつ症状〔Center for Epidemiologic Studies Depression Scale(CES-D)〕の改善が有意にまさっていた．また対照群にも待機期間後にPE療法を実施したところ同様の改善を認めた．両群合わせたPE療法完了者において，その効果は治療終了1年後も維持されていた．なおPE療法の治療脱落率は17％であり，欧米での先行研究における平均的治療脱落率約20％とほぼ同等であった．

　Powersらによる，これまで報告されたPE療法に関する13のRCTのメタ解析の結果によれば，わが国における治療効果の程度は，米国を中心とする海外における治療効果の程度と比べて，効果量において匹敵するものであった(図2-4)[36]．

　以上の結果により，PE療法は，欧米とは背景文化の異なるわが国においても，十分有効であることが示された．

　EMDRは，トラウマ記憶に患者の意識を向けさせたままの状態で，治療者が左右水平方向にリズミカルに指を動かし，それを患者に追視させ眼球運動を反復する技法である．技法の中核となるのはトラウマ記憶の脱感作であるが，基本的手技は以下の4段階から構成される．

　①評価：トラウマ記憶にまつわる否定的認知，肯定的認知，不快感情，身体感覚な

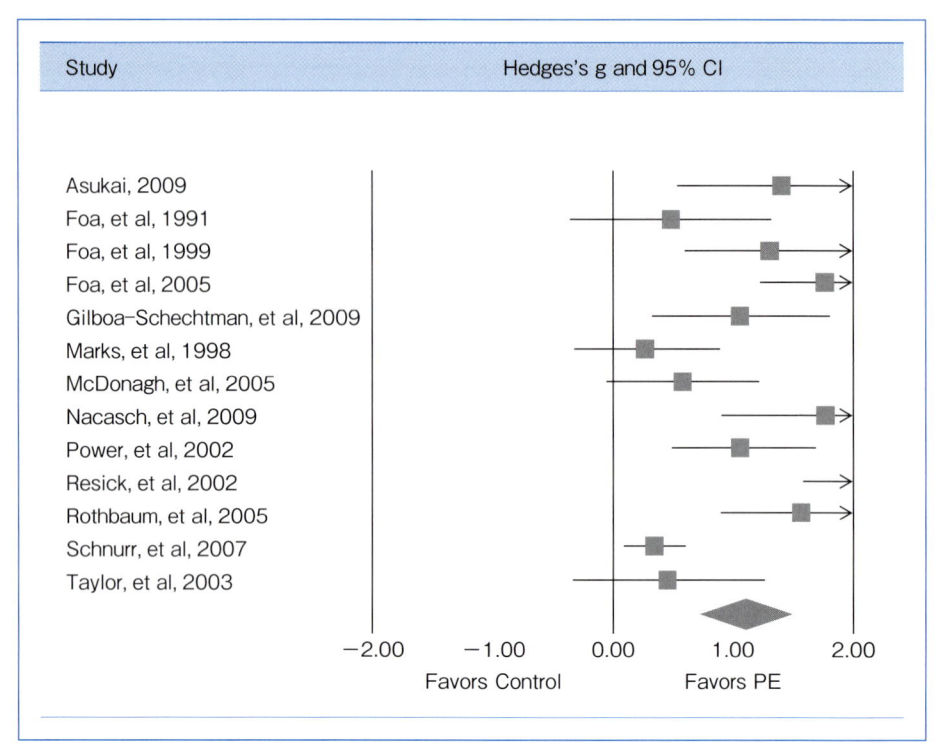

Study	Hedges's g and 95% CI
Asukai, 2009	
Foa, et al, 1991	
Foa, et al, 1999	
Foa, et al, 2005	
Gilboa-Schechtman, et al, 2009	
Marks, et al, 1998	
McDonagh, et al, 2005	
Nacasch, et al, 2009	
Power, et al, 2002	
Resick, et al, 2002	
Rothbaum, et al, 2005	
Schnurr, et al, 2007	
Taylor, et al, 2003	

図 2-4　PE 治療群対対照群の効果量（Hedges's g）：治療後時点のプライマリアウトカム測定値

(Powers MB, Halpern JM, Ferenschak MP, et al：A meta-analytic review of prolonged exposure for posttraumatic stress disorder. Clin Psychol Rev 30：638, 2010 より出版社の許可を得て引用)

どを取り上げる．

②脱感作：トラウマ記憶に意識を向けたまま，臨床家が左右に振る指を追ってリズミカルな眼球運動を行う．1セットごとに変化について応答し，セットを繰り返す．

③認知の植えつけ：肯定的認知の妥当性が向上するまで眼球運動を追加する．

④ボディスキャン：身体に意識を向け，不快感の有無を確認する．

EMDR も PTSD に対して有効性が高いことが明らかにされている．

3 | PE 療法の実際

　トラウマ体験を扱うという作業は，治療者と患者のコンパニオンシップのもとで行われる協働作業である．治療を開始するにあたっては，まずそのことを説明し理解してもらう．また治療の途中でも必要に応じて確認する．回復すれば，今より楽に生活ができるようになる．ただしトラウマ治療においては，回復というゴールに向けて走るのはあくまで患者自身であり，治療者はそのコーチ役である．走るのはコーチではない．どんな理由にせよ患者が走るのをやめれば治療は成立しなくなるが，走るか走らないかは，最終的には患者が決めてよいことである．また患者に走る気持ちがある

限り，治療者はいつでもコーチ役を務める用意があることを伝えていく．

実際のPE療法は，1回90分で週1～2回，全部で10～15回の個別面接から構成されるマニュアル化された認知行動療法プログラムである．

各セッションの内容は以下のとおりである．
- セッション1：プログラムの概要説明，リラクセーションのための腹式呼吸法指導．
- セッション2：トラウマ反応についての心理教育．
- セッション2～10：実生活内曝露，トラウマ想起刺激となるため回避している事物や状況を不安階層表にリストアップ，毎週宿題として課題を設定し回避対象に近づく練習を実施．
- セッション3～10：イメージ曝露と処理（プロセシング），トラウマ体験を想起して陳述（30～45分），そのあとにその内容についての話し合い，トラウマ体験の陳述を録音し宿題として自宅で毎日聴く．
- セッション10：プログラムの振り返りと再燃予防．

(1) 曝露療法

曝露療法とは，恐怖を覚える事物，状況，記憶やイメージに，安全な環境のもとで患者が向き合うことを促すためにデザインされた一連の技法を指している．実際の手技としては「イメージ曝露」と「実生活内曝露」の2つを含む（前者は想像曝露，後者は現実曝露と訳されることも多い）．

イメージ曝露とは，トラウマ体験の記憶への直面を促すものであり，セッションのなかでPTSDの原因となったトラウマ体験場面を想起させ，そのときの感覚や感情を賦活しながらトラウマ体験を繰り返し語らせることで馴化を促す技法である．閉眼での想起陳述を原則とするが，刺激が強すぎる場合には開眼のまま陳述したり，トラウマ体験を書いた内容を読み上げたりする方法をとることもある．一方，実生活内曝露とは，患者が回避の対象としている事物や状況に徐々に近づく（段階的曝露）ことを促し，馴化を促す技法である．

PTSDの病理の中核として存在するトラウマ記憶とは，決して単なる衝撃的状況の体験事実の記憶にとどまるものではない．トラウマ記憶とは，刺激，反応，意味の3種の要素が複合したものである．刺激要素とは，トラウマ体験時に受けた感覚刺激としての視覚映像や音，匂い，味，触感や身体感覚である．反応要素とは，トラウマ体験時に自分に生じた反応としての不安恐怖，驚愕，凍りつき，呆然自失，解離，感情麻痺，動悸や震えなどの身体生理的変化である．意味要素とは，刺激と反応に関連した意味づけとしての自己不全感，孤立無援感や無力感，羞恥や自責感などである．トラウマ記憶を処理するためにはトラウマに焦点を当てた精神療法が必要となる．トラウマに焦点を当てるとは安全な環境のもとでトラウマ記憶に直面させることである．

曝露療法での回復プロセスとは，トラウマ記憶の反復賦活と修正された情報を受け入れることである．修正された情報とは，過去（トラウマ体験）と現在の弁別，危険と

安全の弁別，世界と自己に関する認知の修正にほかならない．そしてこの賦活と修正は想起刺激への直面を通じて生じるとするのが，曝露療法の基本的考え方である．

PE療法は，世界や自己に関する非機能的な信念を正面から取り上げ修正を図る認知再構成の技法とは異なるが，これらの認知の修正を強力に促す作用をもっている．たとえば回避対象に実際に近づいてみることでそれが実際には危険でないことを学習し，現実の危険と危険の信号とを弁別し，認知の修正が図られる．またイメージ曝露を繰り返すなかで馴化が進み，トラウマ記憶を想起することは危険ではないことを学習する．

(2) 実例における治療経過

前述の2症例はいずれもPE療法が奏効した事例である．ここでは症例2(友人の交通事故受傷目撃を原因とする，抑うつ状態を伴う重度のPTSD症例)におけるPE療法の経過(週1回，合計10セッション実施)について述べる．

プログラムを実施するなかで，まず呼吸法が不安対処に効果的であった．実生活内曝露では課題設定された回避対象に少しずつ近づく練習に日々励み，最終的に肉，タクシー，事故報道など回避していた事物や状況のほとんどすべてに不安を感じることもなく接することができるようになった．

イメージ曝露では，蘇生処置を1人で試みているときの現場の光景や，被害者の体と血に接した生々しい感覚，そしてそれに付随して強い恐怖感，不安感，気持ちの混乱，孤立無援感，絶望感がありありとよみがえった．イメージ曝露の開始時点ではそれらの感覚や感情の想起は強い苦痛を伴うものであったが，3セッション続けたところで明らかな馴化がみられるようになった．さらに「ホットスポット」(トラウマ体験時の最も痛切な部分)のイメージ曝露を続けたが，続けるごとに苦痛感が薄らぐことを患者本人も自覚できた．それに応じるようにフラッシュバックと悪夢，集中困難，回避行動も減少した．またイメージ曝露後の処理(プロセシング)では，素人の自分の蘇生処置が誤っていたのではないかという不安と自責の念を事故後もずっと抱いていたことが明らかとなった．それについてもイメージ曝露を続けるなかで，処置が正しかったどうか今でも確かなことはわからないが，あの現場で精一杯やったことは亡くなった友人も認めてくれると思う，というように認知の修正がなされた．

約3か月間のプログラムの終了時点では，患者のPTSD症状は大幅に改善し，仕事を含めて日々の生活機能もほぼ事故前のレベルにまで回復することができた．プログラム終了後，継続治療は経過観察のみで行ったが，症状が再燃することもなく生活機能も事故前の状態に回復することができた．なお本症例では，薬物治療としてベンゾジアゼピン系睡眠薬のみを初期に3週間使用したが，それ以外にはプログラム実施中および終了後も薬物は全く投与していない．

齋藤ら[38]は，PE療法が有効であった12症例の治療過程におけるナラティブの変化を逐語録から質的に分析した結果，イメージ曝露を通してトラウマ記憶への馴化が生じることで，感情や思考を伴いつつも冷静にトラウマ体験を振り返ることが可能と

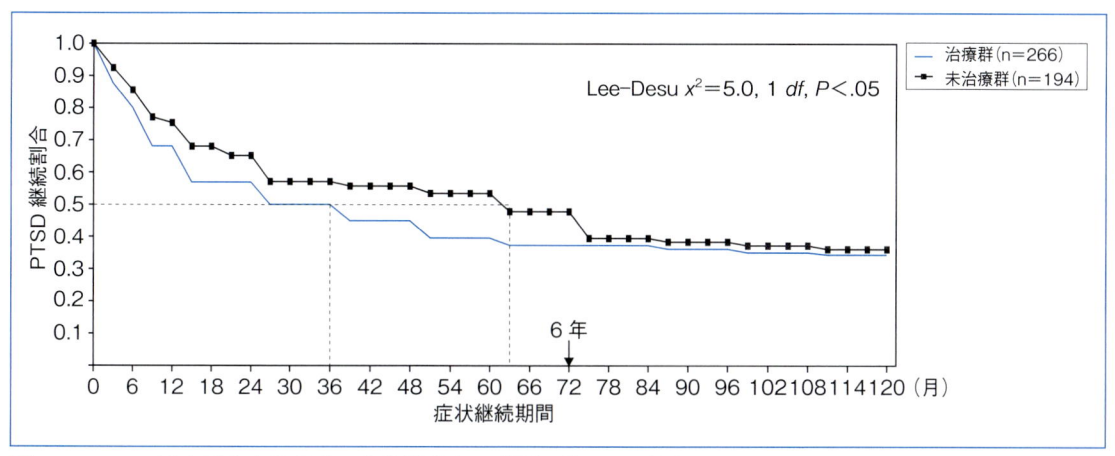

図 2-5　PTSD 治療群と未治療群の症状継続者の時間経過による割合
(Kessler RC, Sonnega A, Bromet E, et al：Posttraumatic stress disorder in the National Comorbidity Survey. Arch Gen Psychiatry 52：1057, 1995 より)

なっていることを明らかにした．そして患者は自ら記憶の再検証を行い，そのなかで非機能的認知もまた患者自らによって再検証されていた．つまり PTSD 症状としての非機能的認知は，記憶の馴化および記憶と認知の再検証が並行して進むことで修正されるといえよう．

● 転帰：予後

　全米疫学調査[1]の結果によれば，発症後約 6 年を経過した時点で，3 割が遷延しており，7 割が回復していた．しかし遷延化した 3 割はその後も症状が持続している（図 2-5）．興味深いことに，治療を受けた者と受けなかった者との間には遷延率に差はなかった．つまり治療は回復を早めるが，回復率を向上させることはなかった．2007 年にオーストラリア全国で実施された大規模疫学調査の推定転帰では，PTSD の寛解率は 92％ と高かったが，寛解に至るまでの年数の中央値は 14 年であった（図 2-6）[3]．寛解に至るまでの年数は 1 年以内が 14.9％，2 年以内が 26.6％，5 年以内が 1/3 以上（37.9％）と推定された．また発症から 30 年を経過した時点でも 1/3 以上（36.6％）がまだ症状を有していると推定された．つまり PTSD はいずれ寛解するとはいえ，多くが長期の経過をたどることが示唆された．また児童期のトラウマや対人間暴力による PTSD は寛解に至るまでにより長い期間を要していた．

● 難治例の治療—治療での一工夫

　PTSD の難治例について論じる前に，以下の点を再確認しておきたい．
- PTSD に対して最も有効性が高いとされる治療法は PE 療法などの曝露療法に代表されるトラウマ焦点化認知行動療法であり，第 1 選択の治療法として推奨されている．

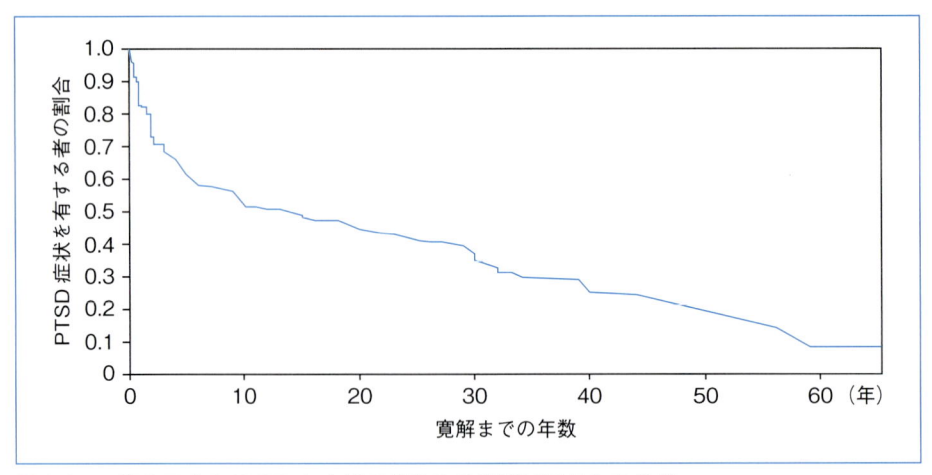

図 2-6 一般人口中の PTSD における発症から寛解に至る生存曲線
(Chapman C, Mills K, Slade T, et al：Remission from post-traumatic stress disorder in the general population. Psychol Med 42：1699, 2012 より)

- EMDR ないしは EMDR に実生活内曝露を併用することも有効性の高い治療法として推奨されている．
- 一方で SSRI に代表される薬物療法は認知行動療法や EMDR に比べて有効性が劣るために，何らかの理由で有効な心理療法が実施できない場合や，患者が心理療法を望まない場合に適応となる．
- 現在，わが国において PTSD のためのトラウマ焦点化心理療法を実施できる機関はきわめて限られているため，臨床医の 8 割は SSRI を第 1 選択薬としている．

　現在，わが国の多くの診療機関では SSRI を主剤とした薬物療法が実施されている．しかしそれにより症状の十分な回復を得られる患者は一部であると思われる．そのような事例は本来の難治例ではなく，トラウマ焦点化心理療法の実施ができないということに問題がある．

1 トラウマ焦点化認知行動療法における難治例

　PE 療法における治療困難例として，きわめて回避が強く，日常生活内のあらゆる場面で不安が高まり，馴化促進のための課題練習がなかなか進まないケースがある．そのようなケースでは辛抱強く治療的な前進を促すことが求められるが，以下のような治療原理を繰り返し説明する．
　①回避は短期的には不安から逃れるために役に立つが，長期的には生活上の大きな支障となること．
　②不安だから回避する，回避するために本来安全なものにも馴れていくことができない，馴れないために容易に不安が引き起こされる，したがって不安になるので回避を繰り返す．このような悪循環から抜け出すためには，不安だけれどもそれと向き合って徐々に馴らしていくことが最も有効な回復方法であること．

③向き合う練習は段階的に少しずつ進めていくこと，常に前向きな気持ちをもっていること，一足飛びに馴らそうとすることはかえって治療的ではないこと．

以上の3点を何度でも繰り返して説明し，患者の理解を促す．回避対象への接近は，いきなり困難な課題から取り組むのではなく（たとえば，事故現場に出向くなど），なんとかやれそうな課題（たとえば，事故のニュースを見るなど）から取り組んでもらう．そして診察のたびに必ず取り組んだ内容を確認し，その努力を称賛し，達成感を育む．勝ち癖をつけることで達成感はどんどん増強される．ここで大切なことは回避が強く取り組みが十分行えなかったときにも，患者の取り組もうとする気持ちをきちんと評価し称賛することである．もし取り組もうとする気持ちすらないようであれば，なぜ治療を受けようと思ったのかという治療動機について再度話し合い，上記の3点を繰り返し説明し，回復するためには課題に取り組むことが必要であることを理解してもらう．

(1) 回避症状

50歳代男性の例である．雨の日の夜間，本人が運転し高速道路を走行中に追突事故に遭い受傷した．もともと自動車運転は好きであったが，事故以来，車に乗ろうとすると強い不安に襲われるために，全く車に乗れなくなってしまった．初回面接時はやや酒気を帯びており，上記のような回避症状のメカニズムと回復に向けた方法について説明しても，不機嫌そうな表情で横を向いている始末であった．同じ説明を患者本人と同伴した妻にも面接のたびに丁寧に繰り返したところ，初回面接から2か月経ってやっと止まっている車の助手席に座るという課題に取り組むことができるようになった．それからは，「止まっている車の運転席に座る」「近所の交通量の少ない道を，妻の運転で，自分は助手席に座り走行する」「近所の交通量の少ない道を，自分の運転で，妻は助手席に座り走行する」「少し混んでいる道路を運転する」と段階的に課題を進め，練習を始めてから6か月後には「雨の日の夜間に，高速道路の事故現場を走行する」ことができた．本人の達成感は大きく，それができた次の面接では得意気な表情であり，それに対して治療者は，これまでの本人の努力を十分に称賛した．それ以来，車に対する回避症状において完全に回復が得られた．

このように回避症状に対しては，治療者は丁寧にかつ決してあきらめずに粘り強く説明することが必要である．また回避は症状であり，本人の性格的弱さの表れではない．それに対する取り組みでは患者の勇気と努力，回復したいという気持ちが必要とされる．治療者はこのことをよく理解し，コーチ役として寄り添いながら患者の背中を押し続けるのである．

ほかには，30歳代女性の症例がある．同じく高速道路上での激しい追突事故により九死に一生を得るような体験をし，それ以来，PTSDに関連した強度の外出恐怖と閉所恐怖が生じていた．2年間にわたるSSRIなどの薬物療法は全く無効であったため，認知行動療法を開始した．課題練習を1年半続けたことで最終的に症状は改善し，治療終結に至った．

(2) 解離症状

　PE療法における治療困難例のなかには，強い解離症状を伴うケースもある．トラウマ記憶に近づこうとすると容易に解離状態を惹起してしまう．解離状態を呈してしまう間は，回復は得られない．いかに解離せずにトラウマ記憶に向き合うことができるかが回復の鍵となるのである．また重度の解離症状がある場合には，トラウマ焦点化心理療法の適応とはならない．その場合，トラウマ体験の内容を筆記し，それを読み上げてもらう方法を採用することもある．それすら解離を招いてしまうようであれば，通常の会話形式でトラウマについて話し合う．「もうそのことは過去のことで，今は安全です．記憶は記憶で思い出したからといってまた危険な目に遭うことはありません」と何度も繰り返し，今ここでの安全を保証する．

　自分にとって受け止められないほどの不安が出てくると外からの刺激をシャットアウトして心を守ろうとするメカニズムが働くこと，その場は役に立つが，あまりに多いと生活上の支障になること，不安への抵抗力を少しずつ身につけていけば解離せずに済むようになることを説明する．

　まずは日常生活のどのような場面で解離することがあるか，それに気づいてもらうことが必要である．解離しそうだと感じたときは，体を動かしたり，その場でストレッチしたり，少し歩いたり，水を飲んだり，リストバンドをパチンとさせたりするなど，自分なりの解離防止対策を工夫してもらう．そして将来的にはトラウマ記憶に落ち着いて向き合えるようになることを治療者と患者の共通の目標にする．

● 文献

1) Kessler RC, Sonnega A, Bromet E, et al：Posttraumatic stress disorder in the National Comorbidity Survey. Arch Gen Psychiatry 52：1048-1060, 1995
2) Kessler RC, Chiu WT, Demler O, et al：Prevalence, severity, and comorbidity of 12-month DSM-IV disorders in the National Comorbidity Survey Replication. Arch Gen Psychiatry 62：617-627, 2005
3) Chapman C, Mills K, Slade T, et al：Remission from post-traumatic stress disorder in the general population. Psychol Med 42：1695-1703, 2012
4) Creamer M, Burgess P, McFarlane AC：Post-traumatic stress disorder：findings from the Australian National Survey of Mental Health and Well-being. Psychol Med 31：1237-1247, 2001
5) Kawakami N, Takeshima T, Ono Y, et al：Twelve-month prevalence, severity, and treatment of common mental disorders in communities in Japan：preliminary finding from the World Mental Health Japan Survey 2002-2003. Psychiatry Clin Neurosci 59：441-452, 2005
6) 飛鳥井望：PTSDの臨床疫学．臨床精神医学 34：893-898, 2005
7) 飛鳥井望，三宅由子：企業職員層における阪神・淡路大震災復興期のストレス要因．精神医学 40：889-895, 1998
8) Hamanaka S, Asukai N, Kamijo Y, et al：Acute stress disorder and posttraumatic stress disorder symptoms among patients severely injured in motor vehicle accidents in Japan. Gen Hosp Psychiatry 28：234-241, 2006
9) Brewin CR, Andrews B, Valentine JD：Meta-analysis of risk factors for posttraumatic stress disorder in trauma-exposed adults. J Consult Clin Psychol 68：748-766, 2000
10) Ozer EJ, Best SR, Lipsey TL, et al：Predictors of posttraumatic stress disorder and symptoms in adults：a meta-analysis. Psychol Bull 129：52-73, 2003
11) Pitman RK, Rasmusson AM, Koenen KC, et al：Biological studies of post-traumatic stress disorder. Nat Rev Neurosci 13：769-787, 2012

12) Neumeister A, Henry S, Krystal JH：Neurocircuitry and neuroplasticity in PTSD. Friedman MJ, Keane TM, Resick PA (eds)：Handbook of PTSD：science and practice. pp 151-165, Guilford Press, 2007
13) 塩入俊樹：Fear circuit モデル．飛鳥井望（編）：新しい診断と治療の ABC 70/精神 7―心的外傷後ストレス障害（PTSD）．pp 60-70，最新医学社，2011
14) Milad MR, Quirk GJ：Neurons in medial prefrontal cortex signal memory for fear extinction. Nature 420：70-74, 2002
15) Milad MR, Wright CI, Orr SP, et al：Recall of fear extinction in humans activates the ventromedial prefrontal cortex and hippocampus in concert. Biol Psychiatry 62：446-454, 2007
16) Shin LM, Orr SP, Carson MA, et al：Regional cerebral blood flow in the amygdala and medial prefrontal cortex during traumatic imagery in male and female Vietnam veterans with PTSD. Arch Gen Psychiatry 61：168-176, 2004
17) Southwick SM, Davis LL, Aikins DE, et al：Neurobiological alterations associated with PTSD. Friedman MJ, Keane TM, Resick PA (eds)：Handbook of PTSD：Science and Practice. pp 166-189, Guilford Press, 2007
18) Charney DS：Psychobiological mechanisms of resilience and vulnerability：implications for successful adaptation to extreme stress. Am J Psychiatry 161：195-216, 2004
19) Konnen KC, Amstadter AB, Nugent NR：Gene-environment interaction in posttraumatic stress disorder：an update. J Trauma Stress 22：416-426, 2009
20) Mowrer OH：Learning theory and the symbolic processes. John Wiley & Sons, 1960.
21) Foa EB, Kozak MJ：Emotional processing of fear：exposure to corrective information. Psychol Bull 99：20-35, 1986
22) Rachman S：Emotional processing. Behav Res Ther 18：51-60, 1980
23) Lang PJ, Malamed BG, Hart J：A psychophysiological analysis of fear modification using an automated desensitization procedure. J Abnorm Psychol 76：220-234, 1970
24) Foa EB, Rothbaum BO：Theoretical bases for PTSD and its treatment. Foa EB, Rothbaum BO (eds)：Treating the Trauma of Rape：Cognitive-behavioral Therapy for PTSD. pp 68-88, Guilford Press, 1998
25) Ehlers A, Clark DM：A cognitive model of posttraumatic stress disorder. Behav Res Ther 38：319-345, 2000
26) Brewin CR, Dalgleish T, Joseph S：A dual representation theory of posttraumatic stress disorder. Psychol Rev 103：670-686, 1996
27) Asukai N, Kato H, Kawamura N, et al：Reliability and validity of the Japanese-language version of the impact of event scale-revised (IES-R-J)：four studies of different traumatic events. J Nerv Ment Dis 190：175-182, 2002
28) 飛鳥井望，廣幡小百合，加藤 寛，ほか：CAPS（PTSD 臨床診断面接尺度）日本語版の尺度特性．トラウマティック・ストレス 1：47-53, 2003
29) Davidson J, Pearlstein T, Londborg P, et al：Efficacy of sertraline in preventing relapse of posttraumatic stress disorder：results of a 28-week double-blind, placebo-controlled study. Am J Psychiatry 158：1974-1981, 2001
30) Ballenger JC：Remission rates in patients with anxiety disorders treated with paroxetine. J Clin Psychiatry 65：1696-1707, 2004
31) Rothbaum BO, Cahill SP, Foa EB, et al：Augmentation of sertraline with prolonged exposure in the treatment of posttraumatic stress disorder. J Trauma Stress 19：625-638, 2006
32) Schneier FR, Neria Y, Pavlicova M, et al：Combined prolonged exposure therapy and paroxetine for PTSD related to the World Trade Center attack：a randomized controlled trial. Am J Psychiatry 169：80-88, 2012
33) International Psychopharmacology Algorithm Project (IPAP)：Post-Traumatic Stress Disorder (PTSD) Algorithm〔金 吉晴，原恵利子（訳）：PTSD 薬物療法アルゴリズム 日本語版．メディカルフロントインターナショナル，2007〕（http://www.ncnp.go.jp/nimh/seijin/flowchart.pdf）
34) National Institute for Clinical Excellence：Post-traumatic stress disorder (PTSD)：The management of PTSD in adults and children in primary and secondary care. National Institute for Clinical Excellence 2005（Available from：http://www.nice.org.uk/guidance/CG26）
35) Institute of Medicine of the National Academies：Treatment of posttraumatic stress disorder：an

assessment of the evidence. National Academy of Sciences, 2007
36) Powers MB, Halpern JM, Ferenschak MP, et al：A meta-analytic review of prolonged exposure for posttraumatic stress disorder. Clin Psychol Rev 30：635-641, 2010
37) Asukai N, Saito A, Tsuruta N, et al：Efficacy of exposure therapy for Japanese patients with posttraumatic stress disorder due to mixed traumatic events：a randomized controlled study. J Trauma Stress 23：744-750, 2010
38) 齊藤 梓，鶴田信子，飛鳥井望：PE療法によるPTSD治療過程におけるクライエントのナラティブ変化と非機能的認知の修正．心理臨床学研究 28：62-73, 2010

〔飛鳥井望〕

第3章 パニック障害

疾病概念と病態

1 | 疾病概念

　パニック障害は古くからあった．筆者の調べた範囲での最も古い記載は，1686年蘆川桂洲の病名彙解に記されている「驚悸」である[1]．この記載は簡潔明快であり，現在のパニック障害の症状をほぼ語りつくしている（図3-1）．わが国ではその164年後今泉玄祐が，めまい発作をおそれて雨戸を閉めて閉居する農婦を「心気病」としてその治療経過を記録している[2]．図3-2にはパニック障害の疾病概念形成の系譜を示す．

　藤井はパニック障害の疾病概念の変遷を3つのエポックに分けている[3]．それによると，第1のエポックを画する業績は1872年に始まるWestphal Cによる広場恐怖（agoraphobia）概念の提唱である．第2のエポックは1960年前後に始まる向精神薬導入期に，Klein DFが薬物反応性の違いという観点から，今日のいわゆるパニック発作（panic attack）を不安症状一般のなかから抽出したことである．その成果は，まずFeigner JPによる研究用診断基準の発表を経て，第3のエポック，すなわち1980年

驚悸

俄かに驚き胸騒ぎするなり　悸は心の動くなり　入門に言う
悸は心の動くなり　入門に言う
思慮過度し　大驚により以て
心慮停癲致し（テイテン　病み狂う）
或は耳大声を聞き　目異物を見
危きに臨み　事に触れて
すなわち　恐怖を覚う
甚しき時　心跳りて
厥せんとす（ケツセントス　のぼせて逆上）
脉弦擂の者は嘘なり（ゲンカク　波打つ）
時に作り時に止むものは廃なり

図3-1　近世漢方医学書集成第64巻
〔蘆川桂洲：病名彙解．p 535, 名著出版, 1982 より〕

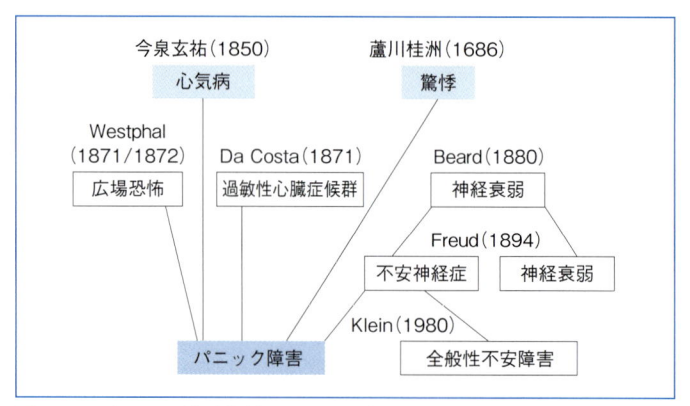

図 3-2　パニック障害誕生までの歴史
〔デイビット・ナット，ジャン・ピエール　レピーヌ，ジェームズ・バレンジャー（著），久保木富房，井上雄一，不安・抑うつ臨床研究会（訳）：パニック障害—病態から治療まで．p 4，日本評論社，2001 より改変〕

のDSM-Ⅲの公刊によってパニック障害（panic disorder）の診断基準が標準化されたことである．

　この第2のエポックは，20世紀における精神医学の大きな変革の1つである．それは神経症から不安障害への変遷である．DSM-Ⅰ[4]では，パニック障害は精神神経障害（psychoneurotic disorders），精神神経反応（psychoneurotic reactions）の下位分類である不安反応（anxiety reaction）の範疇に入れられていた．前述のごとく，1980年に発行されたDSM-Ⅲで初めてパニック障害という名称が出現した．この基礎にはColumbia学派を中心とする革新的な生物学的研究結果が存在する．すなわち，パニック発作にイミプラミンが奏効するエビデンスと炭酸ガスなどによりパニック発作が誘発された所見である．さらに，パニック発作が心因的に生じるなら，睡眠時パニック発作は驚愕的な夢を見てその反応として生じなければならないが，睡眠時パニック発作はREM期には認められず，睡眠2〜3期にみられた．このようなことからパニック障害は何らかの脳機能障害によるものと想定されるようになり，不安障害として新しい疾病概念ができ上がってきた．

2│病態

(1)遺伝的要因

　パニック障害は単一の遺伝子により発病する病気ではない．すなわち，多因子遺伝の病気である[5]．また，パニック障害自体が遺伝学的には同質な病気ではなく，遺伝学的異種性をもつ．さらに，パニック障害の発症には責任遺伝子群と環境的要因のインターアクションが大きく関与している．連鎖研究では数種の染色体が関与している可能性が示されているが，追試により証明された責任遺伝子はない．パニック障害に関してはいくつかの神経伝達物質の関与が考えられるが，それについても関連解析で

確認された遺伝子はない．2つの全ゲノム関連研究でも特定遺伝子は確定されていない．パニック障害では性と人種における差があることがわかっている．パニック障害に関連する遺伝子は最近の診断単位を超え，いくつかの障害にオーバーラップしている[6]．

　不安障害の双生児研究は遺伝的要因と環境的要因を考えるうえで示唆に富む所見を提供してくれる．パニック障害の病因には全般性不安障害や広場恐怖と共通した遺伝子群が作用しその分散比は 0.27 であるのに対し，特定の恐怖症と共通した遺伝子群が作用する分散比は 0.01 と小さい．また，双生児に共通する環境的要因の作用の分散比は 0.02 であり，双子が別個に影響を受ける環境的要因の作用の分散比は 0.70 であった．このように双生児の多変量構造方程式モデリングからは，パニック障害の発症要因の 7 割以上が環境的因子であるということができる[7]．

(2) 環境的要因

　環境的要因として問題になるのは，成人期では脅威，人間関係，健康問題，小児期では虐待，離別である[8]．養育歴がパニック障害と関係するかどうかを筆者らは調査した．広場恐怖を伴うパニック障害患者では，両親からの拒絶が強く，母からの温かい感情的交流が少なかった．一方，広場恐怖を伴わないパニック障害では両親，特に父親の過保護が関係していた．対象患者の 9% で虐待経験が報告された[9]．別の研究では，小児期に激しいトラウマをもった割合が健常者では 37.1% に対して，パニック障害では 68.7% であった[10]．1,018 組の女性双生児において 17 歳前の両親喪失の有無により精神疾患の発症率を比較した米国の研究によれば，両親との死別と母親との離別はパニック障害の発症を増加させた[11]．

　過去 1 年間にライフイベントを経験した 64 名のパニック障害患者群と 78 名の対照群を対象に評価された．ライフイベントの回数，その深刻さの程度，ストレスの強さ，そして厳しいライフイベントの頻度のすべての点でパニック障害患者群は対照群より高かった．これはパニック障害発症 1 か月前でより著明であった[12]．両群間でライフイベントの数は変わらないが，それを好ましくないと認知することがパニック患者では有意に多いとする研究もある[13]．ベトナム戦争に服務していた軍人と文官 820 万人中，参戦軍人 1,632 名，非参戦軍人 716 名，文官 668 名を対象として，11〜26 年後に精神医学的調査が行われた．激戦ストレス曝露群，すなわち，戦闘，略奪，暴力的虐待，生存意欲の喪失を経験した人においては，男性では過去 6 か月のパニック障害の発症率が，女性では生涯発症率が有意に高かった[14]．

　近年では，ストレスと遺伝学的に規定されている行動特性や性格の相互作用が重視されてきている．すなわち，ライフイベントに対する不安感受性，神経質さ，認知の仕方がストレスの多寡を決め，パニック障害の発症に関与するとされている[8]．

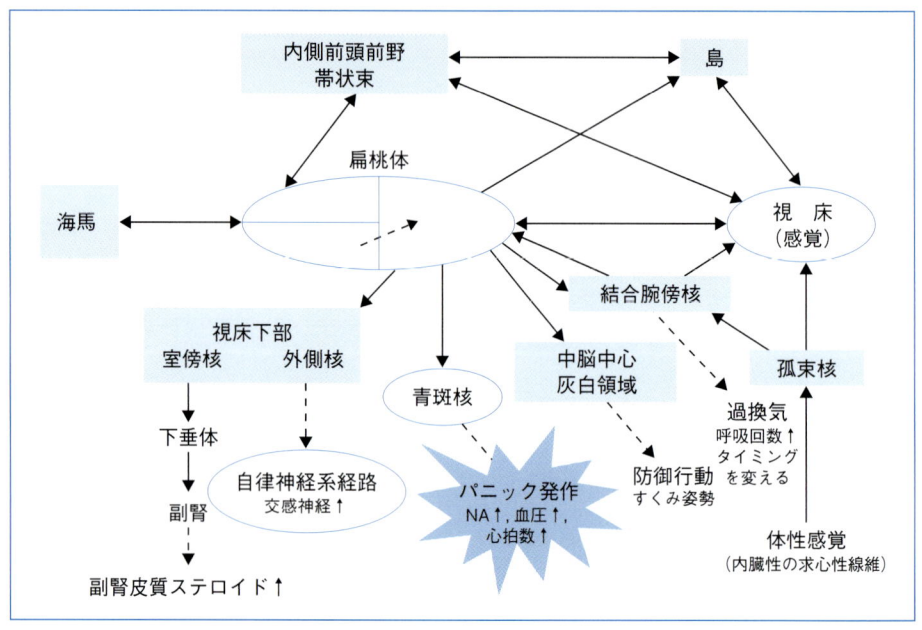

図 3-3 パニック障害の病態仮説
(Gorman JM, Kent JM, Sullivan GM, et al: Neuroanatomical hypothesis of panic disorder, revised. Am J Psychiatry 157：495, 2000 より)

パニック障害の脳内機構

　　　不安・恐怖症の脳内機構の解明は，近年，著しく進歩してきている．不安・恐怖に関係する脳部位は刺激の受容部位(辺縁系)，認知-検閲部位(評価系)および制御部位(調節系)に区分される．外部刺激が辺縁系の主要部位である扁桃体と島(内臓感覚)に視床経由で入ると，感覚的な体験が情動に関連した文脈情報を生み出す．これら辺縁系からの情報は背側前帯状回と背内側前頭皮質に達し，モニタリング・評価がなされる．さらにこの情報は腹内側前頭皮質に達し，情動調節の意識的努力が行われる[15]．この fear circuit を基盤にしたパニック障害の病態仮説モデル(図 3-3)では，扁桃体，海馬，視床，および脳幹核群が過敏状態となり，前頭前皮質に扁桃体の抑制不十分が起き，恐怖回路全域に不必要な活動性亢進が生じ，その結果パニック発作が発症する[16]．筆者らの研究グループは近赤外線スペクトロスコピーを使用し，未治療パニック障害患者に言語流暢性課題を課し検査した．その結果，対照群と比べ左下前頭葉での活性増加が低下していた(図 3-4)[17]．PET スキャンによる筆者らの別の研究においては，両側扁桃体，海馬，視床，そして中脳，橋尾部，延髄，小脳で糖代謝の増加が観察された[18]．これらの症例で認知行動療法により症状が改善したグループにおける糖代謝は，右海馬，左前帯状回，左小脳および橋では減少し，両側の内側前頭前皮質では増加していた[19]．そして，興味深いことに，不安と広場恐怖の改善の程度は左内側前頭前皮質の糖代謝増加の程度と相関を示した[19]．筆者らのこれら2つの研究所見は Gorman らの仮説を支持するものと考えられる．パニック障害に関する機能性脳

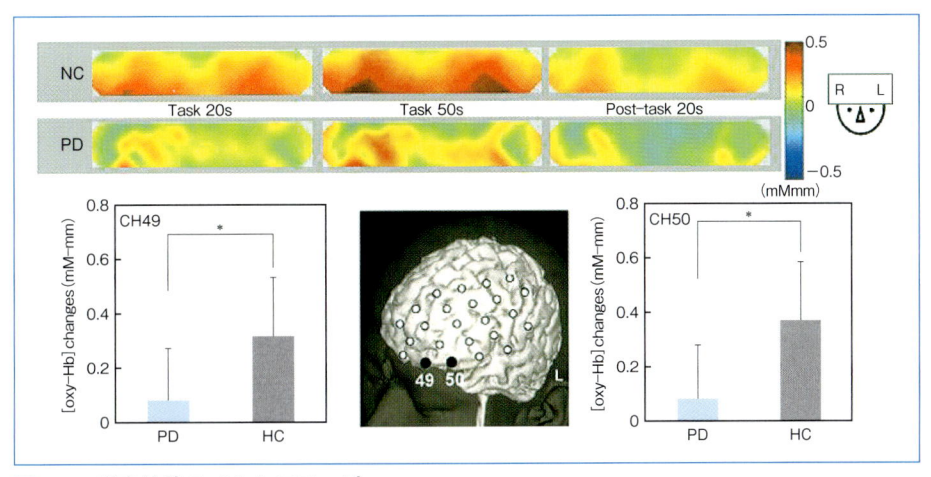

図 3-4 近赤外線スペクトロスコピー
対照(HC)群と比べパニック障害(PD)群では，言語流暢性課題に対する活性増加が左下前頭前野で低下している．
(Nishimura Y, Tanii H, Fukuda M, et al：Frontal dysfunction during a cognitive task in drug-naive patients with panic disorder as investigated by multi-channel near-infrared spectroscopy imaging. Neurosci Res 59：110, 2007)

画像研究の結果をまとめると[20]，扁桃体の活動性亢進が最も一致率の高い所見である．吻側前帯状回と背側前帯状回の活性は上昇している可能性が強い．扁桃体，内側前頭前皮質，島皮質および脳幹における抑制系神経伝達物質と関連する $GABA_A$-ベンゾジアゼピン受容体と 5-HT_{1A} 受容体は，減少するという報告がある．

症状と診断

1 | 主要な症状

(1)パニック発作

ある限定した時間内に激しい恐怖感や不安感とともに，図 3-5 に示す症状のうち 4つ以上が突然出現し，10 分以内にピークに達する状態である．DSM-IVパニック発作症状の 13 症状のうち 3 症状は精神症状であり，残りは身体症状である．4 症状に満たない状態はパニック不全発作という．筆者らが調査した 539 名の日本人での発作症状は，米国精神医学会の DSM-IV-TR で示されたものと多少異なる[21]．その発作症状の頻度を図 3-5 に示す．DSM-IV-TR と異なり「口の渇き」は 11 番目に多い症状となり，「熱感，冷感」が 14 番目の症状となった．それに引き続き「下肢の脱力」，すなわち"腰抜け"という「弱虫」の代名詞となっている症状がみられたことは日本的である．パニック発作の身体症状に原則的には医学的所見は認められない．それゆえ，医学的所見のある症状とは訴え方が多少異なることがある．その表現の仕方はいささか仰々しく，奇異な感じを与えることが往々にしてある．たとえば，"心臓がバクンバクンといって口から飛び出しそう"とか，"空気が薄くて息の仕方がわからない"，ま

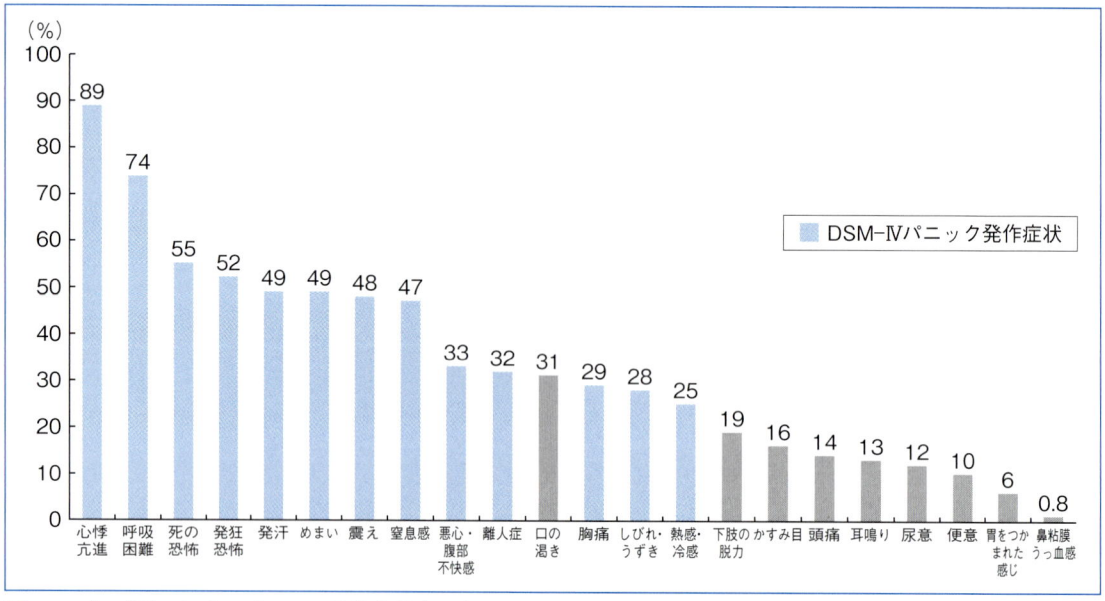

図 3-5　わが国におけるパニック発作症状〔なごやメンタルクリニック(n=539)〕
DSM-Ⅳと異なって，「口の渇き」が 11 番目に多い症状となり，DSM-Ⅳに含まれる「熱感・冷感」が 14 番目の症状となった．15 番目の「下肢の脱力―腰が抜ける」は日本人特有の症状である．
(Kaiya H, Harata S, Kitayama I, et al：Is the DSM-Ⅳ criteria of 13 panic symptoms valid for Japanese patients? Annual Meeting of American Psychiatric Association, 2000 より)

た，"胃を何かに掴まれて締め上げられている感じ"といった具合である．

(2)予期不安

パニック発作の再来をおそれる，または恐怖状況を予測して不安が惹起される状態である．すなわち，恐怖状況に直面することを想像し，不安にかられる状態である．パニック障害では著明で必発の症状である．

(3)広場恐怖

パニック発作が起きたときに助けを求められない，または逃げ出すことができない状況や場所を恐怖し，回避する状態である．広場恐怖の対象となる場所や状況は，地下鉄，高速バス，飛行機，美容院，列を作って並ぶ，歯科治療，1 人で家にいる，家から遠く離れる，高速道路を運転する，などである．要するにパニック障害患者は物理的および精神的拘束を嫌う．表 3-1 に DSM-Ⅳ-TR[22]の診断基準を示す．

一般住民の疫学調査においては，広場恐怖を伴うパニック障害の頻度はパニック障害全体の 21.9%[23]または 23.3%[24]であるが，臨床場面ではその頻度ははるかに高く，80% 前後である．それは，広場恐怖を伴うパニック障害のほうが臨床症状や社会的障害度が高度なので[24]，治療を求める割合が高くなるためであろう．

広場恐怖は特定の恐怖症の下位分類である「状況型」との鑑別が困難なことが多い．それは特定の恐怖症状況型の患者も広場恐怖と同じような場面―公共の輸送機関，ト

表 3-1 DSM-Ⅳ-TR の診断基準

広場恐怖の診断基準

A. 不意のまたは状況関連性のパニック発作あるいはパニック発作類似症状が起きたとき，逃げ出すことが困難である，または助けを求めることができないと考えられる状況にいることの不安．広場恐怖の恐怖対象は，自宅の外にいる，人混みの中で1人で立つ，橋を渡る，バス，列車，車で旅行するといった特徴ある一連の状況に関与している．もし，忌避行動が1つまたは2～3つの特別な状況に限られるならば，「特定の恐怖症」の診断を，また，忌避行動が社会的状況に限られるならば，「社交不安障害」の診断を考慮する
B. このような状況を避けたり（旅行範囲を制限する），さもなければパニック発作やパニック発作類似症状が出現するのではないかと心配して著明な苦痛を感じたり，誰かに同伴を頼む
C. これら不安や恐怖による忌避行動はそのほかの精神疾患，たとえば，社交不安障害（恥をおそれ社会的状況のみを忌避する），特定の恐怖症（エレベータのようなただ1つの状況を避ける），強迫性障害（汚されるという強迫観念をもつ人が汚いものを避ける），および分離不安障害（自宅や身内から離れることを避ける）により説明されがたい

広場恐怖を伴う（伴わない）パニック障害の診断基準

A. (1)と(2)を満たす
　(1)再発性で不意のパニック発作の出現
　(2)少なくとも1回の発作後1か月以上，以下の症状が1つ以上ある
　　(a)次の発作を心配する
　　(b)発作にかかわることやその結果を心配する（とり乱してしまう，心臓発作が起こる，狂ってしまうのではないかと考える）
　　(c)発作と関係する行動変化の存在
B. 広場恐怖が存在する（しない）
C. パニック発作は物質による生理的作用ではないし（薬物乱用や服薬），内科疾患によるものでもない（例，甲状腺機能亢進症）
D. パニック発作はそのほかの精神疾患，たとえば，社交不安障害（恥をおそれ社会的状況のみを忌避する），特定の恐怖症（エレベータのようなただ1つの状況を避ける），強迫性障害（汚されるという強迫観念をもつ人が汚いものを避ける），および分離不安障害（自宅や身内から離れることを避ける）により説明されがたい

パニック障害の病歴のない広場恐怖の診断基準

A. パニック発作類似症状が出現するおそれのある広場恐怖の存在
B. パニック障害の診断基準を満たさない
C. 物質による生理的作用（薬物乱用や服薬）や内科疾患によるものでもない
D. もし何らかの内科疾患があるならば，A項に示された広場恐怖はその病気で普通にみられる恐怖よりも激しい

〔American Psychiatric Association：Anxiety Disorders. the Diagnostic and Statistical Manual of Mental Disorders fourth edition, text revision. American Psychiatric Association, 2000（筆者訳）〕

ンネル，橋，エレベータ，飛行，自動車運転，閉鎖空間―をおそれるからである．また，特定の恐怖症のなかでも状況型の発症年齢は高く（13.4～21.8歳），パニック障害の発症年齢に近い．またほかの精神疾患の併発率が高いこと，内的感覚に対する予期不安があることから，病態としてもパニック障害と状況型の恐怖症はきわめて類似している．しかし，飛行機に乗ることに恐怖を抱いている者を対象とした場合，特定の恐怖症患者は飛行機の墜落が，パニック障害患者は飛行機の中でのパニック発作が恐怖対象であることから，両者は鑑別されうる[25]．

　DSM-5では広場恐怖は独立した障害となる．DSM-Ⅲまではパニック発作を経験して広場恐怖が出現するという考えが主流であったが，パニック発作のない広場恐怖も存

在するし[26]，発症年齢もパニック発作より広場恐怖のほうが早い（21.5歳：17.0歳）[24]．

(4) 非発作性不定愁訴

慢性期になるとパニック発作は消失し，パニック発作症状が穏やかにそして持続的に出現するようになる．理由のない軽い不安感（浮動性不安），波状に出現する軽い離人症状，そして種々の自律神経症状である．これら多彩な自律神経症状はパニック発作が初発してから20年後でも30年後でもみられるので，パニック障害後遺状態の不定愁訴かどうかは既往歴を確かめる必要がある．それが確実になれば，パニック発作の薬物療法が奏効する．また，パニック発作よりも広場恐怖のほうが治療抵抗性であるので，患者は広場恐怖に適応した生活をしている．生活上の不自由さや楽しみを等閑に付し，広場恐怖の症状を医師に訴えることはほとんどない．さらに，重症のパニック障害では10年以上経過したのち，原因不明の全身，種々の部位の頑固な疼痛や線維筋痛症，胃痙攣，慢性疲労症候群が発症することが時にある．

2 パニック障害の診断

表3-1に示したクライテリアに従えば，診断はさほど困難ではない．パニック障害の診断基準に"再発性で不意のパニック発作"とあるが，実際には必ずしも予期せずにパニック発作が生じるとは限らない[27]．筆者らは，パニック障害におけるパニック発作が初めて起きた状況を調べた．その結果，不意にパニック発作が起きた割合は，広場恐怖を伴うパニック障害では28%であり，広場恐怖を伴わないパニック障害でも70%にすぎなかった[28]．

パニック障害の診断においては，パニック発作の起こる状況よりも予期不安の有無がより重要である．この予期不安と広場恐怖のためにパニック障害の社会的障害度は高度になる．パニック発作があっても予期不安がない，または軽度であれば，別の疾患を考える必要がある（表3-2）[29]．

表3-2 パニック障害と鑑別すべき他の状態

アルコールからの離脱	副甲状腺機能亢進症
アンフェタミン乱用	甲状腺機能亢進症
喘息	低血糖
カフェイン症	甲状腺機能低下症
不整脈	マリファナ乱用
心筋症	閉経期症状
コカイン乱用	僧帽弁逸脱
冠動脈疾患	褐色細胞腫
クッシング症候群	肺塞栓症
使用薬物からの離脱	側頭葉てんかん
電解質異常	真性めまい

〔ウェーン・ケートン（著），道場信孝，竹内龍雄（訳）：パニック障害——一般臨床医のために．p74, 医学書院, 1992より〕

わが国で標準化されているパニック障害の主な臨床評価尺度は，米国で作られたパニック障害重症度尺度（Panic Disorder Severity Scale；PDSS）[30]と欧州で作られたパニック・広場恐怖尺度（Panic and Agoraphobia Scale-Japanese；PAS-J）[31]である．広場恐怖の臨床評価検査法には Fear Questionnaire や Mobility Inventory for Agoraphobia などがある[32]．

3｜パニック障害の発症年齢

なごやメンタルクリニックを1998年までに訪問した，外来患者511名のパニック障害の初発年齢について調査した．その結果，平均発症年齢は，29.3±9.0歳，男性28.5±8.3歳，女性30.4±9.6歳であった．一般人口の疫学調査では，発症年齢は当然ながらそれよりも若い．米国の疫学調査による平均発症年齢は，広場恐怖を伴うパニック障害が22.9歳，広場恐怖を伴わないパニック障害が23.6歳で，いずれでもパニック発作の平均発症年齢はそれらより約1年早い．また，広場恐怖を伴うパニック障害では広場恐怖の平均発症年齢はさらに早く17.0歳であった[24]．米国のさらに大がかりな疫学調査（NESARC）では広場恐怖を伴うパニック障害の発症年齢は28歳で，広場恐怖のないパニック障害の31.8歳より有意に若い．また，広場恐怖を伴うパニック障害は伴わないものよりも治療開始時期が早い（31.7歳：33.2歳）[23]．

4｜パニック障害の季節性

筆者らの調査によれば，パニック障害の発症は春と夏に有意に多い[33]．これは温度と湿度が上昇する時期であり，臨床場面でパニック障害患者はしばしば入浴中に発作を起こすという事実と一致する．実際，バルセロナでパニック障害患者が救急で搬送されるのは，熱風と雨降りの日に多く，季節では秋に多かった[34]．筆者らの研究によれば，パニック障害の症状には季節性があり，8月と12月に悪化することが多く，25.3％は季節性感情障害と診断されている[35]．反対に，季節性感情障害の23.7％にパニック障害が併発していたという報告がある[36]．

5｜睡眠時パニック発作

パニック発作は睡眠中でも起こる．睡眠時パニック発作はおそろしい夢を見て起こるのではなく，深い睡眠中に突然生じる．終夜睡眠脳波ではノンレム期，睡眠段階2～3のときに観察されている[37]．筆者らのクリニックを受診したパニック障害患者184名中72名（39％）に睡眠時パニック発作の既往があった．約3割の患者において睡眠時パニック発作が覚醒時発作に先行していた．まれに，睡眠時のみパニック発作を示す患者もいた．興味深いことに，このような人でも広場恐怖が認められた．睡眠時パニック発作がある人はない人に比べて発症年齢がやや遅く，臨床症状はやや重症

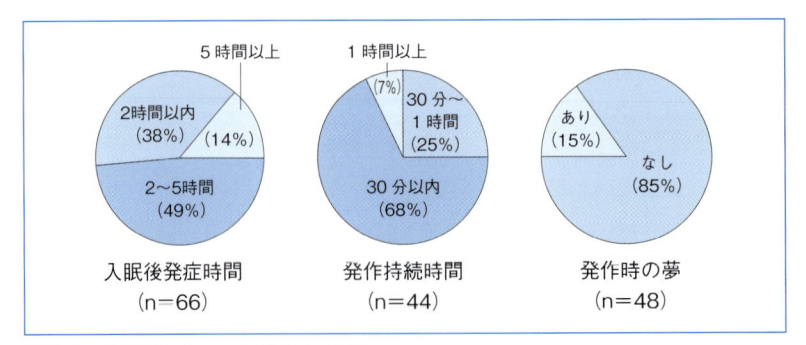

図 3-6　睡眠時パニック発作の様相

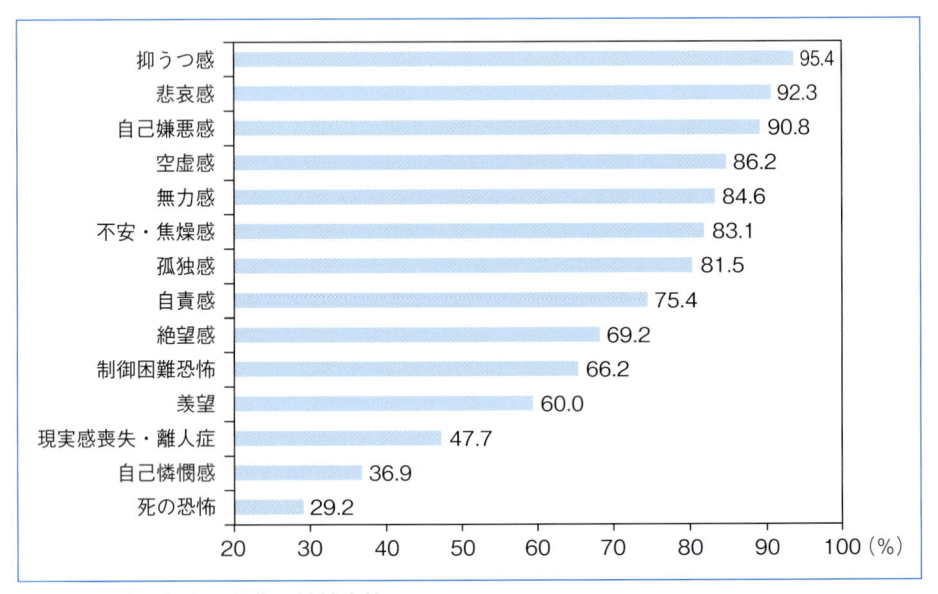

入眠後発症時間（n＝66）
- 5時間以上 (14%)
- 2時間以内 (38%)
- 2〜5時間 (49%)

発作持続時間（n＝44）
- 1時間以上 (7%)
- 30分〜1時間 (25%)
- 30分以内 (68%)

発作時の夢（n＝48）
- あり (15%)
- なし (85%)

図 3-7　不安・抑うつ発作の精神症状

- 抑うつ感　95.4
- 悲哀感　92.3
- 自己嫌悪感　90.8
- 空虚感　86.2
- 無力感　84.6
- 不安・焦燥感　83.1
- 孤独感　81.5
- 自責感　75.4
- 絶望感　69.2
- 制御困難恐怖　66.2
- 羨望　60.0
- 現実感喪失・離人症　47.7
- 自己憐憫感　36.9
- 死の恐怖　29.2

であった[38]．図 3-6 に睡眠時パニック発作の詳細を示した．睡眠時パニック発作は入眠後 2〜5 時間以内に生じ，持続時間は 30 分以内が最も多かった．本来，睡眠時パニック発作はノンレム期に生じるので夢を見ているときには少ないはずであるが，15% は夢を見ているときに生じたと報告している．睡眠時パニック発作を起こしてからの睡眠障害は，入眠障害，中途覚醒，早朝覚醒の順に多かった．

6│不安・抑うつ発作

　パニック障害患者の 45% に突然，理由なく，抑うつ気分，不安・焦燥感，孤独感，無力感，絶望感，空虚感などの激しい陰性感情が発作的に出現する（図 3-7）．この状態は従来の成書には記載がなく，筆者らは不安・抑うつ発作（anxious-depressive paroxysm；DAP）と名づけた[39-41]．不安・抑うつ発作はパニック発作の精神症状版といってよい状態である．そして，多くでは，その前後に流涙がみられ，パニック発作

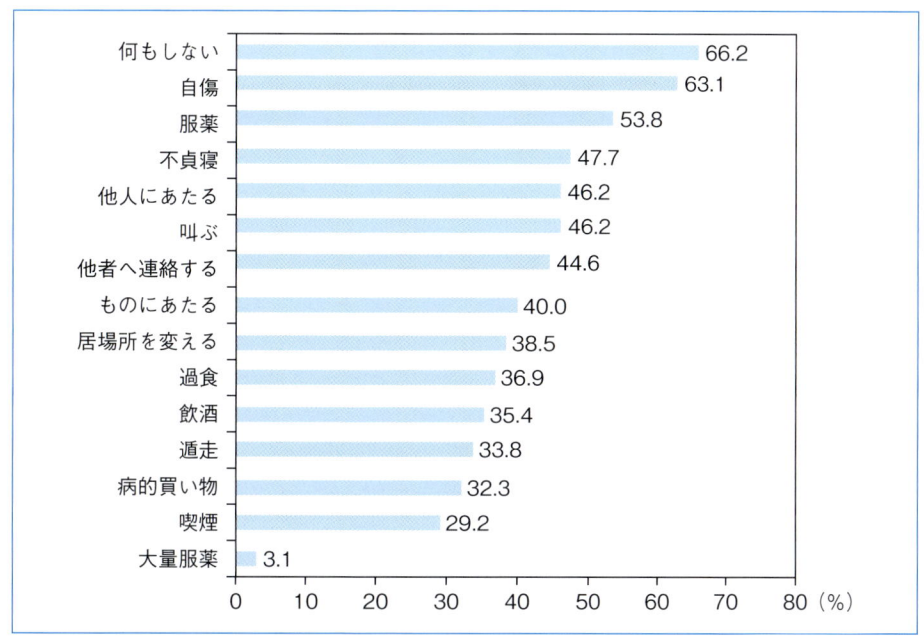

図3-8 不安・抑うつ発作に対する対処行動

対処行動	%
何もしない	66.2
自傷	63.1
服薬	53.8
不貞寝	47.7
他人にあたる	46.2
叫ぶ	46.2
他者へ連絡する	44.6
ものにあたる	40.0
居場所を変える	38.5
過食	36.9
飲酒	35.4
遁走	33.8
病的買い物	32.3
喫煙	29.2
大量服薬	3.1

の軽い身体症状も認められる．さらに，8割近くでは，この陰性感情発作に引き続き，過去の嫌悪すべき記憶がフラッシュバックする．そして，この発作の苦しい状態から気を紛らわすために自傷，遁走，過食，暴力行為をはじめとする種々なる問題行動がみられる（図3-8）．不安・抑うつ発作とパニック発作は交代性に出現することから同じ病理が根底に存在すると考えられる．

臨床場面で不安・抑うつ発作を認知することはきわめて重要である．不安・抑うつ発作は非定型うつ病の70％以上に認められ，パニック障害がうつ病を併発する前駆症状であり，さらに主症状となっていく．不安・抑うつ発作を自ら医師に訴える患者はまれである．「わけもなく突然激しく不安になったり，うつが襲ってくることはありませんか？」といった質問を診察者のほうから投げかけ，不安・抑うつ発作の存在を確かめる必要がある．パニック発作のある（あった）患者で，リストカットをはじめとする問題行動がみられたら，不安・抑うつ発作の存在を必ず確かめる必要がある．後述するように，不安・抑うつ発作の治療には認知行動療法的なアプローチと効果的な薬物療法があり，不安・抑うつ発作が消失すると多くの患者は見違えるほど元気になる．

7 | 怒り発作

98名のパニック障害患者を怒り発作質問票[42]を用いて調査した．その結果，30.6％が怒り発作の診断基準を満たした．怒り発作のあった患者はうつ病自己評価尺度の得点が有意に高かった[43]．近年，怒り発作はDSM-IVにおいて間欠性爆発性障害として

定義されており，パニック障害における生涯有病率は21.4%であった[44]．

8 | パニック障害にみられる身体疾患

米国のNational Comorbidity Survey(NCS)のサンプル5,877名の調査結果をみると，不安障害のなかでは心的外傷後ストレス障害(PTSD)，パニック発作，広場恐怖が高率に慢性の身体疾患を併発していた[45]．3,672名のパニック障害患者群と18,360名の対照群を用いた台湾の研究では，パニック障害患者は高率に身体疾患を併発していた(図3-9)[46]．

(1)心臓疾患

パニック障害では急性冠不全の危険性が高く，死亡率も高い[47]．3,888名のパニック障害患者を7年間追跡調査すると，1.2%の人に心房細動が生じた．これは100万人の対照では0.9%であったのに比し，有意に高率であった[48]．この例はパニック障害が心臓疾患を生じやすいことを示すが，これとは異なる事例もある．たとえば，ペースメーカ装着後[49]や心臓移植手術後[50]にパニック障害が発症した症例が報告されている．パニック障害患者では自律神経失調状態と不健康なライフスタイルのために心疾患になりやすい．これを克服するためには規則的な運動と認知行動療法が有用で

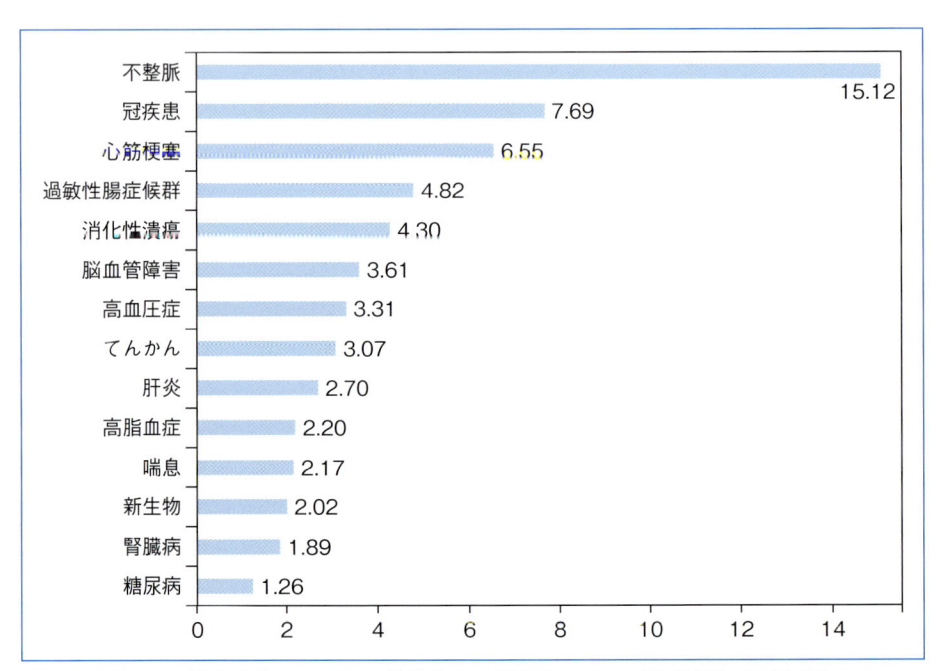

疾患	オッズ比
不整脈	15.12
冠疾患	7.69
心筋梗塞	6.55
過敏性腸症候群	4.82
消化性潰瘍	4.30
脳血管障害	3.61
高血圧症	3.31
てんかん	3.07
肝炎	2.70
高脂血症	2.20
喘息	2.17
新生物	2.02
腎臓病	1.89
糖尿病	1.26

図3-9　パニック障害患者3,672名に併発する内科疾患のオッズ比(対照18,360名)
台湾で実施した健康調査においてパニック障害のない人．
(Chen YH, Lin HC：Patterns of psychiatric and physical comorbidities associated with panic disorder in a nationwide population-based study in Taiwan. Acta Psychiatr Scand 123：55-61, 2011 より)

ある[51]．Fleetら[52]は文献展望から男性のパニック障害患者には明らかに心臓死が多いことを示し，心血管系症状を訴えるパニック障害患者に対する治療指針を示している．それによると，循環器内科を中心にした定期的な健診を勧める，症状を悪化させるので患者には心臓死の危険性を告げない，心筋毒性のある三環系抗うつ薬は処方しない，そして，パニック障害の維持療法を続けること自体に危険性を軽減させる可能性がある，とされている．

(2) 慢性閉塞性肺疾患

頻度は一般人口(1.5～3.5%)に比べ，パニック障害では10倍高い[53]．

(3) 過敏性腸症候群

パニック障害に高率にみられる内科疾患である．筆者のクリニックの初診患者123名(男性28名：女性95名)のうち48名(39%)は，過敏性腸症候群と診断された[54]．そのなかで17名(35%)はパニック障害が先行，15名(31%)は過敏性腸症候群が先行，両障害が同時に発症した患者は8名(17%)であった．過敏性腸症候群をもつパニック障害患者はもたない患者より予期不安が強く，そして，広場恐怖の頻度が高く(71%：56%)，その程度が強いという結果であった．さらに，うつ病自己評価尺度の得点は，過敏性腸症候群を伴う患者のほうが高かった．

(4) 頭痛

専門クリニックの患者100名中27名がパニック障害であった[55]．頭痛のパニック障害におけるオッズ比は2.9で，筋緊張性頭痛に限ると6.3であった[56]．逆に，パニック障害患者53名において79.6%は何らかのタイプの頭痛をもっていた．片頭痛は61.1%，筋緊張性頭痛は60.7%，そして，群発頭痛は1.8%であった．パニック障害の治療により57.6%の患者の片頭痛が改善した[57]．

(5) 慢性疼痛

NCSのデータ5,877名を調査した結果，不安・抑うつ疾患のなかではパニック障害での頻度が最も高く，そのオッズ比は4.27であった[58]．45名の線維筋痛症患者のうち27%はパニック障害であった[59]．

(6) めまい

耳鼻咽喉科にめまいで訪問した患者50名と聴覚障害で訪問した患者50名に対して精神医学的調査が行われた[60]．前者では20%(10名)にパニック障害の確定診断がなされ，さらに24%の患者はまれにパニック発作があるか，または，不全パニック発作をもっていた．後者ではパニック障害は全く認められず，8%の患者にまれなパニック発作，または不全パニック発作がみられた．これらパニック障害患者10名のパニック発作症状で最も多かったのは，もちろん，めまい(90%)であり，次に悪心

(55%),そして心悸亢進(50%)と続いた.パニック障害と平衡障害の平均発症年齢は,42歳と44歳であった.パニック障害と確定診断された10名のうち8名には末梢性前庭障害,2名には中枢性または非特異的前庭障害があった.

(7) 睡眠障害

パニック障害にもしばしば種々な睡眠障害がみられる.筆者のパニック障害患者100名の調査によれば,86%には何らかの睡眠障害があり,熟眠障害が最も多く,入眠障害は最も少なかった.早朝覚醒や覚醒障害を訴える患者はうつ病自己評価尺度得点が高いが,これにはパニック障害に併発するうつ病―パニック性不安うつ病―にみられる諸症状が深く関係していると考えられる[61].

(8) 疲労[62,63]

慢性疲労を訴えて内科を受診した患者200名のうち13%はパニック障害だったと報告されている[64].パニック障害の慢性例では疲労が最も厄介な症状である.これは,抑うつと関係し,パニック性不安うつ病やパニック障害後に出現する非定型うつ病の鉛様麻痺に連なる症状と考えられる.筆者の診療所の患者356名と健常対照者1,011名を多面的疲労調査票(MFI)で調べると(図3-10),抑うつのある群はない群よりも疲労度が有意に高かった.抑うつのある群のなかでパニック障害がある人では疲労度はさらに高かった.抑うつがないと,パニック障害患者と健常者の間で疲労度に違いはなかった.MFIの下位項目である「活動性の低下」の得点は(図3-11),パニック障害のある抑うつ群はパニック障害のない抑うつ群よりも著明に高かった.抑うつのないパニック障害患者は抑うつのない健常者よりも低かった.このことは,パニック障害に抑うつがないと活動性はむしろ健常者よりも高いことを示している.仕事の遂行度による疲労・倦怠感の評価尺度(performance status;PS)でみると,パニック障害群の得点は抑うつの有無にかかわらず,対照群より有意に高かった.この結果は,パニック障害患者は仕事がなかなかできない人が多いという臨床経験と一致する.

コモビディティ

パニック障害は多くの精神疾患に併発している.European Study of the Epidemiology of Mental Disorders(ESEMeD)によれば,何らかの精神疾患がパニック障害と広場恐怖を併発している割合はそれぞれ,69.0%と87.4%と非常に高率である[65].反対にNational Comorbidity Survey Replication(NCS-R)によれば,広場恐怖を伴うパニック障害に何らかの精神疾患が伴う割合は100%である[66].

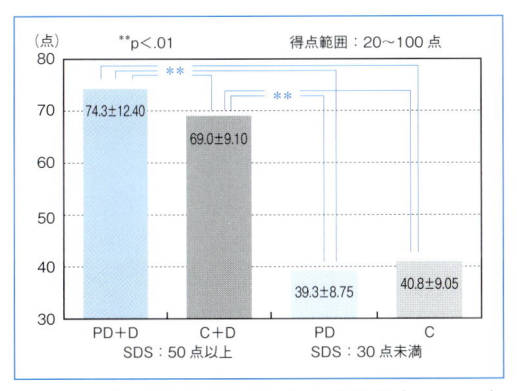

図 3-10　多面的疲労調査票(MFI)総得点による各群の疲労度
- PD＋D 群 (n＝80)：SDS 得点 50 点以上 (平均 55.1±4.3) のパニック障害
- C＋D 群 (n＝66)：SDS 得点 50 点以上 (平均 53.4±3.9) の対照群
- PD 群 (n＝59)：SDS 得点 30 点未満のパニック障害
- C 群 (n＝306)：SDS 得点 30 点未満の対照群

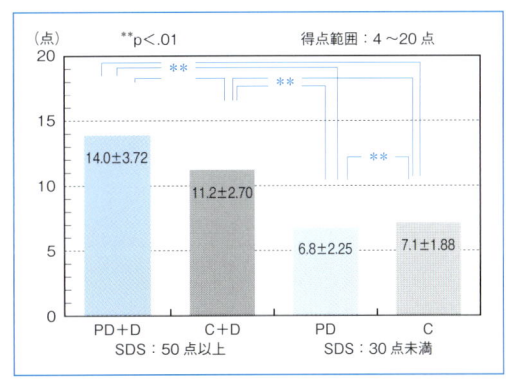

図 3-11　多面的疲労調査票(MFI)の下位項目「活動性の低下」
- PD＋D 群 (n＝80)：SDS 得点 50 点以上 (平均 55.1±4.3) のパニック障害
- C＋D 群 (n＝66)：SDS 得点 50 点以上 (平均 53.4±3.9) の対照群
- PD 群 (n＝59)：SDS 得点 30 点未満のパニック障害
- C 群 (n＝306)：SDS 得点 30 点未満の対照群

1│ほかの不安障害の併発

National Epidemiologic Survey on Alcohol and Related Conditions(NESARC)によれば，パニック障害が何らかの不安障害を併発している割合は，パニック障害全体で 49.8％，広場恐怖を伴う場合はさらに高率で 84.5％ である（図 3-12）．広場恐怖を伴うパニック障害が恐怖性不安障害を伴う割合（特定の恐怖症の併発率 65.0％，社交不安障害の併発率 52.1％）は，非恐怖性不安障害の併発率（全般性不安障害の併発率 34.5％）より高い（図 3-12）．これら恐怖性不安障害の平均発症年齢をみると，状況型を除く特定の恐怖症：6.3～13.6 歳[67]，社交不安障害：15.1 歳[68]，パニック発作のない広場恐怖：17 歳[66]，広場恐怖を伴うパニック障害：28 歳[69] となり，後年に発症する恐怖性不安障害ほど何らかの不安障害を併発する割合が高くなる（図 3-12）．このようにみていくと発症年齢が比較的遅い広場恐怖を伴うパニック障害は，究極の恐怖性不安障害ということができる．

2│気分障害の併発

(1)併発の頻度

気分障害はパニック障害を高率に併発する．大うつ病におけるパニック障害の併存率は NCS-R 研究では 14.6％[70]，NESARC 研究では 13.2％[71] である（図 3-12）．NCS-R 研究において，パニック障害関連の状態が何らかの気分障害を併発する割合は，パニック発作のみ：36.0％，広場恐怖を伴うパニック発作：64.2％，広場恐怖を伴わないパニック障害：50.0％，広場恐怖を伴うパニック障害：73.3％ で，広場恐怖の存在が

		Stinson, et al. (2007)	Grant, et al. (2005)	Vesga-Lopez, et al. (2008) [Grant, et al. (2005)]	Grant, et al. (2006)	Grant, et al. (2006)	Hasin, et al. (2004)
25歳前後	何らかの気分障害 (19.5%)	42.2%	55.0%	75.1%	57.6%	68.3%	
	大うつ病 (13.2%)	29.6%	33.4%	42.3%	33.4%	39.0%	
	広場恐怖を伴うパニック障害 (1.1%)	7.6%		9.2%			3.1%
	全パニック障害 (5.1%)	16.7%	20.4%	24.6%			13.9%
10歳前後	全般性不安障害 (4.1%)	14.4%	21.6%		19.7%	34.5%	15.0%
	社交不安障害 (5.0%)	19.4%		26.4%	20.0%	52.1%	12.8%
	特定の恐怖症 (9.4%)		36.4%	33.1%	30.2%	65.0%	20.4%
何らかの不安障害 (16.2%)		45.8%	55.0%	56.0%	49.8%	84.5%	41.4%

※各障害はおおむねの発症順に並べた.
各疾患の有病率は Conway KP, Comptom W, Stinson FS, et al：Lifetime comorbidity of DSM-Ⅳ mood and anxiety disorders and specific drug use disorders：results from the National Epidemiologic Survey on Alcohol and Related Conditions. J Clin Psychiatry 67：247-257, 2006 より.

図 3-12　パニック障害が何らかの不安障害を併発している割合
National Epidemiologic Survey on Alcohol and Related Conditions（NESARC）の研究結果をまとめたもの．広場恐怖を伴うパニック障害を例にとってみると，その生涯有病率は 1.1%，何らかの気分障害の併発率 68.3%，大うつ病の併発率 39.0%，全般性不安障害の併発率 34.5%，社交不安障害の併発率 52.1%，特定の恐怖症の併発率 65.0%，何らかの不安障害の併発率 84.5% となる．

気分障害のうつ病の併発率を高めている[66]．また，この研究では広場恐怖の存在はほかの不安障害の併発率も高めている．

　気分障害を単極性と双極性の観点からみたとき，疫学研究では双極性障害でのパニック障害の併発率は 32.9%（オッズ比 14.0）であったのに対して，大うつ病性障害では 9.9%（オッズ比 4.0）であった[72]．逆にパニック障害からみた場合，筆者らのクリニックのパニック障害患者 649 名を調査した結果，双極性障害Ⅰ型を 5.2%，双極性障害Ⅱ型を 17.1% 併発していた[73]．パニック障害に併発する気分障害は双極性障害のほうが多く，Ⅰ型よりⅡ型の頻度が高い．ソフトバイポーラを研究しているグループはパニック障害の 3 割以上に気分高揚気質を認めたと報告している[74]．

(2) 併発の様態

　不安障害と大うつ病性障害の関係を調べるために 14〜24 歳までの 2,548 人を 4 年間追跡調査したミュンヘンの追跡疫学研究では[75]，大うつ病性障害の発症のオッズ比は，パニック障害では 3.4 で全般性不安障害に次いで高かった．不安障害のなかでパニック障害だけが必ずしもうつ病に先行することはなかった．パニック障害とうつ病はどちらが先に発症するかという研究では，32.5% がうつ病先行，37.5% がパニック障害先行で，残りがほぼ同時に発症したという[76]．NCS 研究によると，パニック障

害が大うつ病を併発するとパニック障害だけの場合より，障害度や，重症度，専門家の援助を求める頻度，欠勤の頻度，自殺企図の頻度が高くなり，最近のパニック発作の数も多くなった．大うつ病ではパニック障害を併発した群のほうがしなかった群よりも，障害度や重症度が同様に高かった．そして同じように，専門家の援助を求める頻度，自殺企図の頻度が有意に高く，抑うつエピソード回数も有意に多かった．パニック障害発症と大うつ病発症の時間的関係は影響しなかった[77]．

(3) 併発の要因

パニック障害の治療がなされないほうがなされた場合より，うつ病の併発が多いことを示した研究がある．治療を受けた群(77名)では19.2%が，受けなかった群(78名)では44.7%が大うつ病を発症した[78]．パニック障害におけるうつ病併発の要因は社交不安障害が併発していることであり[79]，社交不安障害においてうつ病が併発する要因は3つ以上のほかの不安障害が併発しているか，またはパニック障害が併発していることである[80]．要するに，パニック障害にうつ病が併発しているときには，ほかの不安障害(社交不安障害)も併発していることが多い．

3 | パニック障害−うつ病症候群はあるか

Kesslerら[81]は，パニック障害とうつ病を併発した場合に，その半数がさらにほかの精神疾患(多くはパニック障害に先駆する不安障害)をもつことから，独立した"不安−抑うつ症候群"の存在を示唆した．この考えを支持する研究がほかにもある[82]．Weissmanら[83]は大うつ病とパニック障害とその併発例の家族研究を行った．彼らはうつ病とパニック障害は家族性発症の違いからおのおの別個の障害であることを示唆し，パニック障害と大うつ病の併発はさまざまな病気の症候群であると考えた．Maierら[84]は，パニック障害とうつ病の併発障害の大部分は非家族性因子によるものと考察した．Mannuzzaら[85]の家族研究では，パニック障害と大うつ病の併発障害は独立した疾患単位であることが示唆された．最近の双生児研究では大うつ病，パニック障害，広場恐怖，社交不安障害が共通した遺伝的因子をもつことが示唆されている[86]．筆者は最近，パニック障害をはじめとする恐怖性不安障害が抑うつを呈している状態を不安−抑うつ症候群とする考え方を提出した[87]．

以上の家族研究と双生児研究から，パニック障害とうつ病を併発した障害が疾病単位として存在することは断定できないが，少なくともパニック障害に引き続く臨床病態にはかなり共通性があるものと筆者はとらえている．筆者はパニック障害に引き続くうつ病を「パニック性不安うつ病」として，その臨床特徴を記載した(表3-3)[88]．ここで強調すべきことは，パニック障害に引き続く大うつ病の6割以上は非定型うつ病であり[89]，大部分の症例で前述した不安・抑うつ発作が認められることである．パニック障害に併発するうつ病は非定型うつ病が多く，非定型うつ病は双極Ⅱ型障害が多いことが報告されており[90]，当初に述べたパニック障害に併発する気分障害は双極

表 3-3 パニック性不安うつ病の臨床特性:Ver 22(平成 25 年 1 月 貝谷久宣)

(A) DSM-Ⅳ-TR における広場恐怖を伴うまたは伴わないパニック障害およびその不全型の病期中にみられるか,あるいはそれに引き続く,大うつ病エピソード,気分変調性障害,双極性障害,気分循環性障害の診断に対応するうつ状態がある.ただし,この診断基準に含まれる"ほとんど毎日,ほとんど 1 日中"という条件を満たさないことがある

(B) これらの抑うつ状態は,都合のよいことがあれば軽減・消滅し,ささいな都合の悪いことにより著しく悪化する.気分反応性があるが,病状が極度に進行すればこの気分反応性は消失する

(C) 抑うつ状態は,不安・抑うつ発作として認められることが多い.不安・抑うつ発作が頻発し慢性化すると,それに引き続き反応性抑うつが生じ,情動障害が気分障害になっていく

(D) 不安・抑うつ発作は誘因なく,夕方から夜間にかけて出現することが多いが,例外もある
- 不安・抑うつ発作の特徴:強い不安または抑うつを感じるはっきりほかと区別できる期間で,以下の精神症状のうち 2 つ以上と身体症状の 1 つ以上が突然または短時間のうちに発現し,30 分以内でその頂点に達する
- 不安・抑うつ発作の精神症状
   1. 不安・焦燥感, 2. 悲哀感, 3. 自己嫌悪感, 4. 絶望感, 5. 孤独感, 6. 無力感, 7. 抑うつ感, 8. 自己憐憫感, 9. 自責感, 10. 羨望, 11. 空虚感, 12. 現実感喪失・離人症, 13. 発狂恐怖, 14. 死の恐怖, 15. フラッシュバック
- 不安・抑うつ発作の身体症状
   1. 流涙, 2. 動悸,心悸亢進,ないし心拍数の増加, 3. 発汗, 4. 身震いまたは震え, 5. 息切れ感または息苦しさ, 6. 窒息感, 7. 胸痛または胸部の不快感, 8. 悪心または腹部の不快感, 9. めまい感,ふらつく感じ,頭が軽くなる感じ,または気が遠くなる感じ, 10. 異常感覚(感覚麻痺またはうずき感), 11. 冷感または熱感
- 不安・抑うつ発作に対する対処行動
   1. 感情の爆発(泣く,叫ぶ,など), 2. 攻撃,器物破損, 3. 自傷行為, 4. 過剰服薬, 5. 浪費(多買), 6. 過食, 7. 物質依存(タバコ,アルコール), 8. 尋常でない性行為, 9. メールまたは電話, 10. 遁走, 11. 賭博行為

(E) 自然経過中に抑うつ状態とパニック障害症状(パニック発作・予期不安・広場恐怖)は交代性の消長を示す

(F) 人間関係における過敏性が認められ,社会的障害度を助長する.これは幼小児期から存在する対人緊張,社会不安が,パニック障害・うつ病の発症によりより鮮鋭化したものと考えられる

(G) 病状の進行とともに,行動・性格変化が出現する.これは前掲の不安・抑うつ発作への対処行動と病状の進行による前頭葉機能低下によるものとが含まれる.下記の前頭葉機能低下症状は病状の改善とともに多少軽減する
   1. 感情移入過多,客観性の喪失—はまりやすい/熱中しやすい/耽溺
   2. 自他の境界不明瞭—気分が感染しやすい/感応性亢進
   3. 直情的・自己中心的思考—待てない/許せない/我慢できない/勝手がよい/お節介
   4. 短絡的思考—早とちり/熟慮がない/おっちょこちょい
   5. 過敏性/感受性亢進—激しい嫌悪感,ハーム・アボイダンス行動,回避性パーソナリティ障害
   6. 怒り発作とその後の激しい自己嫌悪感
   7. 依存性亢進—依存性パーソナリティ障害
   8. 過剰関与—おせっかい,付和雷同

(H) 以下の身体症状が出現することがある
   1. 睡眠覚醒リズムの障害(過眠,入眠障害,夜間過覚醒)
   2. 過食または著明な体重増加
   3. 発作性疲労感(肩こりを含む)—鉛様麻痺
   4. 起立性低血圧
   5. 下痢
   6. 胃痙攣発作,特に夜間

付帯事項
   1. ほかの不安障害(特定の恐怖症,社交不安障害など)の既往歴が多い
   2. 気分障害およびアルコール中毒の家族歴がしばしばある

(つづく)

表 3-3 つづき

3. 男性よりも女性に圧倒的に多い
4. 若年発症ほど経過が長い傾向にある
5. パニック障害の病状が安定してからもパニック発作が散発的に出現する
6. 激しい不安・焦燥に対して感情調整薬（バルプロ酸ナトリウム，ガバペンチン，カルバマゼピン）や抗精神病薬（ハロペリドール，リスペリドン，クエチアピン，オランザピン，アリピプラゾール）を必要とすることがしばしばある
7. 長期の社会的機能（就労，通学，主婦の役割）の障害を示すことが多く，時に短期の入院を必要とする．家族の負担が重く，家族もカウンセリングを希望したり，受診したりすることがある
8. 3割前後が経過中に軽躁状態を示す（ソフトバイポーラ）
9. 障害による性格変化が顕著な例は，依存性，回避性，自己愛性，境界性のパーソナリティ障害の診断がなされることがある
10. 不安・抑うつ発作にみられるフラッシュバックの内容は患者にとってトラウマになっていることが多い．それが古い出来事であっても，あたかも最近にあったかのように行動することがまれにある（現在・過去混同症候）．この行動化は，訴訟，報復行動など攻撃的な内容になることが時にある
11. 不安・抑うつ発作でフラッシュバックがある症例では，心的外傷後ストレス障害のA項目以外の診断基準を満たす症例が多い

〔貝谷久宣：非定型うつ病―不安障害との併発をめぐって．精神医学 52：842-843, 2010 より〕

II型障害が多いという見解と一致する．

治療

1 | 心理教育

　治療に先立ち病気についての知識を与えることや，薬物療法や心理療法についての説明は，患者の病気への不安を和らげ，治療へのアドヒランスを高めるうえで重要である．心理教育を行いプライマリ医が共同で電話相談をした場合では，病状やQOLなどすべての面で従来診療よりまさるという報告がなされている[91]．

　筆者らの施設では，パニック障害患者に対して，初診後1週間以内に，臨床心理士がパワーポイントを使い集団心理教育を行っている．この治療ガイダンスには，病気の症状，経過，原因，治療法，薬物療法，不安への対処法，パニック発作への対応，ストレス・コーピング，女性性に関する事柄が含まれている．この心理教育では，患者は直接質疑応答でき，ほかの患者とも情報を交換できるのでパンフレットの提供だけより効果が高いと考えられる．この50分間のセッションの効果について図3-13[92]に示す（このスライドを希望する医療関係者は無料提供します．office@fuanclinic.comに所属と使用目的を書き添えご連絡ください）．

2 | 認知行動療法（CBT）

　CBTはパニック障害の精神療法のなかでもエビデンスのある治療法の1つであ

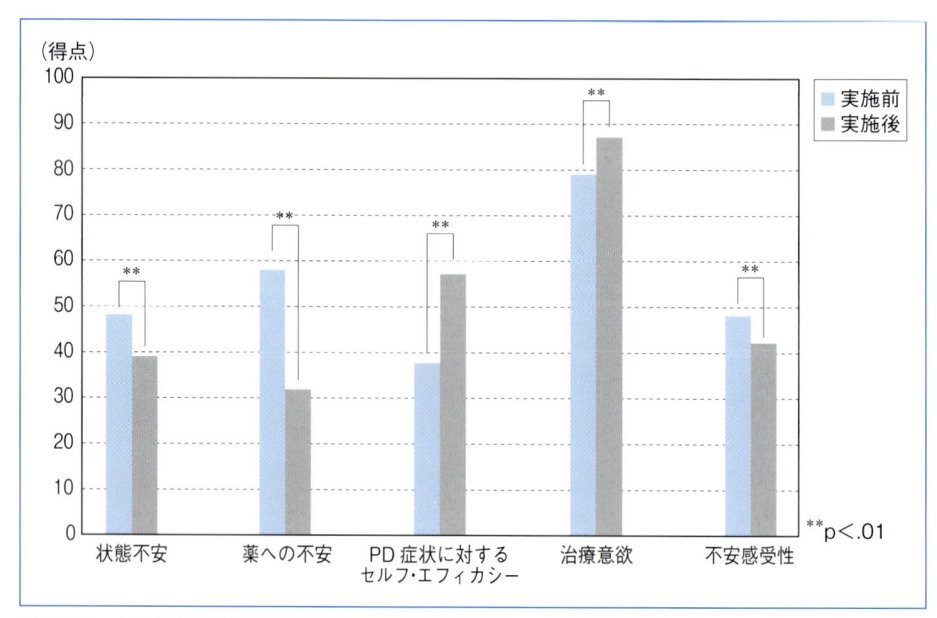

図 3-13　心理教育の効果
〔貝谷久宜，横山知佳：心理教育．熊野宏昭，久保木富房（編著），貝谷久宜（編集協力）：パニック障害ハンドブック―治療ガイドラインと診療の実際．p 58，医学書院，2008 より〕

る[93]．パニック障害に対する CBT は，①不安に関する認知行動的心理教育，②予期不安の低減と回避行動の消去に関する認知行動的心理教育，③身体反応のコントロール法の練習，④曝露法導入と回避行動の消去，⑤行動と認知の修正，といった構成要素からなっている[94]．パニック障害に対する CBT の効果発現は比較的早く[95]，薬物療法の効果がなかった患者にも治療価値があり[96]，薬物療法よりも受け入れられやすい[97]．CBT はパニック障害に伴うほかの精神疾患も同時に治療できる．Tsao ら[98]は，うつ病，全般性不安障害，単一恐怖を合併症にもつパニック障害患者に 16 セッションの CBT を行い，合併症の割合を 61% から 37% に減少させた．CBT はベンゾジアゼピン系薬（BZD）治療よりも治療終了後の効果が長く続くといわれている[99]．BZD を断薬したあとに CBT を受けた人の再発率は 0% であったが，受けなかった人では 50% であった[100]．CBT はパニック障害を発症する危険性のある人々に対して予防的効果をもたらす．パニック発作があり過敏になっている人に対する CBT は，半年後のパニック障害発症を実施群では 1.6% に抑えたが，非実施群では 13.6% が発症した[101]．

　CBT は個人で行われる場合も集団で行われる場合もある．われわれは過去数年間，パニック障害の CBT をグループ療法として行ってきた．これは個人療法と比べ，効果は同じかまたは多少高い傾向にあり，費用の面からも利点が大きい[102]．21 世紀の精神療法として，バーチャルリアリティ[103]やインターネットが利用され始めており[104]，その効果は従来の人間による CBT と変わらないと報告されている[105]．現在，筆者らの施設でもパニック障害をはじめとする不安障害の CBT 治療をサイバークリニックで行っている[106]．また，薬物を使用した CBT の新しい研究が始まった．曝露

療法の重要な要素である消去学習に glutametergic *N*-methyl-ᴅ-aspartate（NMDA）受容体が重要な作用をしていることが動物実験で明らかになっている．この NMDA アゴニストである D-サイクロセリンが恐怖症に対する曝露療法の効果を高めることが報告されている．将来，D-サイクロセリンは薬物による CBT 効果増大療法として注目されると考えられる[107]．

(1) パニック障害における CBT の実際

　パニック障害に対する CBT プログラムにおける主要なポイントを挙げる．実際の治療では治療者がこれらの要点を適宜採用し，1つのパックとして応用する．

a) 治療前アセスメント：State-Trait Anxiety Inventory 日本語版，Mobility Inventry for Agoraphobia，Self-rating Depression Scale（SDS）日本語版，自覚的障害単位（subjective unit of disturbance：SUD）．

b) 心理教育：症状形成機序，不安のメカニズム，不安による身体・行動・認知の変化とそれへの対応の仕方，自己効果感の意義，パニックアタックフォームの記入〔①パニック発作の起こった日時，②発作の予期の有無，③パニック発作の症状，④その恐怖感の重症度の点数化（SUD），⑤発作時の状況と対処法〕について説明する．

c) 身体反応への対応：リラクセーション―筋弛緩法と呼吸法の練習．

d) エクスポージャー：原理―恐怖とは恐怖場面に直面しても限りなく膨らんでいくものではなく，ある時間が経過すると徐々に静まるものである―の学習．安全確保行動（回避）をとると恐怖感は減少しない．恐怖場面への曝露が繰り返されるたびに恐怖感は低減していく．不安階層表（その患者に固有の恐怖場面を SUD から 10 段階に分けた表）に沿って，強度の低い場面から曝露していく．

e) 不安管理訓練：セルフモニタリング―恐怖場面での SUD を評点する．自己観察することは恐怖心から離れることであり，自己を客観視するという高等な精神作業である．恐怖感が低下していくことを自覚できると，セルフエフィカシー（自己効力感）が高まる．これによりさらに治療への熱意が高まる．

①選択的注意の振り分け法：不安への注意を患者が興味をもつもの（音楽プレーヤーや本など）に転換させる．

②自己教示法：恐怖場面において恐怖感を消す内容の言葉を呟かせる．たとえば，"大丈夫！　大丈夫！"といった言葉である．

③自己強化法：曝露訓練を遂行できたら自分でよくやったと自分を賛嘆したり，自分に褒美を与える．

④思考中断法：恐怖感を瞬間的に消すことが可能であることを体験させる．たとえば，腕に巻いたゴム輪を強くはじく．

f) 認知の変容：「全か無か思考」「過度の一般化」「マイナス化思考」「結論の飛躍」「拡大解釈と過小評価」「感情的決めつけ」などの認知のゆがみを訂正していく（認知再構成法）．思考記録表をつけさせる（コラム法）．関連した出来事，感情，行動

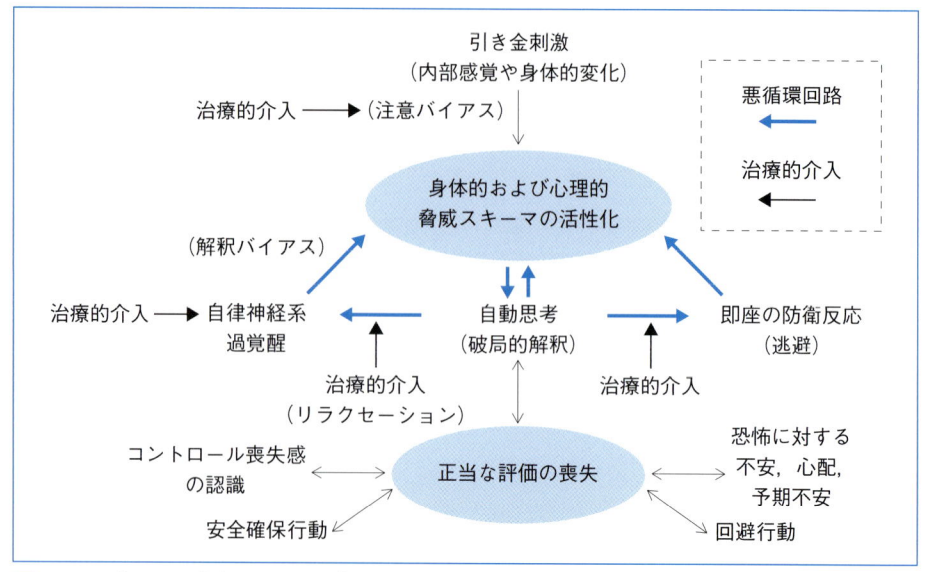

図 3-14 パニック障害の認知モデルと治療的介入部位
治療は上記サーキットのどこかの部位に介入し悪循環を断ち切ればよい．
〔Clark DA, Beck AT：Cognitive Therapy of Anxiety Disorders：Science and Practice, p 290, Guilford, 2010 より改変〕

を同時に記録させることもある．思考，感情，行動のよい面と悪い面を客観的に書かせることもある．このような行為は，自分の感情，思考，行動を客観視させ，気分を落ち着かせ，自分の思考や行動をコントロール可能にする．行動実験―全速力で走らせ心悸亢進状態にし，その後，徐々に落ち着いていく生理的な事実を体験させ，パニック発作が自分で引き起こす不安な認知や感情で起こることを確認させる．注意バイアス（不安をもつ者が脅威情報に選択的に注意を向ける現象）および解釈バイアス（あいまいな刺激をネガティブに解釈する現象）を是正する．

g) ストレス・マネジメント：心理的ストレスモデルの理解，ストレス対処法の学習．パニック障害の発症の根底にはストレスが関与している事例が多く，パニック障害発症による種々な症状（特に恐怖性回避など）がストレスとなり病状を悪化させていることもある．

図 3-14 に最近のパニック障害の認知モデル[108]を示し，CBT の介入部位を示した．

3 薬物療法

(1) パニック障害急性期の処方

筆者はパニック障害の初発急性期には下記の処方を愛用している．この併用療法自体には臨床的エビデンスはないが，臨床家として経験的に効果のある処方であると考えている．その理論的背景は後述する．

a パニック障害急性期の処方（K's Golden Trio for Panic Disorder）

1) ①〜③を併用する
   - ①エシタロプラム（10 mg）　　　0.5 錠
     - またはセルトラリン（25 mg）　　0.5 錠
     - またはフルボキサミン（25 mg）　1 錠
     - またはパロキセチン（5 mg）　　1 錠
   - ②ロフラゼプ酸エチル（2 mg）　　1 錠
   - ③スルピリド（50 mg）　　　　　1 錠
   （分1　夕食後）
2) ロラゼパム（1 mg）　　　　　　　1 錠　分1　頓用　不安時に舌下投与

　初期7日間は選択的セロトニン再取込み阻害薬（SSRI）を上記の量で投与し，著明な副作用がないことを確認し，7日間の投与後，フルボキサミン以外は倍量に増量する．

　SSRIに不安をもつ患者（過去にSSRIを初期から大量投与され副作用に苦しんだ患者）においては，初期はSSRIなしで様子をみて，本人が説得に応じたら1/4錠のSSRIから開始し，慎重に漸増投与する．明らかなSSRI過敏症の患者（このような患者はほかの抗うつ薬にも過敏であることが多い―約500人に1人の割合で経験する）には初期は投与しない．

　中等症までの場合は，上記処方で2週間以内にパニック発作は消失する．しかし，パニック発作のコントロールが不十分な場合は，BZDの増量を考える．パニック発作（不全パニック発作も含む），非発作性不定愁訴が完全に消失するまでロフラゼプ酸エチルを増量する．多くの場合，4 mg/日まででパニック発作は消失する．若年重症例ではロフラゼプ酸エチルを12 mg/日まで投与した例がある．もちろん，眠気，ふらつきに注意を与えることが必要である．眠気については，Dr. Sheehanは来日したときに，「『パニック障害は重篤な病気だから，眠気が出るぐらい薬を飲まないとよくならない』と患者に説明している」と言っていた．まさにそのとおりである．パニック障害に特有の"理由のない不安感"を完全に消失させなければ，患者の満足感は得られない．病的不安が残る間は決して回復したとみなしてはならない．また，患者も治ったとは思わない．

　エビデンスはないが経験的に，不安時頓用のロラゼパムは舌下投与がよい．なぜなら，現在市販されているBZDのなかでロラゼパムは舌下からの吸収率の最もよい薬物の1つであるためである．効果発現が早く，水のない状況で服用できることからパニック障害患者にとっては貴重な薬となる．

b 患者への薬の説明

　筆者は，「SSRIはパニック障害を引き起こす不安体質に対して効果がある薬―すなわち，ささいなことでおどおどしない神経を太くする薬―であるから，効果が出るのは遅い」と説明している．また，「それゆえ，症状がなくなってもSSRIを服薬し続け

表3-4　服薬の心得

- 防衛治療—パニック発作が起きてから薬を飲むのではなく，起きないように定期的に服薬する
- 自分で自分の病状をみて飲んだり飲まなかったり，自分で服薬量を調節することは再発の原因となる
- 減薬はあわてずゆっくりと
- 服薬は医師の指示どおり定期的に

ることで再発予防することができ，長期間服薬しても副作用は少ない」ことを付け加えている．BZDについては，不安を直接治すパニック発作の治療薬であると説明する．前医で短期作用型BZDを投与されていた患者に服薬間反跳現象について説明すると，そのような状況を体験したと述べる患者は多い．また，患者に示す服薬に関する注意書きは表3-4に掲げる．

スルピリドは即効性で耐薬性がよいが，副作用について十分に注意する必要がある．スルピリドの副作用が強い患者に対しては，少量のアリピプラゾール，リスペリドンまたはブロナンセリンに変更する．

(2) パニック障害急性期後の処方

スルピリドは多くの場合，1～2か月以内で中断する．減量初期は服薬を隔日にし，さらに2日おきにしてから中断する．

経過とともにパニック発作は消失するので，ロフラゼプ酸エチルの少量の減量を始める．減量はパニック発作，パニック不全発作および理由のない不安感が完全に消失してから3か月以上経ったあとに行う．ただし，眠気の強い患者では比較的早期に減量する．多くの場合，この長期作用性BZDを完全に中断するのは治療開始後1年半以上経ってからである．

SSRIは，様子をみてさらに増量する．しかし，各SSRIの最小用量錠剤が2錠ぐらいで十分な患者が多く，それ以上の量を投与した場合，副作用を訴える患者がかなりいる．パニック障害の場合，それほど大量のSSRIを必要としないケースが多い．しかし，パニック発作，非発作性不定愁訴が完全に消失しても，広場恐怖の改善が著しくない場合には，SSRIを最大量まで増量し，CBTを併用する．医師に広場恐怖の存在を隠す患者が多い．なぜなら，曝露療法やまだよくなっていないと言われるのをおそれるからである．医師は広場恐怖の有無を積極的に尋ね，治療的介入をする必要がある．

パニック障害では明らかなうつ病を発症していなくとも，軽度の興味と自発性の減退が忍び寄っていることがしばしばある．これはパニック障害本来の症状であることもあるし，薬物性であることも考えられる．すなわち，比較的大量のSSRIを慢性投与していると，活発になったセロトニン系がノルアドレナリン系を抑制しすぎて，軽うつ状態が生じると考えられる．これについては患者本人も気づいていないことが多い．医師のほうから"最近，感動することがありますか？"とか"やる気は十分ですか？"などと質問してみる．軽うつ状態が認められる場合には，SSRIからノルアドレ

ナリン系も賦活するイミプラミンやデュロキセチンに切り替えたり，または，併用することが必要である．ミルタザピンにも効果があるが[109]，副作用に十分に注意して処方する必要がある（抗ヒスタミン薬で眠気の出やすい既往のある人には避ける）．ミルタザピンは過食のあるパニック障害患者には適応とならない．筆者は，パニック障害の慢性寛解期では少量のイミプラミンのみで治療ができるのが理想的だと考えている．しかし，抗コリン性の副作用が出やすい人では避けなければならない．

(3) K's Golden Trio for Panic Disorder の理論的背景

a なぜ SSRI か？

パニック障害の画像研究では縫線核と扁桃体を中心とする辺縁系におけるセロトニン受容体（$5-HT_1$）の減少が示されており[110,111]，その所見の一部は治療により変化しない特性所見である．この病態生理学的所見は，神経細胞間隙でセロトニンの利用率を高める SSRI がパニック障害に有効となる理論的背景となる．さらに，SSRI を維持療法として長期与薬する根拠ともなる．現在，世界で市販されているすべての SSRI には，RCT（ランダム化比較試験）でパニック障害に対する有効性が認められており，米国精神医学会の Practice guideline for the treatment of patients with panic disorder, second edition やわが国の厚生労働省「パニック障害の治療法の最適化と治療ガイドラインの策定に関する研究班」のパニック障害の治療ガイドラインでもパニック障害の薬物療法の第1選択薬は SSRI とされている．ただ，SSRI の効果発現は遅く，SSRI だけでパニック発作を完全に消失させるには1か月以上かかる．

b なぜ BZD でロフラゼプ酸エチルか？

パニック障害の病態生理学で最も確実な所見の1つは $GABA_A$-BZD 受容体の減少である[112-115]．これらの画像研究以前にもパニック障害患者は BZD に対する感受性が低いという臨床研究があり，パニック障害に対する BZD は対症療法ではなく，病態生理に迫る治療だと考えられた[116]．

SSRI 単独療法ではパニック発作が半減するのでさえ約1か月要するため，患者の苦痛を早くとるのには BZD 系の抗不安薬を使用することが必須である．米国における調査でもパニック障害には BZD が最も一般的に使用されている[117]．また，耐性や離脱症状の出現のおそれはほとんどない[118,119]．

ロフラゼプ酸エチルの血中半減期は120時間で，わが国で市販されている BZD のなかで2番目に長い[120]．薬物の作用が途絶える時間がなく，パニック障害のように時・場所を選ばず予期不安，浮動性不安がみられる病態には最も適切な薬物である．また，血中半減期の短いエチゾラムのような服薬間反跳現象や離脱症候群が生じやすい薬物は依存の危険性もあり，原則的には用いられない．

c なぜスルピリドか？

筆者の経験では，スルピリドには気分高揚作用があり，また，種々の不定愁訴—とりわけ，めまい[121]—に効果を有する．さらに，予期不安・広場恐怖に効果があるが，この臨床効果についてはエビデンスがないので，広場恐怖モデルとなりうる恐怖条件

づけの動物実験における，選択的ドパミン D_2 遮断薬の作用についてまとめて述べる．

げっ歯類の恐怖条件づけ実験において，ドパミン作動薬の全身投与は，恐怖条件づけを促進し，条件づけされた個体では恐怖の表出が強くなり，消去が遅延する．反対に，ドパミン遮断薬の全身投与は恐怖条件づけを阻止し，恐怖の表出を弱め[122]，消去を促進する[123]．

前頭前野内側部のドパミンニューロンを化学的に破壊しても，恐怖条件づけ反応は生じる．しかし，恐怖条件づけ反応の消去は非常に遅延するので，前頭前野内側部におけるドパミンは恐怖条件づけ反応の消去に大きな役割を果たす[124]．さらに，ドパミン遮断薬がストレスによる過敏性を抑制することも動物実験で証明されており[125]，パニック障害患者の感情過敏もドパミン遮断薬で緩和される可能性がある．

これらの動物実験および臨床研究の結果をまとめると，パニック障害ではドパミン活動を中脳-辺縁系で遮断し，中脳-前頭前野において賦活することが，治療的に意義があると考えられる．ある意味では，これは統合失調症の治療構図に類似しており，パニック障害への非定型抗精神病薬の少量併用投与が効果のあることが報告されている[126]．

d なぜ併用療法か？

Stahl[127]は「治療上手な精神科医：7つの習慣」のなかで，併用療法の効用として，相乗作用と副作用を打ち消し合う効果の2点を挙げている．

SSRIにスルピリドを併用するとSSRIで比較的よく認められる悪心を予防できる．また，SSRIにBZDを併用すれば，アクチベーション症候群や断薬症状を予防できる．筆者はSSRIを使用し始めてから10年経つが，これらの重篤なSSRIの副作用をほとんど経験していない．

スルピリドにSSRIを併用すると前頭葉におけるドパミン遊離が増大することが明らかにされている[128]．これにより，抗広場恐怖作用が期待できる．スルピリドとSSRIによる前頭葉におけるドパミン遊離増強は，SSRIを投与した初期に起こる一過性のセロトニン放出低減による中脳被蓋野におけるドパミンニューロンの脱抑制によるものと推定される．このような作用はドパミン D_2 受容体とセロトニン $5\text{-}HT_2$ 受容体を同時に遮断する非定型抗精神病薬により持続的に生じさせることができるので，スルピリドに代わりアリピプラゾールやブロナンセリンなどのセロトニン・ドパミン拮抗薬（SDA）を試みることも価値がある．

(4) パニック性不安うつ病の薬物療法

パニック障害の経過中またはそれに引き続き生じるうつ病をパニック性不安うつ病と筆者は名づけた（表3-3）．パニック性不安うつ病のほとんどは非定型うつ病の病像をとる．非定型うつ病の概念の起源をみてみると，Rothは恐怖症-不安-離人症・症候に引き続くものであると記載しており，これは現代ではまさにパニック障害に引き続くうつ病を意味している[129]．

パニック性不安うつ病の薬物療法を考えるときに最も大切なことは，不安・抑うつ発作の存在を確認することである．これは患者から申し立てる症状ではないので，治

療者が積極的に尋ねることが必要である．「突然津波のような嫌な感情の波に襲われることはありませんか？」とか「昔の嫌な記憶がフラッシュバックすることがありませんか？」，または「つらい気持ちが怒涛のごとく押し寄せてきてどうしようもなくなることはありませんか？」，などの質問を用意しておく．パニック性不安うつ病ではそれ以外に2つの大きな症状群に注目する必要がある．すなわち，非定型うつ病の4症状（過眠，過食，鉛様麻痺，拒絶過敏性）および性格変化による種々の行動異常である．これらの症状は互いに関係し合って，悪循環を生じ，病状が進行していく．

a 不安・抑うつ発作の薬物療法

下記の薬剤を併用する．

> ペロスピロン（4 mg）　2錠
> ビペリデン（1 mg）　2錠
> （分2　朝・夕食後）

不安・抑うつ発作は夕暮れ時から深夜にかけて出現することが多いので，その時間に合わせて服薬する．様子をみて1日3錠に増量し，昼食後，夕食前，夕食後に服用する．さらに，不安・抑うつ発作の消失がなければ，ペロスピロンの1日量を12〜24〜48 mgまで増量する．ビペリデンはアカシジアの消長により増減する．アカシジアが激しいときはビペリデン以外にBZD，たとえばクロナゼパム1.5〜3 mg/日も使用する．

b 非定型うつ病の4症状に対する薬物療法[130]

過眠や激しい疲労感（鉛様麻痺）に対しては，デュロキセチンやアリピプラゾールが効果を示すことがある．筆者には使用経験はないが，そのほかのSDAも効果をもつ可能性が高いと考える．ペモリンは過眠に対して効果があるが，耐性を生じやすいことと，致死性の肝機能障害が海外で報告されていることから原則として使用しない．ナルコレプシーの適応薬としてわが国でも使用できるモダフィニルや，現在臨床治験中のノルアドレナリン・ドパミン再取込み阻害薬bupropionなども過眠に効果があるかもしれない．また，トリヨードサイロニン（T3）の補完療法が非定型うつ病に特異的に効果があることが報告されている．過食に対しては文献的にはピコリン酸クロミウムの有効性が報告されているが，筆者の経験ではさほど効果はなかった．過食に対して効果的な薬物を筆者は知らない．過食は不安・抑うつ発作の対処行動として出ることがあるので不安・抑うつ発作の治療に専念し，さらにCBT的アプローチをする．拒絶過敏性に対して奏効する薬物は特にないが，ドパミン遮断薬が動物実験の結果からその候補として考えられるので，不安・抑うつ発作の治療に専念するのがよい．過眠や激しい疲労感は多くの場合，ミニトラウマのあとに生じるので，そのような機会（友人と会うことなど）をさしあたり減らすように指導する．

c 性格変化と行動異常

パニック発作や上記a，b症状の結果から生じてくるものであると考えられる．病状の安定と穏やかな人間関係に努めるのが最も大切である．怒り発作や感情不安定に

対しては，バルプロ酸が奏効する．1日量200 mgから開始し，症状により1,600 mgまで増量する．

行動異常に対してはハロペリドールが奏効する．特に持続性製剤であるハロペリドールデカン酸エステルは確実な効果がある．少量から使用する（25〜50〜100〜150 mg/回を4週間隔で筋注）．症状が消失しても3か月以上は続けることが必要である．ハロペリドールは行動異常だけでなく，不安・抑うつ発作に対する効果においてはペロスピロンに近い効果をもつ．パニック障害患者には錐体外路性副作用が出やすい人が多いので，まず内服薬で激しい副作用がないのを確かめてからデポ剤を使用する．

米国では不安障害，特にパニック障害に対するSDAの使用は年々増加傾向にあるが[131]，わが国ではここで記した抗精神病薬はすべて，パニック障害およびうつ病を適応症としていない．使用するときはその旨を患者に説明する必要がある．

4 | 生活指導[132]

a) 人間関係の調整：感情過敏，拒絶過敏性，感情の感応性などのパニック障害特有の性格変化があるので，円滑な人間関係を保つことが困難なことが多い．病状が不安定なときは必要な人間関係を形成しないほうがよい．

b) 自殺の予防：パニック障害は衝動性が強い病気であるので，抑うつが強く真に死を願う患者は多くないが，突発的または事故的な自死を予防しなければならない．

c) 過眠と生活リズムの乱れに対する規則正しい生活：昼夜逆転になりやすい病気であるので，十分に留意する必要がある．

d) 嗜好品（アルコール類，タバコ）：病状によい影響は与えない．約25%の患者はカフェインに過敏であるために，飲みすぎるとパニック発作を起こす．

e) 運動の推進：筋肉活動は神経成長ホルモンの合成を促進し，脳によい作用を与える．

f) 一般的注意：過労，睡眠不足，風邪はパニック障害の三悪である．

転帰・予後

筆者らはなごやメンタルクリニックのパニック障害患者を対象に2回にわたり予後調査をした[133,134]．それらの結果を文献報告とともに表3-5[135-138]に示す．この表には治験を受けた4年後[136]，11年後[137]と15年後[138]に転帰調査した研究が含まれている．これらの結果を概観すると，経過が長くなるほどパニック発作は出現しなくなるが，それに比べて広場恐怖は持続する傾向にある．また，社会機能障害の予後は全般的に悪くない．しかし，筆者の見解では，広場恐怖が潜在していると，仕事はでき生活に大きな支障がなくとも，生活を十分に楽しむことができている人は少ない．筆者は発症年齢と予後の関係を調べたことがあるが，それによると40歳以後に発症したパニック障害の治療反応はよい[139]．

筆者らの初回の調査ではパニック障害症状の転帰不良を予測させる初診時の状況

表3-5 パニック障害の長期転帰

	総説研究	筆者らの調査		治験後の調査		
	16研究のまとめ (Roy-Byrneら 1994/1995)	貝谷ら (1999)	梶木 (2005)	Katschnigら (1996)	Swabodaら (2003)	Anderschら (2003)
症例数と追跡期間	—	121名, 2.5年	219名, 4〜7年	367名, 4年	24名, 11年	55名, 15年
パニック発作なし	54%(30〜83%)	64%	79.4%	40%	77.5%	49%
恐怖性回避寛解	31%(18〜64%)	57.9%	46.5%	60%	54%	80%
うつ病の併発	29%(12〜60%)	—	—	—	—	—
社会的機能障害なし	50%(33〜51%)	90%	76.4%	80%	67%	—

表3-6 転帰を予測する要因

重症度が高い:Panic and Agoraphobia Scale	社会機能障害度が低い:Sheehan Disability Scale
・女性である ・第一度血縁者に精神疾患家族歴がある ・初発PAの発作症状数が多い ・初診時の回避が強い ・初診時の予期不安の頻度が高く,また程度も高い ・初診時のQOLが低い ・初診時のSDS得点が高い	・初診時の年齢が若い ・初発PA時の年齢が若い ・初発PAの発作症状数が多い ・初診時のSDS得点が高い ・初診時の回避の程度が高い ・転帰調査までの受診回数が多い

(梶木直美:パニック障害の転帰調査による予後予測因子の検討.三重大学修士論文集,2005より)

は,低学歴と若年発症であり,初診時の症状はめまい,体の震え,および心悸亢進であった.また,仕事の達成度は初診時に広場恐怖と息切れがあると予後不良となっていた[133].第2回目の調査における重症度と社会機能障害度の予測因子を表3-6に示した[134].

予後要因について言及した総説論文をみると,Katschnigら[136]はパニック発作の重症度ではなく病期と広場恐怖の存在が予後に大きな影響を及ぼすと述べ,Roy-ByrneとCowley[135]は,広場恐怖,大うつ病,パーソナリティ障害が予後不良のマーカーであるとしている.

図3-15,16はハーバード/ブラウン不安研究プロジェクトにおける累積回復率と累積再発率を示している[140].10年後の累積回復率をみると,広場恐怖を伴うパニック障害は42%,広場恐怖を伴わないパニック障害は82%であるが,累積再発率をみると前者で55%,後者で54%である.広場恐怖を伴うパニック障害では寛解率はよくないが,再発率は広場恐怖を伴わないパニック障害と変わらない.すなわち,広場恐怖を伴うパニック障害は軽快することが少なく,症状が存在する期間が長いと考えられる.この傾向は追跡1年後でも明らかで,寛解の可能性は広場恐怖を伴えば17%で,伴わなければ39%であった[141].一方,広場恐怖を伴わないパニック障害では寛解率も再発率も高く,病状が安定しない.このハーバード/ブラウン不安研究プロジェクトにおいて5年後の寛解率に男女差はなく39%であったが,再発率は女性が82%,男性が52%であり,女性のほうが圧倒的に高かった[142].

広場恐怖,全般性不安障害,および特定の恐怖症の併発のないパニック障害は寛解

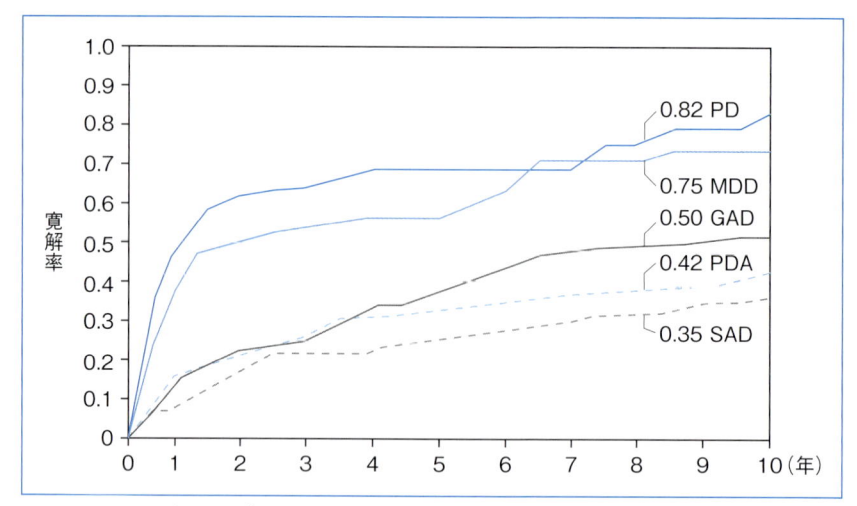

図3-15 ハーバード/ブラウン不安研究プロジェクトにおける累積回復率
GAD：全般性不安障害，MDD：大うつ病，PD：広場恐怖を伴わないパニック障害，
PDA：広場恐怖を伴うパニック障害，SAD：社交不安障害
〔Keller MB：Social anxiety disorder clinical course and outcome：review of Harvard/Brown Anxiety Research Project(HARP)findings. J Clin Psychiatry 67(Suppl 12)：15, 2006 より〕

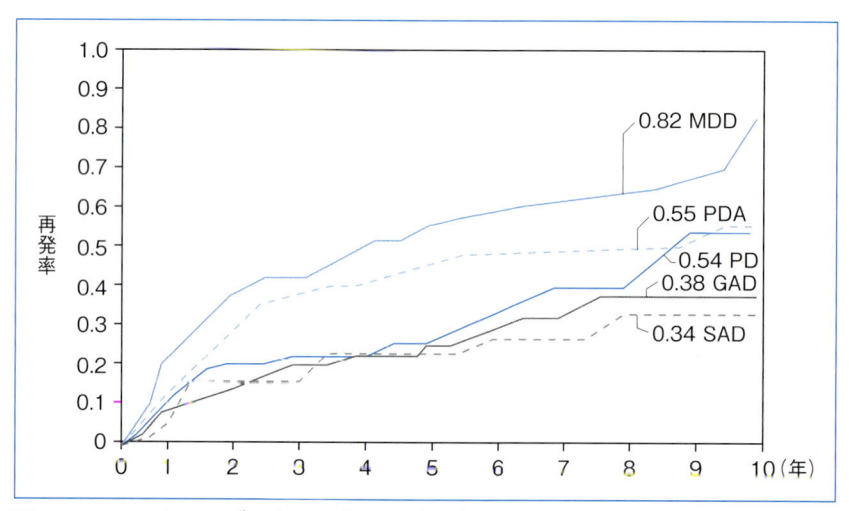

図3-16 ハーバード/ブラウン不安研究プロジェクトにおける累積再発率
GAD：全般性不安障害，MDD：大うつ病，PD：広場恐怖を伴わないパニック障害，
PDA：広場恐怖を伴うパニック障害，SAD：社交不安障害
〔Keller MB：Social anxiety disorder clinical course and outcome：review of Harvard/Brown Anxiety Research Project(HARP)findings. J Clin Psychiatry 67(Suppl 12)：17, 2006 より〕

しやすいが再発も多い[143]．筆者らの調査結果はこの理由をよく物語っている[144]．すなわち，精神疾患簡易構造化面接法(Mini-International Neuropsychiatric Interview：M.I.N.I)でパニック障害(生涯)と診断され，パニック障害重症度評価尺度(Panic Disorder Severity Scale；PDSS)の評点がカットポイント8点より低かった91名のパニック障害寛解患者に対し，状態・特性不安検査(State-Trait Anxiety Inventory；STAI)を施行した．その結果，STAIの状態不安得点は40.5±10.3点，特性不

安得点は 45.7±10.3 点といずれも高得点であった．すなわち，パニック障害患者は寛解していても常に不安が強く，再発準備性が高い状態にある．寛解の少ないパニック障害患者は陰性感情ではなく，不安感受性，特に身体的憂慮をする人が多い[145]．

　パニック障害では再発の前兆があることもあるが，むしろ突然再発することが多い[146]．イミプラミン治療で安定していた患者を治療継続群と断薬群とに分け1年間追跡した．治療継続群での再発は 1/29（3.4%）であったのに対し，断薬群では 10/27（37.0%）であった[147]．パニック障害の服薬治療は長期に及べば及ぶほどよい．実際，筆者らの調査で3年以上追跡したときには 84.5% の人が服薬していた[133]．薬物治療初期に3か月間の CBT を実施した患者群のほうが，1年後の改善状態がよかった[148]．長期経過において薬物療法より CBT のほうが予後がよいというメタ分析研究があるが[149]，最近の研究は否定的である．治療を中断してから1年後の状態を SSRI と CBT 群，SSRI 単独群，および CBT 単独群の間で比べたが，有意差は認められていない[150]．

● 難治例の治療—治療での一工夫

　パニック障害の治療抵抗要因として，不安・抑うつ疾患の家族歴，若年発症，パーソナリティ障害の存在，早期離別体験，低い社会階層，未婚，広場恐怖やうつ病の併発，およびほかの不安障害の併発が，問題とされている[144]．そのほかに，気質的要因として，発症前に高い不安感受性と陰性感情，および小児期に行動抑制があった人のパニック障害は重症である[151]．薬物療法の観点からは，治療薬の不十分な量，不十分な治療期間，不適切な副作用への対処，が問題となる[152]．

　次に治療抵抗性であった2つの症例を挙げて治療経過を示す．

1 ｜ 症例提示

　両症例は特定の患者ではなく，筆者がいくつかの症例を参考に架空のものとして創作した．

〈症例1：27歳の女性，現在テレビ制作会社に勤務〉
　ドキュメンタリー映画のディレクターの下働きをしている．たいへんよく気が利くことから重宝がられているが，仕事はハードで勤務時間中は際限なく忙しい．これまでに3つのメンタルクリニックにかかっていたが，パニック発作がなおも起きるので筆者のもとに来院した．2週間前に通勤電車の中で，動悸，息切れ，死の恐怖，発狂恐怖，めまい，窒息感，悪心，離人感，しびれ，顔面の紅潮といった発作症状が出現し，その強度は4段階の最高度で，持続時間は1時間を超えた．来院時までの1か月間にパニック発作は12回あった．前医の薬ではパニック発作がコントロール不

可能であったため，紹介状なしで転医してきた．前医の処方は，リボトリール®（1 mg）1錠とデパケン®（100 mg）1錠を1日1回，夕食後に投与，ソラナックス®（0.4 mg）3錠を1日3回に分けて投与となっていた．また，本人の陳述によれば，前医の診断は境界性パーソナリティ障害ということであった．この診断はある意味ではこの患者の一面をとらえているのであろう．それはパニック発作症状をみてみると，死の恐怖，発狂恐怖，離人感であり，パニック発作症状の精神症状はすべて認められている．このような患者はうつ病を合併することが多い．実際，初診時のうつ病評価尺度はツング自己評価式抑うつ尺度（Zung Self-Rating Depression Scale；SDS）で66点（中等度異常），ベックうつ病自己評価尺度Ⅱ（Beck Depression Inventory-Second Edition；BDI-Ⅱ）で41点（中等度の抑うつ状態）であった．パニック障害でうつ病が出れば種々の性格変化がみられ[153]，それは治療により軽快する[154]．このようなことから，この患者はパニック障害の発症により境界性パーソナリティ障害的な性格変化をきたしていると考えるのが妥当であろう．

初診時のアンケート問診で不安体質を示す徴候がみられた．すなわち，幼稚園通園時に分離不安と犬恐怖，10歳時に学校でのいじめで不登校，15歳時に他人からの注目に恐怖感，20歳時に満員電車で気分が悪くなり降車（広場恐怖），といったことが明らかになった．精神医学的には，パニック障害以外に，分離不安，特定の恐怖症，広場恐怖，および社交不安障害がある（あった）と考えられる．前述したように，このように不安障害の多彩な既往歴/併発のある患者は，当然難治の人が多い．ここで注目しておかなければならないことは，広場恐怖がパニック障害の発症前にすでにあったという事実である．広場恐怖はパニック障害の結果として2次的に出現することもあるが，本来的にはパニック障害より発症が早い1つの病態である．このようなことから，DSM-5では広場恐怖は不安障害のなかで独立した病態として扱われるようになる[155]．

養育歴・生活歴をみると，恐怖体験として，小学生のときに公衆トイレで中学生に性的ないたずらをされた体験がある．小学生の頃，酩酊した父親と母親の夫婦げんかがたびたびあり，父親の暴力が怖かったという．中学校に入り間もなく半年間不登校となった経験がある．本症例では，不安体質のために恐怖体験をより強くもち，さらに，両親の夫婦げんかを見て恐怖体験の代理学習をしたことが，後年の病状形成に一役買ったと考えられる．

初診時の心理検査をみると，不安うつ病尺度—非定型うつ病症状を評価する尺度—で60点（中等度～高度異常）[156]，広場恐怖尺度で100点中72点（高度異常），社交不安障害尺度で142点中88点（高度異常）[157]，リーボビッツ社交不安尺度で144点中63点（中等度異常），東大式エゴグラムN型（ワーカーホリックタイプ）で，すべて既往歴を証明する所見である．

パニック発作が発症したのは21歳で，父親が交通事故で突然死した6か月後であった．大学のセミナーの席上で不意にパニック発作の13症状のうち8症状が出現

した．激しさは4段階の3で，持続時間は15分以上であった．その2か月後に発作が頻繁になり，予期不安も厳しくなったため，精神科診療所を受診した．それからパニック障害は軽快していったようである．しかし，発病から3年後，筆者のもとにセカンド・オピニオンを求めて来院したときの所見では，BDI 46点，SDS 69点，不安うつ病尺度74点とすべて初診時より高値であった．その際，診察者のささいな言葉に腹を立て，診察を中断してドアを激しく閉めて退室している．それは，まさにパニック性不安うつ病でみられる怒り発作であった．当時は，パニック発作は治まっていたが，うつ病がより著明な時期であったと推察される．パニック障害とパニック性不安うつ病の消長はシーソー現象を呈する．

　診察により不安・抑うつ発作の存在が確認された．仕事中でも激しい悲哀感や焦燥感が不意に襲ってきて泣きわめきたい気分になるが，人目をはばかりなんとか我慢をしているという．時にはトイレに駆け込んで涙をボロボロ流して泣くこともあるという．誰もいないときには頭を壁にぶつけるほど不安・焦燥が強い．そんな状態になると上司は帰宅してよいというが，どこにいってよいかわからない．とにかく泣きたいのでビルの屋上へいって泣いたこともあった．帰宅途中，息苦しくなり途中下車をすることが重なった．そのような状態でも仕事を休もうとしなかった．エゴグラムから読み取れるように，同僚に迷惑をかけたくないという気持ちからよりも，仕事はいかなくてはならないものだとの束縛感から解放されていないのである．現状はパニック障害とパニック性不安うつ病がどちらも中等度に存在する状態である．今後，パニック障害が軽快するとうつ病が優勢になることが推定される．

【処方】下記の薬剤を併用する．ドグマチール®（50 mg）1錠，レクサプロ®（10 mg）0.5錠，メイラックス®（2 mg）1錠のそれぞれ1日1回，夕食後の投与，レンドルミン®（0.25 mg）2錠の就寝前の投与で，治療は開始された．それまで服用していたソラナックス®はメイラックス®が効果を発現するまで3日間は従来どおり服用させた．

　無理はせず，仕事はいける限りいくように，そして，早寝早起きを指導した．CGI-S（Clinical Global Impression-Severity Scale）：7.

　4日後にめまいと過呼吸がまだあるとの電話があった．不安・抑うつ発作はこの4日間はないが，過眠，鉛様麻痺があると訴えた．

【処方】本人は薬が強いというので，メイラックス®を1 mg/日に減量するよう指示した．

　第7病日に来院し，頭がぼんやりして仕事の気力も感情も出ないと訴え，前医の薬にしたいと述べる．付き添いの母親も患者の言葉に同調した．しかし，パニック発作はその後出ていないことや不安・抑うつ発作もないことを指摘して，どちらを服薬するかは自分で決めてよいと告げた．ただ，病気はそれほど生やさしいものではないこや，この頑固なつらい状態は眠くなるぐらい薬を服用しないとよくならないことも告げた．CGI-S：6.

【処方】メイラックス®を1 mg/日だけは服用することが決まった．

第 21 病日の予定を 4 日遅れ，第 25 病日に来院した．初診時に処方した薬は SSRI も含めすべて服用してきた．パニック発作は全くないが，気力がなくて眠いと訴えた．友人と食事をとるためにレストランに予約がしてあった．友人から少し遅れるという知らせが入り，レストランに電話をすべきかどうか対処がわからず，頭が真っ白になり軽い過呼吸が出た．このようにとっさに判断がつかない困惑状態はパニック障害患者にはよくみられることで，前頭葉機能がかなり低下している徴候と考えられる．このような状態のあるときは，当然ながら性格変化もきたしている．身勝手で，ささいなことも我慢できない状態である．初診 1 週間以内に受けるはずだったガイダンスをまだ受けていないので受講を勧め，それに引き続く集団認知行動療法への参加も促した．しかし，結果的にどれにも出席しなかった．CGI-S：6．
【処方】初診時と同じ処方をした．
　1 週間後，電話にて乳腺の痛みを訴えたのでドグマチール®の服用中止を指示した．第 31 病日に来院した．診察時間に遅れまいと焦り，待合室で腹を抱え過呼吸の状態となっていたため，ベッドに移し腹臥位に寝かせた（このようにすると過呼吸が治まる）．過呼吸になったときの呼吸法を教示した（息を吸おうとしないで止める─怒責する─と自然に息が吸える）．パニック発作のときに昔の嫌な情景─学校で自分のカバンを隠されている─を思い出すことがあると述べた．初めての性体験も含め昔のトラウマが時によみがえると述べた．このような症状には別の薬もさらに必要であると伝えるが，この患者は薬に対する過敏性が強いので今回はドグマチール®なしで初診時と同じ処方にした．CGI-S：6．
　第 42 病日にサングラスをかけタクシーで来院した．ほとんど 1 日中寝たきりの状態で，人目が怖いので外出を避けている，会社にもいっていない，電車に乗りたくない，会うのは友人だけであると述べた．ただ，手がけたファイナンシャル・プランニング技能士の試験勉強をしなければという気持ちになったが，実際にはできないので焦燥感や不安感が強く出ると述べた．パニック発作が消失し，対人恐怖と広場恐怖が前景に出てきた．CGI-S：6．
【処方】前回の処方にドグマチール®の代わりにロナセン®（2 mg）1 錠を夕食後に追加した（ドパミン遮断薬は恐怖条件づけ基礎実験では消去を促進する作用がある）．書式によりロナセン®は適用外処方であるということについて同意を得た．
　第 49 病日に電話があった．母親の"まだ過呼吸が出る"といった言葉に強く自責感をもち，夜間何度も覚醒すると述べた．場合によっては母親と距離を保つために入院もあることを伝えた．
【処方】レクサプロ®（10 mg）を 1 回 20 mg に増量することと早めの来院を指示した．
　第 52 病日，この 10 日間はしばしば過呼吸発作があり，それを自分のせいにして泣いていたと述べた．母親との口論がしばしばあった．その後自己嫌悪と自責感で自分の顔を殴った．母親に自分の気持ちを話そうとすると聞きたくないと言われ，飲酒した．楽な気持ちで過ごしてはいけないように思うと述べた．自己教示文「自分はこ

れ以上でもこれ以下でもない．これでよし！」—ガーター（偈）—を1日3回以上声に出して唱えることを指示した．

【処方】下記の薬剤を併用する．レクサプロ®（10 mg）2錠，メイラックス®（2 mg）1錠，ロナセン®（2 mg）1錠のそれぞれ1日1回夕食後の投与，ワイパックス®（1 mg）1錠を不安時に舌下で頓用．

次回は母親だけの来院を依頼した．CGI-S：6．

第56病日，母親のみが来院した．うつだと言ってずっと寝ており，壁に頭をぶつけることがあるという．また，うつがないと過呼吸になるという．病状と病気の特徴を説明した．患者の心はガラス細工のようにか細く壊れやすいため，静観し，命令・指示はできるだけしないよう伝えた．母親の心を素早く読み取り反応するため，患者の一挙手一投足に反応しないように指示した．じっくり構えて待てば必ず病状は軽快することを伝えた．

第68病日，風邪をひいたとの理由から母親が代診した．この1週間は大きな問題なく元気にしていたという．病状は安定方向にあることを確認した．

【処方】不変．

第73病日，羽織袴を着て来院した．母親が落ち着いたから自分も落ち着いたと述べた．表情明るく自分の好きなように生きることにしたという．羽目を外さないよう生活指導した．CGI-S：4．

【処方】不変．

第87病日，母親，伯母，姉4人で温泉に楽しくいけたことについて述べた．ごく軽い過呼吸状態はあったが，気分は比較的安定した日々が続いているという．CGI-S：4．

(1)症例1の考察

本症例はパニック障害以外の不安障害を数多く併発しており，重症例である．軽快の端緒は母親のみを来院させ病気の特徴をじっくり説明し，患者への対応を指導したことである．パニック障害患者は人間関係に極度に敏感で，相手の気持ちを深読みし，それが自分の感情に感染する．周囲の人と緊張状態が続くと病状が安定しないが，母親の態度が変わったことで病状は急激に軽快し始めた．別の軽快の契機は患者の劣等感や自責感を減らすためのガーター（偈）による自己教示である．この患者の易刺激性と身勝手さが減少し治療関係が安定する時期まで待ってからこの指示を出した．

本症例はパニック障害の寛解後，緊張した人間関係の環境に入ると本格的なパニック性不安うつ病に陥る可能性があるので，長期に十分なフォローが必要となる．

〈症例2：26歳の女性，接待業に従事〉

機械工の父親，母親，兄姉からなる家族である．小学生の頃に過剰不安障害，小学

校2年生〜中学校2年生の頃まで選択性緘黙，高校生になって社交不安障害を患う．小学校で友人に無視されたり，机に悪口を書かれたりしたことが忘れられないという．高校2年生のとき，友人の輪に入れず，時々学校をずる休みしていた．郷里から遠く離れた都会の医療専門学校に入学し，予定どおり修了した．専門学校の所在地付近の医療機関に就職後間もなく（22歳），激しいパニック発作が出現していたが，十分な治療は受けていなかった．この数年，不安・抑うつ発作が頻発するようになり，ひどいリストカットを繰り返していた．来院の半年前から，不安・抑うつ発作と全身倦怠，意欲低下により仕事ができていない状態であった．3日前，郷里の母親や姉から金の無心の電話があり，無性に腹が立ち，残酷なリストカットをした．傷はあまりにも深く，処置をした医師が自殺の危険があると警察に通報したほどであった．心療内科医にかかったが，リストカットをするボーダーラインはみられないと診療拒否され来院した．

　初診時は大きなマスクで顔を隠して入室した．医師に見捨てられたことを激しく嘆き，自分のリストカットの跡を見てほしいとせがんだ．包帯は解けないからと言ったが，のちにリストカット時の凄まじい写真を持ってきた．左上腕まで無数の大きな瘢痕が見られた．現在パニック発作は著明ではないが，不安・抑うつ発作が毎日数回あり，リストカットの願望が絶えないという．自分のリストカットの写真をこの1年間収集しており，写真で血を見るとそれ以上は我慢できるという．

　診断：社交不安障害，パニック障害，特定不能のうつ病性障害，回避性および依存性パーソナリティ障害．

【処方】ルーラン®（8 mg）　1錠　分1　夕食後，タスモリン®（1 mg）　3錠　分3．

　1週後，不安・抑うつ発作の頻度は変わらないが，内容の激しさはやや低下した．父親に病気見舞いの電話をする余裕が出た．

【処方】ルーラン®（8 mg）　2錠　分2，タスモリン®（1 mg）　3錠　分3．

　2週後，不安・抑うつ発作は減っていなかったが，持続時間が短縮した．リストカットの渇望はあるが我慢できた．友人と外出できた．アカシジアが出現した．

【処方】ルーラン®（4 mg）　3錠　分3，ワイパックス®（0.5 mg）　3錠　分3．

　3週後，不安・抑うつ発作が消失した．しかし，漠然とした不安感や悲哀感は残っていた．人目を避け夜に買い物にいった．他人とも話した．

【処方】ルーラン®（4 mg）　3錠　分3，ワイパックス®（0.5 mg）　3錠　分3．

　5週後，不安・抑うつ発作は全くなくなった．指示どおり毎朝散歩を1時間したあとにシャワーに入った．リストカットをしたいという気持ちは全く生じなかった．笑顔が出るようになった．早く働きにいきたいと述べた．

【処方】不変．

　8週後，不安・抑うつ発作は全くなくなった．明るい顔で来院した．抑うつ気分は否定した．仕事にはいきたくないが，家事をしたり毛糸編みをしたりすることはできると述べた．この調子なら生きていけるという気持ちが出てきた．リストカットのこ

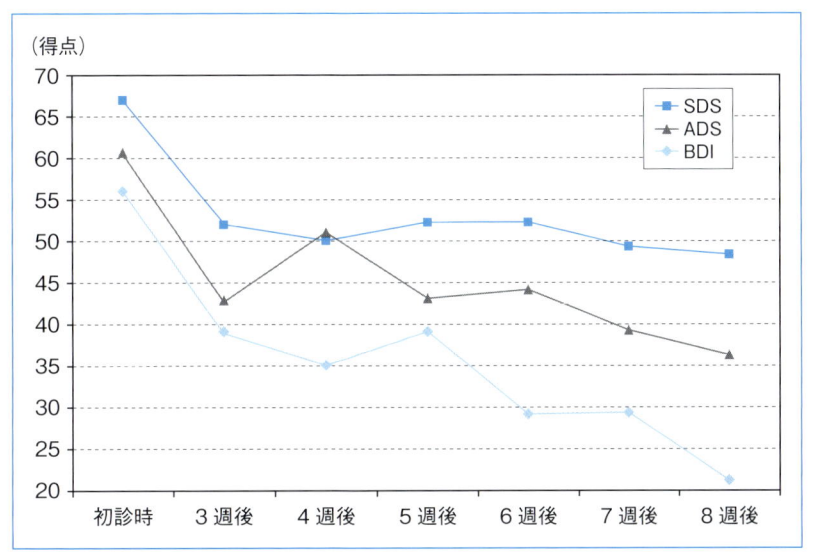

図 3-17　症例 2 の臨床経過
SDS：ツング自己評価式抑うつ尺度，ADS：不安・うつ病尺度，BDI：ベックうつ病自己評価尺度．

とは忘れていた．
　今後の予定として，ルーラン®の用量減量と原疾患—社交不安障害とパニック障害—に対する SSRI 治療を開始する．この事例も維持療法を長期に続ける必要がある．
　図 3-17 に初診時から 8 週後までの心理検査所見の変化を示す．
　初診時 CGI-S：7（最も重度の病的症状）→8 週間後まで CGI-S：3（軽度の病的症状）．
　CGIS-S 改善度 1（著明に改善）．

(2) 症例 2 の考察
　本症例は SDA のルーラン®を主薬として軽快した事例である．ルーラン®には恐怖条件づけ反応実験で著明な消去作用が認められており[158]，パニック性不安うつ病の不安・抑うつ発作に奏効した．今後，この薬物はフラッシュバックが潜在するいわゆる現代型うつ病に使用する価値があるものとなると考えられる．もちろん，本症例でもルーラン®が保険適用外の使用であることは書式により承諾を得ている．

● 人がパニック障害を患う意味とは？

　パニック障害は次のような特性をもつ精神疾患である．①家族性発症率が高く，著明なストレスがない場合でも，ある年齢になると発症する症例がある．他方，発症の誘因となる明らかなストレスが認められる症例も多い．②ストレスが去っても一度発症したパニック障害は定まったコースをたどる慢性の病気で，再燃・再発が多く，長

期治療(維持療法)が必要である．軽快しても，なお残遺症状をもつ患者が多い．中年・高年期に入っても若い頃の急性期症状とは別の形で認められる，③併存率が高く，その有無が重篤度に大きく影響する．広場恐怖を伴うパニック障害に併発するコモビディティの生涯有病率は，何らかの不安障害が90%近くで，何らかの気分障害は70%前後である．④中等症でも感情過敏などの性格変化が出現し，重症例ではそのために気分障害が併発することが多く，重篤な性格変化が生じ，社会的障害度が増す(パニック性不安うつ病).

　パニック障害は断じて侮ることができない病気である．以上のことを理解して患者に対応することが重要である．

　人がパニック障害を患う意味は何か．それはその個体がおかれた状況への適応の過程と考えられる．治癒するというのはもとに戻るのではなく，新しい生命体への変革であり，それは充実した人生に到達することである．この状態に到達できる事例は多くはない．なぜなら，ひとたびパニック障害にかかると程度の差こそあれ，長期にわたり感情が過敏になり，精神的な安定感を保つことが難しいからである．精神医学的治療がうまくいったとしても，この最終ゴールに達することのできるのは，環境に恵まれ，治療に対して自助努力ができる患者に限られると考えられる．パニック障害を扱う医療者は人間のさがを深く知らねばならない．

●文献

1) 貝谷久宣：白隠の大往生．ケセラセラ 62, pp 1-2, 2010 (http://www.fuanclinic.com/files/queserasera/2010_62_autumn.pdf)
2) 高橋 徹：江戸期におけるパニック障害に対する心理療法．貝谷久宣，不安抑うつ臨床研究会(編)：パニック障害の精神病理学．pp 31-39, 日本評論社, 2002
3) 藤井 薫：パニック障害：疾病概念の変遷．貝谷久宣，不安・抑うつ臨床研究会(編)：パニック障害セミナー 2001. pp 9-26, 日本評論社, 2001
4) The Committee on Nomenclature and Statistics of the American Psychiatric Association：Diagnostic and Statistical Manual Mental Disorders. American Psychiatric Association, Mental Hospital Service, 1952
5) Smoller JW, Block SR, Young MM：Genetics of anxiety disorders：the complex road from DSM to DNA. Depress Anxiety 26：965-975, 2009
6) Na HR, Kang EH, Lee JH, et al：The genetic basis of panic disorder. J Korean Med Sci 26：701-710, 2011
7) Hettema JM, Prescott CA, Myers JM, et al：The structure of genetic and environmental risk factors for anxiety disorders in men and women. Arch Gen Psychiatry 62：182-189, 2005
8) Klauke B, Deckert J, Reif A, et al：Life events in panic disorder-an update on "candidate stressors". Depress Anxiety 27：716-730, 2010
9) Someya T, Kitamura H, Uehara T, et al：Panic disorder and perceived parental rearing behavior investigated by the Japanese version of the EMBU scale. Depress Anxiety 11：158-162, 2000
10) Bandelow B, Späth C, Tichauer GA, et al：Early traumatic life events, parental attitudes, family history, and birth risk factors in patients with panic disorder. Compr Psychiatry 43：269-278, 2002
11) Kendler KS, Neale MC, Kessler RC, et al：Childhood parental loss and adult psychopathology in women. A twin study perspective. Arch Gen Psychiatry 49：109-116, 1992
12) Faravelli C, Pallanti S：Recent life events and panic disorder. Am J Psychiatry 146：622-662, 1989
13) Rapee RM, Litwin EM, Barlow DH：Impact of life events on subjects with panic disorder and on

14) Jordan BK, Schlenger WE, Hough R, et al：Lifetime and current prevalence of specific psychiatric disorders among Vietnam veterans and controls. Arch Gen Psychiatry 48：207-215, 1991
15) Etkin A：2010 Functional neuroanatomy of anxiety：a neural circuit perspective. Curr Top Behav Neurosci 2：251-277, 2010
16) Gorman JM, Kent JM, Sullivan GM, et al：Neuroanatomical hypothesis of panic disorder, revised. Am J Psychiatry 157：493-505, 2000
17) Nishimura Y, Tanii H, Fukuda M, et al：Frontal dysfunction during a cognitive task in drug-naive patients with panic disorder as investigated by multi-channel near-infrared spectroscopy imaging. Neurosci Res 59：107-112, 2007
18) Sakai Y, Kumano H, Nishikawa M, et al：Cerebral glucose metabolism associated with a fear network in panic disorder. Neuroreport 16：927-931, 2005
19) Sakai Y, Kumano H, Nishikawa M, et al：Changes in cerebral glucose utilization in patients with panic disorder treated with cognitive-behavioral therapy. Neuroimage 33：218-226, 2006
20) Shin LM, Liberzon I：The neurocircuitry of fear, stress, and anxiety disorders. Neuropsychopharmacology 35：169-191, 2010
21) Kaiya H, Harata S, Kitayama I, et al：Is the DSM-Ⅳ criteria of 13 panic symptoms valid for Japanese patients? Annual Meeting of American Psychiatric Association, 2000
22) Ameican Psychiatric Association：Diagnostic and statistical manual of mental disorders forth edition. Ameican Psychiatric Association, 1994
23) Grant BF, Hasin DS, Stinson FS, et al：The epidemiology of DSM-Ⅳ panic disorder and agoraphobia in the United States：results from the National Epidemiologic Survey on Alcohol and Related Conditions. J Clin Psychiatry 67：363-374, 2006
24) Kessler RC, Chiu WT, Jin R, et al：The epidemiology of panic attacks, panic disorder, and agoraphobia in the National Comorbidity Survey Replication. Arch Gen Psychiatry 63：415-424, 2006
25) 貝谷久宣, 兼子 唯：特定の恐怖症. 貝谷久宣（監集）, 野呂浩史（編）：嘔吐恐怖症. pp 10-41, 金剛出版, 2013
26) Bienvenu OJ, Onyike CU, Stein MB, et al：Agoraphobia in adults：incidence and longitudinal relationship with panic. Br J Psychiatry 188：432-438, 2006
27) Faravelli C, Pallanti S, Biondi F, et al：Onset of panic disorder. Am J Psychiatry 149：827-828, 1992
28) Kaiya H, Yoshida E, Ishida N, et al：Are There Differences Between Panic Disorder With and Without Agoraphobia? Annual Meeting of American Psychiatric Association, 1998
29) ウェーン・ケートン（著）, 道場信孝, 竹内龍雄（訳）：パニック障害——一般臨床医のために. 医学書院, 1992
30) 高塩 理, 大坪天平, 田中克俊, ほか：Panic Disorder Severity Scale（PDSS-J）の妥当性と反応性の検討 臨床精神薬理 7：1155-1168, 2004
31) 貝谷久宣, 吉田栄治, 熊野宏昭, ほか：Panic and Agoraphobia Scale 日本語版（PAS-J）の信頼性および妥当性. 臨床精神医学 37：1053-1064, 2008
32) 貝谷久宣, 横山知加, 村岡理子, ほか：不安障害, 1）パニック発作・恐怖症, 精神科臨床評価検査法マニュアル. 臨床精神医学 2004 年増刊号：251-261, 2004
33) 貝谷久宣, 熊野宏昭, 石田展弥, ほか：パニック障害 C. 病因 C-1 身体的要因. 松下正明（総編）, 浅井昌弘, 牛島定信, 倉知正佳, ほか（編）：臨床精神医学講座 神経性障害・ストレス関連障害. pp 161-167, 中山書店, 1997
34) Bulbena A, Pailhez G, Aceña R, et al：Panic anxiety, under the weather? Int J Biometeorol 49：238-243, 2005
35) Ohtani T, Kaiya H, Utsumi T, et al：Sensitivity to seasonal changes in panic disorder patients. Psychiatry Clin Neurosci 60：379-383, 2006
36) Halle MT, Dilsaver SC：Comorbid panic disorder in patients with winter depression. Am J Psychiatry 150：1108-1110, 1993
37) Mellman TA, Uhde TW：Electroencephalographic sleep in panic disorder. A focus on sleep-related panic attacks. Arch Gen Psychiatry 46：178-184, 1989

38) 貝谷久宣, 正木美奈, 宇佐美領英里, ほか：睡眠時パニック発作. 精神科治療学 24：201-209, 2009
39) 貝谷久宣：不安・抑うつ発作 Anxious-Depressive Fit—不安障害から気分障害への架け橋症状. 精神科 13：302-309, 2008
40) 貝谷久宣：不安・抑うつ発作—見過ごされていた重要な症状, 第 1 回不安障害学会会長講演. 不安障害研究 1：42-48, 2009
41) 貝谷久宣：特集/不安の病理と治療の今日的展開　6「不安と抑うつ」再考. 臨床精神医学 39：403-409, 2010
42) Fava M, Rosenbaum JF, McCarthy M, et al：Anger attacks in depressed outpatients and their response to fluoxetine. Psychopharmacologia Bulletin 27：275-279, 1991
43) Kaiya H, Yamanaka G, Kaiya N：Anger attack in patients with panic disorder. 1st International Forum on Mood and Anxiety Disorders. Monte Carlo, 2000
44) Hawkins KA, Cougle JR：Anger problems across the anxiety disorders：findings from a population-based study. Depress Anxiety 28：145-152, 2011
45) Sareen J, Cox BJ, Clara I, et al：The relationship between anxiety disorders and physical disorders in the U.S. National Comorbidity Survey. Depress Anxiety 21：193-202, 2005
46) Chen YH, Lin HC：Patterns of psychiatric and physical comorbidities associated with panic disorder in a nationwide population-based study in Taiwan. Acta Psychiatr Scand 123：55-61, 2011. Doi：10.1111/j. 1600-0447.2010.01541. x
47) Soh KC, Lee C：Panic attack and its correlation with acute coronary syndrome-more than just a diagnosis of exclusion. Ann Acad Med Singapore 39：197-202, 2010
48) Cheng YF, Leu HB, Su CC, et al：Association between panic disorder and risk of atrial fibrillation：a nationwide study. Psychosom Med 75：30-35, 2013
49) Peters JC, Alpert M, Beitman BD, et al：Panic disorder associated with permanent pacemaker implantation. Psychosomatics 31：345-347, 1990
50) Hesslinger B, Van de Loo A, Klecha D, et al：Depression and panic disorder after heart transplantation-treatment with sertr：aline. Pharmacopsychiatry 35：31-32, 2002
51) Sardinha A, Araújo CG, Soares-Filho GL, et al：Anxiety, panic disorder and coronary artery disease：issues concerning physical exercise and cognitive behavioral therapy. Expert Rev Cardiovasc Ther 9：165-175, 2011. Doi：10.1586/erc. 10.170
52) Fleet RP, Beitman BD：Cardiovascular death from panic disorder and panic-like anxiety：a critical review of the literature. J Psychosom Res 44：71-80, 1998
53) Livermore N, Sharpe L, McKenzie D：Panic attacks and panic disorder in chronic obstructive pulmonary disease：a cognitive behavioral perspective. Respir Med 104：1246-1253, 2010. Doi：10.1016/j. rmed. 2010.04.011
54) Sugaya N, Kaiya H, Kumano H, et al：Relationship between subtypes of irritable bowel syndrome and severity of symptoms associated with panic disorder. Scand J Gastroenterol 43：675-681, 2008
55) Mehlsteibl D, Schankin C, Hering P, et al：Anxiety disorders in headache patients in a specialised clinic：prevalence and symptoms in comparison to patients in a general neurological clinic. J Headache Pain 12：323-329, 2011. Doi：10.1007/s10194-011-0293-9
56) Beghi E, Bussone G, D'Amico D, et al：Headache, anxiety and depressive disorders：the HADAS study. J Headache Pain 11：141-150, 2010. Doi：10.1007/s10194-010-0187-2
57) Yamada K, Moriwaki K, Oiso H, et al：High prevalence of comorbidity of migraine in outpatients with panic disorder and effectiveness of psychopharmacotherapy for both disorders：a retrospective open label study. Psychiatry Res 185：145-148, 2011. Doi：10.1016/j. psychres. 2009.08.004
58) McWilliams LA, Cox BJ, Enns MW：Mood and anxiety disorders associated with chronic pain：an examination in a nationally representative sample. Pain 106：127-133, 2003
59) Malt EA, Berle JE, Olafsson S, et al：Fibromyalgia is associated with panic disorder and functional dyspepsia with mood disorders. A study of women with random sample population controls. J Psychosom Res 49：285-289, 2000
60) Clark DB, Hirsch BE, Smith MG, et al：Panic in otolaryngology patients presenting with dizziness or hearing loss. Am J Psychiatry 151：1223-1225, 1994

61) 貝谷久宣, 福原秀浩, 山中 学：不安障害による不眠. PROGRESS IN MEDICINE 22：1909-1912, 2002
62) Kaiya H, Sugaya N, Iwasa R, et al：Characteristics of fatigue in panic disorder patients. Psychiatry Clin Neurosci 62：234-237, 2008
63) 貝谷久宣, 岩佐玲子, 梅景 正, ほか：疲労とパニック障害. 精神医学 50：579-585, 2008
64) Manu P, Matthews DA, Lane TJ：Panic disorder among patients with chronic fatigue. South Med J 84：451-456, 1991
65) Alonso J, Lépine JP, ESEMeD/MHEDEA 2000 Scientific Committee：Overview of key data from the European Study of the Epidemiology of Mental Disorders(ESEMeD). J Clin Psychiatry 68：3-9, 2007
66) Kessler RC, Chiu WT, Jin R, et al：The epidemiology of panic attacks, panic disorder, and agoraphobia in the National Comorbidity Survey Replication. Arch Gen Psychiatry 63：415-424, 2006
67) 貝谷久宣, 兼子 唯：特定の恐怖症. 貝谷久宣(監集), 野呂浩史(編)：嘔吐恐怖症. pp10-41, 金剛出版, 2013
68) Grant BF, Hasin DS, Stinson FS, et al：Prevalence, correlates, comorbidity, and comparative disability of DSM-Ⅳ generalized anxiety disorder in the USA：results from the National Epidemiologic Survey on Alcohol and Related Conditions. Psychol Med 35：1747-1759, 2005
69) Grant BF, Hasin DS, Stinson FS, et al：The epidemiology of DSM-Ⅳ panic disorder and agoraphobia in the United States：results from the National Epidemiologic Survey on Alcohol and Related Conditions. J Clin Psychiatry 67：363-374, 2006
70) Kessler RC, Birnbaum H, Bromet E, et al：Age differences in major depression：results from the National Comorbidity Survey Replication(NCS-R). Psychol Med 17：1-13, 2009
71) Hasin DS, Goodwin RD, Stinson FS, et al：Epidemiology of major depressive disorder：results from the National Epidemiologic Survey on Alcoholism and Related Conditions. Arch Gen Psychiatry 62：1097-1106, 2005
72) Kessler RC：999 Comorbidity in unipolar and bipolar depression with other psychiatric disorders in a general population survey. Tohen M(ed)：Comorbidity in Affective Disorders (Medical Psychiatry Series). pp1-25, Informa Healthcare, 1999
73) Sugaya N, Yoshida E, Yasuda S, et al：Prevalence of bipolar disorder in panic disorder patients in the Japanese population. J Affect Disord pii：S0165-0327(12)00693-3, 2012. Doi：10.1016/j. jad. 2012.10.014
74) Savino M, Perugi G, Simonini E, et al：Affective comorbidity in panic disorder：is there a bipolar connection? J Affect Disord 28：155-163, 1993
75) Bittner A, Goodwin RD, Wittchen HU, et al：What characteristics of primary anxiety disorders predict subsequent major depressive disorder? J Clin Psychiatry 65：618-626, 2004
76) Stein MB, Tancer ME, Uhde TW：Major depression in patients with panic disorder：factors associated with course and recurrence. J Affect Disord 19：287-296, 1990
77) Roy-Byrne PP, Stang P, Wittchen HU, et al：Lifetime panic-depression comorbidity in the National Comorbidity Survey. Association with symptoms, impairment, course and help-seeking. Br J Psychiatry 176：229-235, 2000
78) Goodwin R, Olfson M：Treatment of panic attack and risk of major depressive disorder in the community. Am J Psychiatry 158：1146-1448, 2001
79) Stein MB, Tancer ME, Uhde TW：Major depression in patients with panic disorder：factors associated with course and recurrence. J Affect isord 19：287-296, 1990
80) Beesdo K, Bittner A, Pine DS, et al：Incidence of social anxiety disorder and the consistent risk for secondary depression in the first three decades of life. Arch Gen Psychiatry 64：903-912, 2007
81) Kessler RC, Stang PE, Wittchen HU, et al：Lifetime panic-depression comorbidity in the National Comorbidity Survey. Arch Gen Psychiatry 55：801-808, 1998
82) Goodwin RD, Lieb R, Hoefler M, et al：Panic attack as a risk factor for severe psychopathology. Am J Psychiatry 161：2207-2214, 2004
83) Weissman MM, Wickramaratne P, Adams PB, et al：The relationship between panic disorder and major depression. Arch Gen Psychiatry 50：680-767, 1993
84) Maier W, Minges J, Lichtermann D：The familial relationship between panic disorder and

unipolar depression. J Psychiatr Res 29：375-388, 1995
85) Mannuzza S, Chapman TF, Klein DF, et al：Familial transmission of panic disorder：effect of major depression comorbidity. Anxiety 1：180-185, 1994-1995
86) Mosing MA, Gordon SD, Medland SE, et al：Genetic and environmental influences on the co-morbidity between depression, panic disorder, agoraphobia, and social phobia：a twin study. Depress Anxiety 26：1004-1011, 2009. Doi：10.1002/da. 20611
87) 貝谷久宜：不安-抑うつ症候群．分子精神医学 13：50, 2013
88) 貝谷久宜：不安うつ病．内科 105：275-279, 2010
89) 貝谷久宜，林 恵美：パニック障害と非定型うつ病．樋口輝彦，久保木富房，貝谷久宜，ほか（編）：うつ病の亜型分類．pp 41-59，日本評論社，2003
90) Benazzi F：Prevalence of bipolar II disorder in atypical depression. Eur Arch Psychiatry Clin Neurosci 249：62-65, 1999
91) Rollman BL, Belnap BH, Mazumdar S, et al：A randomized trial to improve the quality of treatment for panic and generalized anxiety disorders in primary care. Arch Gen Psychiatry 62：1332-1341, 2005
92) 貝谷久宜，横山知佳：心理教育．熊野宏昭，久保木富房（編著），貝谷久宜（編集協力）：パニック障害ハンドブック―治療ガイドラインと診療の実際．pp 46-59，医学書院，2008
93) Beck AT, Sokol L, Clark DA, et al：A crossover study of focused cognitive therapy for panic disorder. Am J Psychiatry 149：778-83, 1992
94) 坂野雄二，貝谷久宜：パニック障害の行動療法．精神療法 25：314-320，1999
95) Penava SJ, Otto MW, Maki KM, et al：Rate of improvement during cognitive-behavioral group treatment for panic disorder. Behav Res Ther 36：665-673, 1998
96) Pollack MH, Otto MW, Kaspi SP, et al：Cognitive behavior therapy for treatment-refractory panic disorder. J Clin Psychiatry 55：200-205, 1994
97) Hofmann SG, Barlow DH, Papp LA, et al：Pretreatment attrition in a comparative treatment outcome study on panic disorder. Am J Psychiatry 155：43-47, 1998
98) Tsao JCI, Myskowski JL, Zucker BG, et al：Effects of cognitive-behavioral therapy for panic disorder on comorbid conditions：replication and extension. Behav Ther 33：493-509, 2002
99) Marks IM, Swinson RP, Basoglu M, et al：Alprazolam and exposure alone and combined in panic disorder with agoraphobia. A controlled study in London and Toronto. Br J Psychiatry 162：776-787, 1993
100) Spiegel DA, Bruce TJ, Gregg SF, et al：Does cognitive behavior therapy assist slow-taper alprazolam discontinuation in panic disorder? Am J Psychiatry 151：876-881, 1994
101) Gardenswartz CA, Craske MG：Prevention of panic disorder. Behav Ther 32：725-737, 2001
102) 陳 峻文，坂野雄二，貝谷久宜：広場恐怖を伴うパニック障害に対する集団認知行動療法の効果．貝谷久宜，不安・抑うつ臨床研究会（編）：パニック障害の精神病理学．pp 129-144，日本評論社，2002
103) Choi YH, Vincelli F, Riva G, et al：Effects of group experiential cognitive therapy for the treatment of panic disorder with agoraphobia. Cyberpsychol Behav 8：387-393, 2005
104) Marks I：パニック障害に対する新しいセルフヘルプシステムの開発．貝谷久宜，不安・抑うつ臨床研究会（編）：パニック障害の精神病理学．pp 115-124，日本評論社，2002
105) Carlbring P, Nilsson-Ihrfelt E, Waara J, et al：Treatment of panic disorder：live therapy vs. self-help via the Internet. Behav Res Ther 43：1321-1333, 2005
106) Eames D, Kaiya H, Yoshida E, et al：Cyberpsychology in a clinical setting：using virtual reality to treat storm phobia：a case report．精神神経学雑誌 108：358-364，2006
107) 貝谷久宜，蜂須 貢：D-cycloserine により曝露療法の効果がなぜ増強するのか？―認知行動療法家のための神経科学．坂野雄二，貝谷久宜，福井 至，ほか（編）：不安障害の認知行動療法．pp 41-64，日本評論社，2010
108) Clark DA, Beck AT：Cognitive Therapy of Anxiety Disorders：Science and Practice. Guilford, 2010
109) Ribeiro L, Busnello JV, Kauer-Sant' Anna M, et al：Mirtazapine versus fluoxetine in the treatment of panic disorder. Braz J Med Biol Res 34：1303-1307, 2001
110) Neumeister A, Bain E, Nugent AC, et al：Reduced serotonin type 1A receptor binding in panic disorder. J Neurosci 24：589-591, 2004

111) Nash JR, Sargent PA, Rabiner EA, et al：Serotonin 5-HT1A receptor binding in people with panic disorder：positron emission tomography study. Br J Psychiatry 193：229-234, 2008
112) Malizia AL, Cunningham VJ, Bell CJ, et al：Decreased brain GABA (A)-benzodiazepine receptor binding in panic disorder：preliminary results from a quantitative PET study. Arch Gen Psychiatry 55：715-720, 1998
113) Bremner JD, Innis RB, White T, et al：SPECT [I-123] iomazenil measurement of the benzodiazepine receptor in panic disorder. Biol Psychiatry 47：96-106, 2000
114) Cameron OG, Huang GC, Nichols T, et al：Reduced gamma-aminobutyric acid(A)-benzodiazepine binding sites in insular cortex of individuals with panic disorder. Arch Gen Psychiatry 64：793-800, 2007
115) Hasler G, Nugent AC, Carlson PJ, et al：Altered cerebral gamma-aminobutyric acid type A-benzodiazepine receptor binding in panic disorder determined by [11C] flumazenil positron emission tomography. Arch Gen Psychiatry 65：1166-1175, 2008
116) Roy-Byrne PP, Cowley DS, Greenblatt DJ, et al：Reduced benzodiazepine sensitivity in panic disorder. Arch Gen Psychiatry 47：534-538 1990
117) Bruce SE, Vasile RG, Goisman RM, et al：Are benzodiazepines still the medication of choice for patients with panic disorder with or without agoraphobia? Am J Psychiatry 160：1432-1438, 2003
118) Rickels K, Schweizer E：Panic disorder：long-term pharmacotherapy and discontinuation. J Clin Psychopharmacol 18(6 Suppl 2)：12S-18S, 1998
119) Moroz G, Rosenbaum JF：Efficacy, safety, and gradual discontinuation of clonazepam in panic disorder：a placebo-controlled, multicenter study using optimized dosages. J Clin Psychiatry 60：604-612, 1999.
120) 福原秀喜, 梅影 正, 山中 学, ほか：不安障害とうつ病に対する BZD＋SSRI 併用療法―基礎的および臨床的エビデンスからの考察. 新薬と臨床 52：1117-1123, 2003
121) Mulch G：Comparison of the effectiveness of antivertiginous drugs by double blind procedure. The effect of diazepam, dimenhydrinate and sulpirid on the human vestibular spontaneous nystagmus(author's transl). Laryngol Rhinol Otol 55：392-399, 1976
122) Pezze MA, Feldon J：Mesolimbic dopaminergic pathways in fear conditioning 74：301-320, 2004
123) Ponnusamy R, Nissim HA, Barad M：Systemic blockade of D2-like dopamine receptors facilitates extinction of conditioned fear in mice. Learn Mem 12：399-406, 2005
124) Morrow BA, Elsworth JD, Rasmusson AM, et al：The role of mesoprefrontal dopamine neurons in the acquisition and expression of conditioned fear in the rat. Neuroscience 92：553-564, 1999
125) del Rosario CN, Pacchioni AM, Cancela LM：Influence of acute or repeated restraint stress on morphine-induced locomotion：involvement of dopamine, opioid and glutamate receptors. Behav Brain Res 134：229-238, 2002
126) Prosser JM, Yard S, Steele A, et al：A comparison of low-dose risperidone to paroxetine in the treatment of panic attacks：a randomized, single-blind study. BMC Psychiatry 9：25, 2009
127) Stahl SM：Seven habits of highly effective psychopharmacologists. J Clin Psychiatry 61：242-243, 2006
128) 吾郷由希夫, 中村茂生, 原沢俊也, ほか：スルピリドとフルボキサミンの併用による抗うつ様作用と前頭葉ドパミン遊離促進作用. 新薬と臨床 53：1340-1345, 2004
129) 貝谷久宣：非定型うつ病―不安障害との併発をめぐって. 精神医学 52：840-852, 2010
130) 貝谷久宣：「非定型うつ病」の診断はなぜ使われないのか. 貝谷久宣, 不安・抑うつ臨床研究会 (編)：非定型うつ病. pp 21-60, 日本評論社, 2008
131) Comer JS, Mojtabai R, Olfson M：National trends in the antipsychotic treatment of psychiatric outpatients with anxiety disorders. Am J Psychiatry 168：1057-1065, 2011
132) 貝谷久宣：パニック障害の医学的管理・療養上の注意. 竹内龍雄(編)：新しい診断と治療の ABC 40―パニック障害. pp 173-183, 最新医学社, 2006
133) 貝谷久宣, 宮前義和, 吉田栄治, ほか：パニック障害の 30ヶ月転帰とその予測因. 藤井 薫, 上島国利(編)：PANIC GRAND ROUND パニック障害研究最前線'98. pp 13-18, ライフ・サイエンス, 1999
134) 梶木直美：パニック障害の転帰調査による予後予測因子の検討. 三重大学修士論文集, 2005
135) Roy-Byrne PP, Cowley DS：Course and outcome in panic disorder：a review of recent follow-

up studies. Anxiety 1：151-160, 1994-1995
136) Katschnig H, Amering M, Stolk JM, et al：Predictors of quality of life in a long-term follow-up study in panic disorder patients after a clinical drug trial. Psychopharmacol Bull 32：149-155, 1996
137) Swoboda H, Amering M, Windhaber J, et al：The long-term course of panic disorder-an 11 year follow-up. J Anxiety Disord 17：223-232, 2003
138) Andersch S, Hetta J：A 15-year follow-up study of patients with panic disorder. Eur Psychiatry 18：401-408, 2003
139) 貝谷久宣：パニック障害．臨床成人病 29：298-302, 1999
140) Keller MB：Social anxiety disorder clinical course and outcome：review of Harvard/Brown Anxiety Research Project(HARP)findings. J Clin Psychiatry 67(Suppl 12)：14-19, 2006
141) Keller MB, Yonkers KA, Warshaw MG, et al：Remission and relapse in subjects with panic disorder and panic with agoraphobia：a prospective short-interval naturalistic follow-up. J Nerv Ment Dis 182：290-296, 1994
142) Yonkers KA, Zlotnick C, Allsworth J, et al：Is the course of panic disorder the same in women and men? Am J Psychiatry 155：596-602, 1998
143) Yonkers KA, Bruce SE, Dyck IR, et al：Chronicity, relapse, and illness-ourse of panic disorder, social phobia, and generalized anxiety disorder：findings in men and women from 8 years of follow-up. Depress Anxiety 17：173-179, 2003
144) 貝谷久宣，音羽健司，横山知加，ほか：パニック障害の治療抵抗要因(特集：完全寛解に至らないうつ病とパニック障害―あと一押しの治療的工夫―Ⅱ)．精神科治療学 23：397-402, 2008
145) Benítez CI, Shea MT, Raffa S, et al：Anxiety sensitivity as a predictor of the clinical course of panic disorder：a 1-year follow-up study. Depress Anxiety 26：335-342, 2009
146) Weisberg RB, Machan JT, Dyck IR, et al：Do panic symptoms during periods of remission predict relapse of panic disorder? J Nerv Ment Dis 190：190-197, 2002
147) Mavissakalian MR, Perel JM：Long-term maintenance and discontinuation of imipramine therapy in panic disorder with agoraphobia. Arch Gen Psychiatry 56：821-827, 1999
148) Craske MG, Golinelli D, Stein MB, et al：Does the addition of cognitive behavioral therapy improve panic disorder treatment outcome relative to medication alone in the primary-care setting? Psychol Med 35：1645-1654, 2005
149) Nadiga DN, Hensley PL, Uhlenhuth EH：Review of the long-term effectiveness of cognitive behavioral therapy compared to medications in panic disorder. Depress Anxiety 17：58-64, 2003
150) van Apeldoorn FJ, Timmerman ME, Mersch PP, et al：A randomized trial of cognitive-behavioral therapy or selective serotonin reuptake inhibitor or both combined for panic disorder with or without agoraphobia：treatment results through 1-year follow-up. J Clin Psychiatry 71：574-586, 2010
151) Wilson KA, Hayward C：A prospective evaluation of agoraphobia and depression symptoms following panic attacks in a community sample of adolescents. J Anxiety Disord 19：87-103, 2005
152) Cowley DS, Ha EH, Roy-Byrne PP：Determinants of pharmacologic treatment failure in panic disorder. J Clin Psychiatry 58：555-561；quiz 562-563, 1997
153) 貝谷久宣：パニック障害における性格変化．貝谷久宣，不安・抑うつ臨床研究会(編)：パニック障害の精神病理学．pp41-74, 日本評論社, 2002
154) Marchesi C, Cantoni A, Fonto S, et al：The effect of pharmacotherapy on personality disorders in panic disorder：a one year naturalistic study. J Affect Disord 89：189-194, 2005
155) 貝谷久宣，兼子 唯，山晴 菜：DSM-5 における精神障害 5. 不安障害．臨床精神医学 41：577-587, 2012
156) 巣山晴菜，横山知加，小松智賀，ほか：不安うつ病尺度の開発と信頼性・妥当性の検討．行動療法研究：2013
157) 貝谷久宣，金井嘉宏，熊野宏明，ほか：東大式社会不安尺度の開発と信頼性・妥当性の検討．心身医学 44：279-287, 2004
158) Ishida K, Ohno Y, Sakamoto H, et al：Effects of SM-9018, a novel 5-HT2 and D2 receptor antagonist, on electrically-evoked [3H] acetylcholine release from rat striatal slices. Gen Pharmacol 27：1203-1207, 1996

〔貝谷久宣〕

第 4 章

全般性不安障害（GAD）

　全般性不安障害（generalized anxiety disorder；GAD）は，慢性的にコントロールできない心配（予期憂慮）によって，睡眠障害，筋緊張などの身体症状や集中困難をきたす障害で，深刻な社会的・職業的機能障害，ほかの精神疾患とのcomorbidity，自殺の危険性の増大につながると考えられている．しかし，臨床の現場での認知度はいまだに低く，実際に患者が臨床の場に訪れることは少なく，受診に至っても的確に診断されずにほかの疾患として治療されている場合も多い．GADの診断基準そのものに，何らかの違和感あるいは疑問をもつという声もたびたび聞く．ここでは，GADについてさまざまな角度から概説する．

● 概念の変遷[1-3]

1 | DSM-Ⅳまでの変遷

　GADという診断名が登場したのは1980年のDSM-Ⅲ[4]であるとの記載も多いが，実際は，1975年の米国のResearch Diagnostic Criteria（RDC）[5]が最初である．そもそも，GADの原点はFreudが唱えた不安神経症にまで遡ることができる．Freudは，それまでの神経衰弱状態から不安神経症を抽出したのと同時に，不安神経症を慢性不安と急性不安とに分け，前者を"悪いことが起こるのではないかという予期不安（worry）"と対象が限定されない"漠然とした浮動不安（free-floating anxiety）"とし，後者を"急激に起こる発作性不安"とした[1-3]．ところが，Freud自身が急性不安に苦しんでいたこともあり，彼の研究は急性不安に力点がおかれ，精神分析的な考察が繰り返されることになった．結局，急性不安のみが重視されたことにより，慢性不安はそれに先行する不全発作，あるいは背景にある要因のようにとらえられていた．

　それから長い間，慢性不安と急性不安は明確に分離されないまま時代が過ぎた．1960年代初頭の教科書には「不安神経症は不安が発作的に突然襲ってくることもあれば，ある期間ずっと持続的にみられることもある」と書かれており，不安神経症自体が急性不安と慢性不安の混合，あるいは，縦断的に変化する場合もありうると解釈されていたようである．その基礎には"神経症的葛藤，つまり自我がその存在様式において，外部あるいは内部から脅され，統制力や独立性に衰弱が起こるとき，その主体

は不安を感じる"という考えがあった.

1964年,パニック発作に対してイミプラミンが有効であることをKleinが発表し[6],かなりの衝撃をもって世界に受け入れられ,パニック障害の研究が盛んになった.すなわち,"急性不安の本態は神経症的な葛藤ではなく,自律神経機構,身体レベルの変動で起こっている病態"と考えられるようになった.そして急性不安を慢性不安から分離し,予期不安はパニック発作による2次的なものだという解釈がなされた.要は,全体的な不安神経症のなかから急性不安が抽出され,同時に,急性不安は生物学的研究対象として昇格したともいえる.

1975年のRDC[5]に引き続き,1980年,DSM-Ⅲ[4]が登場したときに,神経症がなくなり,さまざまな不安障害の再編成が行われた.DSM-Ⅲは,行動指標を基準とした操作的診断基準として作成されたので,特徴的な行動指標をもつ障害ほど,評価しやすく診断がつけやすいことになる.そうなると,急性不安発作をもつパニック障害,明らかに特異的な強迫観念と強迫行為をもつ強迫性障害,特定の社会的状況を怖がる社交不安障害,明らかなトラウマがある心的外傷後ストレス障害(PTSD)などは,次々と診断基準として独立していった.このときGADといわれる,明確な行動上の特徴がなく,不特定の,さまざまな事象に対して不安をもつような慢性不安の扱いが,かなり混乱してしまったようである.事実,DSM-Ⅲ[4]では,「ほかの精神疾患の診断基準に該当した場合には,そちらを優先しGADとはいわない」となっている.つまり,GADの登場時点から,残遺カテゴリーとしての地位しか与えられていなかったということになる.さらに,DSM-Ⅲ[4]では症状の持続期間を1か月としてしまったことで大きな混乱を導くことになった.1か月というのはそもそも慢性不安ではないので,DSM-Ⅲで唱えているGADの本質が不鮮明となった.つまり,ほかの障害の併存を除外しなければならないにもかかわらず,GADの期間を1か月としたために,どうしても併存が多くなりやすいという混乱した状況が,DSM-ⅢのGADであった.こうして,GADは独立して最初につけられる診断ではなくなった.

DSM-Ⅲ-R[7]では,Freudの慢性不安,つまりfree-floating anxietyとworryを中心症状とした疾患概念を組み立て直す試みがなされた.同時に,症状の持続期間が6か月に延長され,慢性不安としてのGADがある程度確立した.また,DSM-Ⅲ-Rでは,ほかのⅠ軸診断との併存をある程度認めたうえで,"ほかの精神疾患の経過中にのみに起こる場合はGADと診断しない"という除外基準規定を設けている.表4-1にDSM-Ⅲ-R[7]の診断基準の要旨を示した.項目Dでは,運動性緊張症状4つ,自律神経機能亢進症状9つ,警戒心症状5つの計18の症状のうち,少なくとも6つが必要と規定されている.しかし,うつ病,パニック障害,PTSD,心気症,身体表現性障害,更年期障害と症状が重なっており,どうしてもほかの精神疾患と併存しやすいか,区別をつけにくい診断基準となっている.さらに,生活機能の障害の程度の規定がないため,心配性との区別が困難となっている.

DSM-Ⅳ[8]では,症状持続期間と併存に関してはDSM-Ⅲ-Rの流れが受け継がれ,ほかのⅠ軸診断との併存をある程度認めている.表4-2にDSM-Ⅳ[8]の診断基準を示

表4-1 DSM-Ⅲ-RのGAD診断

A	非現実的で過度の心配(予期憂慮)が2つ以上の生活環境に関するもの.6か月
B	不安と心配の焦点は,ほかの第Ⅰ軸障害のものと無関係
C	気分障害,または精神病性障害の経過中にのみ起こるものではない
D	18項目中,少なくとも6つ ・運動性緊張 (1)身震い,攣縮,動揺する感じ (2)筋肉の緊張,痛み,うずき (3)落ち着きのなさ (4)易疲労性 ・自律神経機能亢進 (5)呼吸困難,または息苦しい感じ (6)心悸亢進,または脈拍の促迫 (7)発汗,または冷たくなった手 (8)口渇 (9)めまい,または頭のふらつく感じ (10)悪心,下痢,または腹部の苦痛 (11)紅潮(突然の熱感)または冷感 (12)頻尿 (13)嚥下困難,または咽頭異物感 ・警戒心 (14)緊張感や過敏 (15)過度の驚愕反応 (16)集中困難 (17)入眠困難や途中覚醒 (18)易刺激性
E	器質因子がない

〔American Psychiatric Association:Diagnostic and statistical manual of mental disorders 3rd edition-revised (DSM-Ⅲ-R). American Psychiatric Association, 1987 より〕

表4-2 DSM-ⅣのGAD診断

A	(仕事や学業などの)多数の出来事または活動についての過剰な不安と心配(予期憂慮)が,少なくとも6か月,起こる日のほうが起こらない日より多い
B	患者はその心配を制御することが難しいと感じている
C	不安と心配は以下の6つの症状のうち3つ以上を伴っている (1)落ち着きのなさ,緊張感,過敏 (2)疲労しやすいこと (3)集中困難,心が空白となること (4)易刺激性 (5)筋肉の緊張 (6)睡眠障害
D	不安と心配の対象が第Ⅰ軸障害の特徴に限られていない.たとえばパニック障害,社交不安障害,強迫性障害,分離不安障害,神経性無食欲症,身体化障害,心的外傷後ストレス障害の期間中にのみ起こるものではない
E	不安,心配,または身体症状が臨床的に著明な苦痛または社会的,職業的,またはほかの重要な領域における機能の障害を引き起こしている
F	障害が物質または一般身体疾患の直接的な生理学的作用によるものではなく,気分障害,精神病性障害,または広汎性発達障害の期間中にのみ起こるものでもない

〔American Psychiatric Association:Diagnostic and statistical manual of mental disorders 4th edition (DSM-Ⅳ). American Psychiatric Association, 1994 より〕

した.中心症状を多数のことに対する制御不能で過剰な不安と心配(予期憂慮)とし,さらに,不安の程度に関する規定を項目Eで,「社会的,職業的,またはほかの重要な領域における機能の障害を引き起こしている」と,ある程度明確にした.項目Cの症状では,DSM-Ⅲ-R[7]で9つ並べて強調していた自律神経機能亢進症状は消え,運動性緊張症状と警戒心症状のうち6つが抽出され,そのうち少なくとも3つがあるこ

とを条件とした．自律神経機能亢進症状の削除はほかの疾患との判別能力が低いとの判断に基づいている．

　DSM-Ⅳとほぼ同じ時代に使用されているICD-10[9]におけるGADの診断基準は，DSM-Ⅳと全く異なっており，さらに混乱をきたしている．ICD-10[9]の診断基準の要旨を表4-3に示した．ICD-10では，残遺カテゴリー的なとらえ方が残っており，「ほかの症状，とりわけ抑うつが一過性に出現しても，主診断としてGADを除外することにはならないが，患者はうつ病エピソード，恐怖症性障害，パニック障害，あるいは強迫性障害の診断基準を完全に満たしてはならない」とある．つまり，ほかの診断基準を満たした瞬間にほかの診断基準が優先され，併存はない．また，ICD-10の中心症状は，全般的かつ持続的な，自由に浮動する不安であり，発汗，ふらつき，動悸，めまい，心窩部不快などの自律神経性過活動症状が強調されて，DSM-Ⅳと大きく異なっている．さらには，DSM-Ⅳ[8]でGADの中心症状として強調されている"心配が過度であること（excessiveness）"が，ICD-10では必須症状でない点も大きく異なる．

　表4-4に，DSM-ⅢからICD-10までのGAD診断基準の変化を大まかにまとめた．表を見ると一目瞭然だが，診断基準改訂ごとに大きく変化する診断の信頼性，妥当性はきわめて疑わしい状況であるといわざるをえない．何しろ，同時代に使用されていたDSM-ⅣとICD-10が違いすぎるのは大きな問題である．

　それは，DSM-5に至ってもまだ世界的なコンセンサスが得られたとはいい難い状況である．とはいっても，現実には，多くの臨床研究や試験がDSM-Ⅳを用いて行われているので，ここで述べる知見の多くは，DSM診断によるGADが中心であることを明記しておく．

2 ｜ DSM-5の変更点[10-15]

　表4-5にDSM-5ドラフトのGAD診断基準[10,14]を示した．DSM-5は2013年5月にAmerican Psychiatric Associationから発表される予定である．まず，診断名がGADからgeneralized anxiety and worry disorder（GAWD）に変更され，中心症状が

表4-3　ICD-10のGAD診断

- 本質的な病像は，全般的かつ持続的であるが，きわめて優勢であっても，いかなる特殊な周囲の状況にも限定されない（すなわち自由に浮動する）不安．
- 主要症状はきわめてさまざまであるが，絶えずイライラしている，振戦，筋緊張，発汗，頭のふらつき，動悸，めまいと心窩部の不快などの訴え
- 患者か身内がすぐにでも病気になるのではないか，事故に遭うのではないかという恐怖がさまざまなほかの心配ごとや不吉な予感とともに表現される
- 女性により一般的で，しばしば慢性の環境的ストレスと関連する．その経過はさまざまで，動揺，慢性化の傾向がある
  (a)心配，(b)運動性緊張，(c)自律神経性過活動

（World Health Organization：The ICD-10 classification of mental and behavioral disorders. Clinical descriptions and diagnostic guidelines. WHO, 1992 より）

表 4-4 全般性不安障害診断基準の変化

	DSM-Ⅲ	DSM-Ⅲ-R	DSM-Ⅳ	ICD-10
不安の定義	持続性不安	生活上の2つ以上のことに非現実的で過度の心配(予期憂慮)	多数のことに対する制御不能で過剰な不安と心配(予期憂慮)	全般的で持続的な浮動する不安,恐怖,心配,不吉な予感
持続期間	1か月	6か月	6か月	数か月
症状	予期不安 筋緊張 自律神経症状 過覚醒 3/4	筋緊張(4) 自律神経症状(9) 過覚醒(5) 6/18	落ち着きのなさ 疲労感 集中困難 焦燥 筋緊張 不眠 3/6	心配 筋緊張 自律神経症状 some
除外	ほかの精神疾患	ほかの不安障害,気分障害,精神病期間中のみに起こる場合	ほかの不安障害,気分障害,精神病期間中のみに起こる場合	うつ病,恐怖症性障害,パニック障害,強迫性障害
生活機能の障害			有意の障害	

(野村総一郎:全般性不安障害.最新精神医学 8:517-524, 2003 より)

表 4-5 generalized anxiety and worry disorder(DSM-5 ドラフト)

A	(家族,健康,経済的問題,学業/仕事上の問題など)2つ以上の活動または出来事についての過剰な不安と心配(予期憂慮)
B	3か月以上の期間にわたり起こっている過剰な不安と心配
C	不安と心配が以下の1つあるいは両方をもつ (a)落ち着きのなさ,緊張感,過敏 (b)筋肉の緊張
D	不安と心配が以下の1つ以上の行動を伴っている (a)否定的な結果が起こるうる状況に対する著しい回避 (b)否定的な結果が起こりうる状況に対する準備のために著しい時間と労力をかける (c)心配のために行動と意思決定が著しく引き伸ばされる (d)心配のために安堵を繰り返し求める
E	不安と心配の対象が第Ⅰ軸障害の特徴に限られていない.たとえばパニック障害,社交不安障害,強迫性障害,分離不安障害,神経性無食欲症,身体化障害,身体醜形障害,心的外傷後ストレス障害の期間中にのみ起こるものではない
F	不安,心配,または身体症状が臨床的に著明な苦痛または社会活動,職業的,またはほかの重要な領域における機能の障害を引き起こしている
G	障害が物質または一般身体疾患の直接的な生理学的作用によるものではなく,気分障害,精神病性障害,または広汎性発達障害の期間中にのみ起こるものでもない

(American Psychiatric Association:DSM-5. Proposed draft revisions to DSM disorders and criteria. 村松公美子,宮岡 等:DSM-5 ドラフトにおけるパニック障害,GAD,PTSD. 精神科治療学 25:1036, 2010 より)

過剰な不安と心配であることは DSM-Ⅳから継承され強調された.この点は,ICD-10 と大きく異なったままである.DSM-5 の A 項目では,心配の対象として家族,健康,経済的問題,学業/仕事上の問題などある程度具体的なものが挙げられ GAWD をイメージしやすくすると同時に,B 項目では症状の持続期間が3か月に変更された.症状の持続期間が3か月に短縮しても,DSM-Ⅳ診断症例と類似的に相関

する臨床的に有意な症例を同定可能であるとしている．また，DSM-Ⅳで症状の持続期間を6か月と規定したことが，GAD診断をつけにくくしていたとの批判にも応えている．修正案ではGADの有病率が上がる可能性や分類の信頼性が上がる可能性がある．

　DSM-Ⅳ[8)]のB項目にあった「患者はその心配を制御することが難しいと感じている」はDSM-5では削除された．これは，この項目が症例の同定に効果が薄かったことによる．また，これとA項目の"過剰な不安と心配"には概念的な重複があるともいえ，子どもに当てはめることが困難との指摘もあったためである．

　DSM-5のC項目ではGADの不安と心配に伴う症状として，"落ち着きのなさ，緊張感，過敏"と"筋肉の緊張"の2つがDSM-ⅣのC項目から残った．DSM-Ⅳの閾値（6つの症状のうち3つまたはそれ以上）は，GAD診断において限定的なエビデンスしかないことから削除された．

　DSM-5[10)]のD項目では，不安と心配に伴う行動が規定されている．主に回避行動や遂行遅延などが明記されることにより，GADがイメージしやすくなっている．この項目はGADを診断するうえで，今後重要な役割を果たすと考えられる．

　DSM-5のE項目は，DSM-ⅣのD項目とほぼ同じ除外基準を示しているが，DSM-Ⅳでは"特徴"と記載されているのに対し，DSM-5では"症状"に変更されていることと，身体醜形障害が付加されている点が異なる．

　Zimmermanら[16)]は，"うつ病エピソード中に起こったGADはGADとしない"という規定を外したmodified GADを提唱した．つまり，うつ病期間中に起こったGADをmodified GADとしたわけである．それを単独うつ病と比較すると，うつ病の重症度が高く，自殺念慮が強く，社会機能が劣り，ほかの不安障害の併存が多く，病的憂慮が強く，家族にGADが多いという有意な結果が得られた．これにより，Zimmermanらは"うつ病の間に起こったGADは，GADではないとするよりは，GADから除外基準を外して，どんな気分障害とでも併存すると規定したほうが患者のためになり，これら重症なものが拾いやすくなる"と提案した．DSM-5[10)]で，"うつ病のエピソードの間に起こったGADはGADではない"という規定が外されるかどうか注目されたが，それは採用されなかったようである．

　確かに，Zimmermanら[16)]の意見をそのまま採用すると，新たな疑問を感じずにはいられない．うつ病やほかの不安障害患者が心配を訴えだしたらGADの併存になり，GADが併存するうつ病やほかの不安障害は重症ということになる．それは，すなわち，GAD（心配）はうつ病やほかの不安障害の増悪因子や重症度指標でしかないことになり，GADの診断としての意味に疑問をもたざるをえなくなる．

　DSM-5[10)]のF，G項目は，それぞれDSM-ⅣのE，F項目に対応し，変更はない．

　先述したが，GADの診断基準はDSM-5になってもまだ，さらなる研究・検証が必要とされる発展途上段階といえる．

　DSM-5になることでどのような変化が起きるかについても，すでに検討され始めている[17)]．Andrewsら[17)]は，DSM-5でGAD診断に必要な症状の期間が6か月から

3か月に短縮したこと，診断に必要な症状が6つのうち3つ以上であったのが2つのうち1つ以上となったことにより，GADの有病率が上がる可能性があるが，GADの重症度そのものは変わらないであろうと述べている．Starcevicら[18]は，いたずらに診断閾値を下げることで，有病率を上げ，偽陽性者を増やすことは，将来的に決してよい結果を導かないであろうと批判的にコメントしている．

中心症状[1-3]

こうした診断基準の変化を進歩ととらえることもできるだろうが，GADの出発点は残遺カテゴリーであったので，一度ゴミくず診断的になったものをまた1つの独立した診断基準に作り直す，あるいは組み立て直すのは，かなりの困難を伴っている．不安の定義，中心症状，診断に必要な症状の数，持続期間，除外基準など，診断基準にとって重要な要素が，診断基準ごとに異なるようでは，GADそのものの存在への疑問につながりかねない．

DSM-Ⅳ[8]では，「多数の出来事または活動についての過剰な不安と心配（予期憂慮）が，少なくとも6か月間，起こる日のほうが起こらない日より多い」とされ，その流れのなかで，DSM-5では「（家族，健康，経済的問題，学業/仕事上の問題など）2つ以上の活動または出来事についての過剰な不安と心配（予期憂慮）が3か月以上の期間起こっている」とされた．このように，GADの中心症状を心配（worryあるいはapprehensive expectation）とする考えが主流となってきている．これは，おそらくICD-11との間でもすり合わせが行われ，GADの中心症状として継承されることになると考えられる．

しかし，心配（予期憂慮）という言葉自体がかなり漠然としたものと感じざるをえない．GADの中心症状が心配なら，GADは結局，極端な心配性ではないかとも考えられる．一般に，心配性は性格と考えられるので，DSM上はⅡ軸寄りとなる．しかし，DSM-ⅣのⅡ軸に心配性にあてはまるものはない．過剰な心配が性格なのか病気なのかについては，今後明確にする必要がある．

"心配"のテーマがさまざまなものに散らばり広がっていくのがGADの特徴といえるが，それ自体はおそらくうつ病やほかの不安障害，統合失調症の増悪期などにも，よく観察される．つまり，"心配"は，さまざまな精神疾患でみられる非特異的な症状である．

表4-6にGADと気分障害やほかの不安障害との共通症状を示した．DSM-Ⅳ[8]ではGADの診断基準に含まれる多くの症状がほかの気分障害や不安障害と重複していたが，DSM-5では，多少絞られたのがわかる．いずれにしても，不安と心配はほかの精神疾患すべてにある．

表 4-6 全般性不安障害, パニック障害, うつ病, 気分変調症の症状重複

	全般性不安障害(DSM-IV)	全般性不安障害(DSM-5)	パニック障害	うつ病	気分変調症
不安と心配	○	○	○	○	○
パニック発作			○		
集中困難	○		○	○	○
焦燥	○	○		○	
不眠	○			○	○
抑うつ気分				○	○
過覚醒(易刺激性・過度の驚愕反応)	○	○		○	
緊張症状(運動性)	○	○	○	○	
疲労感	○			○	○

(野村総一郎:全般性不安障害. 最新精神医学 8:517-524, 2003 より一部筆者改変)

疫学[19]

先述したが, GAD の診断基準は改訂ごとに大きく変化している. 罹病期間だけをみても, DSM-III[4]では 1 か月なのに対し, DSM-III-R 以降では 6 か月, ICD-10 では数か月と全く異なっている. 疫学調査においてどの診断基準を使用したかが, 有病率に影響を与えるのは当然である. 同じ条件で比較した研究によれば, GAD の生涯有病率が, DSM-III-R 診断[7]では 1.9% であったのに対し, ICD-10 診断[9]では 9.2% であり, 大きな開きがあったという[20]. ほかの疫学調査をみても, ICD-10 診断のほうが DSM 診断より若干高い数字を示しているようである.

米国の一般住民 20,291 人を対象とした Epidemiologic Catchment Area (ECA) Study では, DSM-III 診断にて GAD の生涯有病率は 4.1〜6.6% であった[21]. 同じく, 米国の一般住民 8,098 人 (15〜54 歳) を対象とした National Comorbidity Survey (NCS) では, DSM-III-R 診断にて GAD の 6 か月有病率は 1.6%, 1 年有病率は 3.1%, 生涯有病率は 5.1% であった[22,23]. ドイツで 18〜65 歳の 4,181 人を対象とした German National Health Interview and Examination Survey (GHS) では, DSM-IV 診断にて GAD の 1 年有病率は 1.5% であった[24]. 米国で 1999 年に施行され, 無作為に抽出された成人 30,801 人 (回答率 70%) を対象にした National Health Interview Survey (NHIS) では, DSM-IV 診断にて GAD の 1 年有病率は 2.8% であった[25]. オーストラリアの 10,641 人を対象とした National Survey of Mental Health and Well-Being (NSMH & WB) では, DSM-IV 診断にて GAD の 1 か月有病率は 2.8%, 1 年有病率は 3.6% であった[26]. 2001〜2002 年にかけて 18 歳以上の 43,093 人を対象に米国で行われた, 2002 National Epidemiologic Survey on Alcohol and Related Conditions (NESARC) では, DSM-IV による GAD の 1 年有病率は 2.1% であった[27].

米国で行われた 6,870 人の白人米国人, 4,598 人のアフリカ系米国人, 3,615 人のヒ

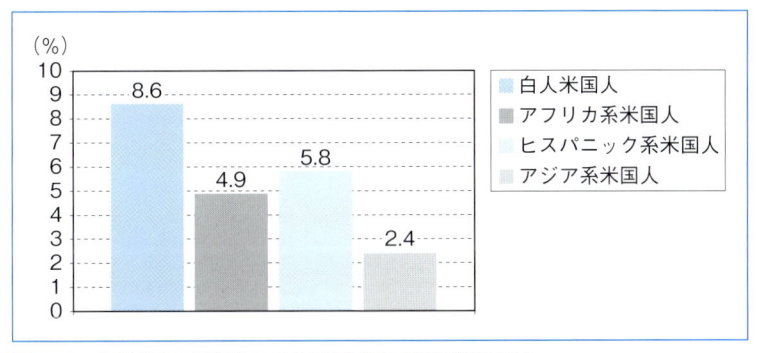

図 4-1 全般性不安障害の人種別生涯有病率（米国人）
(Asnaani A, Richey JA, Dimaite R, et al：A cross-ethnic comparison of lifetime prevalence rates of anxiety disorders. J Nerv Ment Dis 198：551-555, 2010 より)

スパニック系米国人，1,628 人のアジア系米国人を対象にした Collaborative Psychiatric Epidemiology Survey（CPES）では，DSM-Ⅳ 診断にて GAD の生涯有病率は，白人米国人 8.6%，アフリカ系米国人 4.9%，ヒスパニック系米国人 5.8%，アジア系米国人 2.4% であり，人種による違いが示された（図 4-1）[28]．同じく 20,013 人を対象とした CPES のデータベースでは，DSM-Ⅳ 診断にて GAD の 12 か月有病率は，男性 2.1%，女性 4.1% であり，生涯有病率が男性 4.1%，女性 7.7% であった[29]．

わが国において，Mini-International Neuropsychiatric Interview（M. I. N. I.）日本語版を用いた 2001 年の調査（全国から無作為に 4,000 人を抽出，男女各 2,000 人，平均年齢 45.2±8.9 歳）によれば，DSM-Ⅳ による GAD の時点有病率は 1.6% であった[30]．1997 年および 1999 年にわが国の岐阜で 1,029 人の成人を対象に行われた Kawakami ら[31]の研究報告によれば，DSM-Ⅲ-R 診断にて GAD の生涯有病率は 1.4%，6 か月有病率は 0.8% であった．この数値は，欧米の調査と比較すると半分程度であるが，東南アジア諸国とはほぼ同等であった[31]．以上の大規模調査から，GAD の一般住民における有病率は，時点有病率で 1～3%，生涯有病率で 2～5% といえそうである．Asnaani ら[28]の報告でも明確なように，GAD の有病率には，人種差や地域差がある可能性がある．

プライマリ・ケアにおいて 1,000 人以上の患者を対象とした調査では，患者の 2.8～10.8% が GAD であった[32,33]．18 歳以上のプライマリ・ケア受診患者 2,316 人のうち GAD 患者が 10.8% にも及んだという調査報告では，GAD は大うつ病（13.9%）に次いで多く，パニック障害（2.8%）よりも多かった[33]．総合病院受診患者 1,039 人を対象とした調査でも，ICD-10 診断にて GAD が 10.8% の患者に認められ，うつ病（12.8%）に次いで多かった[34]．ドイツの 558 人のプライマリ・ケア医を対象とし特定の 1 日に行った疫学調査によれば，約 20,000 人の患者のうち，GAD 単独と診断できたのが 3.8%，大うつ病エピソード単独と診断できたのが 4.4%，GAD と大うつ病エピソードの併存が 1.6% であった[35]．つまり，GAD は単独と併存を合わせると 5.4% であった．

わが国の総合病院心療内科における調査では，不安障害患者 252 人中 75 人（29.8%）

がDSM-ⅣでGADと診断され，これはパニック障害に次いで2番目に多かった[36]．2003年の大学病院精神科における1年間の調査によれば，初診患者1,611人中DSM-ⅣでGADと診断されたのは39人（2.4%）のみであった[37]．これは，プライマリ・ケアや心療内科受診患者における先行研究よりもはるかに低い数字となっている．GAD患者は身体症状を主訴に身体科を受診することが多く[37]，患者自身がGADを精神疾患と認識していない可能性や，精神科医側も注意をはらっていない可能性がある．特に，一般臨床では，うつ病に吸収されている可能性が大きい．この点は今後検討を要する．

● 性差[19]

　GADは男性よりも女性に多く，概して男女比は男性：女性＝1：2である[29]．ECAにおけるGAD生涯有病率[21]は男性2.6〜5.7%に対し，女性5.5〜7.3%であった．NCSでは，GAD生涯有病率は男性3.6%，女性6.6%で，1年有病率は男性2.0%，女性4.3%であり，やはり女性が男性の約2倍であった[22,23]．特に45歳女性の生涯有病率は10.3%と高率で，これは同年代の男性3.6%の約3倍である[22,23]．NHISにおけるGADの1年有病率は，男性1.9%，女性3.6%であった[25]．比較的最近行われたCPESによれば，先述のとおり，DSM-Ⅳ診断におけるGADの12か月有病率は，男性2.1%，女性4.1%で，生涯有病率は男性4.1%，女性7.7%であり，やはり女性が2倍程度高率である[29]．

　一方，わが国のKawakamiら[31]の報告では，生涯有病率が男性1.8%，女性1.0%で，6か月有病率は男性0.7%，女性0.9%とされ，性差を認めなかった．M.I.N.I.を使用したアンケート調査[30]でも，時点有病率は男性1.5%，女性1.6%であり，性差を認めていない．欧米では性差が明確なのに対し，わが国では性差がない理由に関しては，今後の検討が待たれる．

● 発症年齢/年代差

　GAD患者の多くは「生来ずっと不安で神経質であった」と報告することが多く，初発年齢を推測するのが難しい場合がある[38]．ECAでは，最若年層における有病率が最も高かった[21]．しかし，DSM-Ⅲ[4]ではGADの罹病期間規定が1か月であったのに対し，DSM-Ⅲ-R[7]では6か月に延長されたことを反映してか，DSM-Ⅲ-Rを使用したNCSでは，最若年である15〜24歳のGAD時点有病率が0.8%であったのに対し，25〜34歳が2.1%と最も高く，35〜44歳が1.4%，45歳以上が1.9%と続いた[22,23]．DSM-Ⅳ診断によるNHISでは，GADの1年有病率は，18〜24歳が2.7%，25〜44歳が3.1%，45〜64歳が3.1%，65歳以上が1.5%であった[25]．NSMH & WBにおいても55歳以上の有病率は若年群より低かった[26]．McLeanらの約20,000人を対象としたCPESによれば，GADの平均発症年齢は26.6歳であり，若年発症であるの

は確かだが，ほかの不安障害よりも発症年齢は高かった[26]．

わが国の岐阜の調査では[31]，GADの生涯有病率は，20～34歳が3.3%と高く，次いで35～49歳が1.9%，65歳以上が1.1%であり，やはり若年者において高い有病率を示した．しかし，ほかのわが国の報告では，医療機関を受診したGAD患者の平均発症年齢は40歳代であったとある[36,39]．われわれ精神科医がみるGAD患者は中高年の女性というイメージが強いが，一般人口においてはもっと若年に多い疾患なのかもしれない．

経過・転帰・受診行動・診断率

GADの経過はさまざまであり，動揺または慢性化する傾向を示し，ストレスによって増悪することが多いという．6か月間の自然経過において完全または部分寛解を示したものは全体の1/3にすぎなかったとの報告がある[40]．

コホート研究によると，GAD患者の49%に2年間症状の持続がみられたという[41]．DSMでGADの診断基準を満たした113人の調査では，2年後，完全に回復していた人は39%(44人)のみであり，全く回復しなかった人が28%(32人)，部分的に回復していた人が33%(37人)であった[42]．Yonkersら[43]が行った167人のGAD患者を対象にしたコホート調査によると，5年後のGAD寛解率は38%であった．また，長期のfollow-up調査によれば，8～14年後に約1/3の患者(33.7%)にGADの症状が持続しており，18.1%はGAD以外の診断になっていたと報告された[44]．少なくとも数年単位の慢性的な経過をたどることが多いといえそうである．

しかし，最近のオランダの不安障害転帰調査[45]で，834人の不安障害患者を2年間追跡した結果，寛解と判定できたのは広場恐怖のないパニック障害で72.5%，次いでGADで69.7%，大きく離れて，社交不安障害で53.5%，広場恐怖のあるパニック障害で52.7%であり，GADは比較的転帰良好のグループに入っている．GADの転帰に関してはさらなる検討が必要そうである．Hendriksら[45]は，不安障害の転帰の予測因子として回避症状の強さが，覚醒症状より強力であったとも報告した．

GAD患者は，社会機能やQOLの低下をきたし[46]，それは大うつ病と同等の障害であることが指摘されている[47,48]．また，スペインのプライマリ・ケアでのGAD患者の医療コスト調査(ANCORA study)によれば，GAD診断ありとなしの比較では，年間医療コストが，7,739ユーロ対2,609ユーロとGAD患者のほうが3倍近く高かった[49]．また，GAD患者の67.8%が抗うつ薬と抗不安薬の併用療法を受けており，単剤使用はわずか23.4%であった．さらに，Hamilton Anxiety Scale(HAM-A)得点と医療コストは正の相関を示していた．

全体でみると，GAD患者はそれほど医療機関を受診しない．米国のNHISによれば，GAD診断基準を満たした者のなかで，医療機関を受診していたのは36.3%であった[25]．いざ受診するとしても，最初から精神科を受診するGAD患者は約1/3のみであり，多くは一般医，内科医，循環器専門医，呼吸器専門医，消化器専門医など

を受診する[22]．しかし，comorbidity があると医療機関の受診につながりやすくなる．NCS において生涯有病率からみた GAD で評価すると，求援助行動の割合は GAD 単独の場合だと 48.2％ であったのに対し，comorbidity があると 67.9％ に上がった[22]．

わが国において，GAD 患者 57 人を対象に発症の誘因を調査したところ，自覚的でないものは 9 例 (15.8％) のみで，身体症状の発現や何らかの疾病が見つかったことによるものが 20 例 (35.1％) と最も多かった[50]．大学病院精神科の外来調査[37]でも，GAD 患者の約半数が紹介受診であり，最初から専門家を受診することが少ないことがうかがわれる．

最近の不安障害の未治療期間 (duration of untreated illness；DUI) 研究[51]では，DSM-IV 診断で，パニック障害患者 138 人，GAD 患者 127 人，強迫性障害患者 85 人を調査した結果，いずれの不安障害も DUI は比較的長かった．GAD の DUI は 81.6 か月であり，強迫性障害の 94.5 か月に次いで長く，パニック障害の 39.5 か月の約 2 倍であった．

真の GAD 患者がプライマリ・ケアを受診して，GAD と診断される確率は 34％ しかなく，適切な治療を受ける者はわずか 20％ しかいなかったとの報告がある[35]．

双生児研究や家族研究から遺伝の関与もある程度指摘されている[52]．

診断補助ツール

上記のように，GAD 患者はなかなか受診せず，受診しても診断されず，治療もされない状況のようである．それに対し，International Consensus Group on Depression and Anxiety[53]は，GAD のスクリーニングツールとして，GAD-2[54]の使用を勧めている．GAD-2 は Spitzer ら[55]が作成した GAD-7 の最初の 2 つの質問のみを抽出したものである．質問は，「過去 4 週間のほとんどの時間，心配，緊張を感じて，あるいは不安に悩まされていましたか？」「頻繁に，緊張し，イライラし，睡眠の問題をもっていましたか？」の 2 つである．GAD-7 の GAD 診断に対する感度は 89％，特異度が 82％ であり[55]，GAD-7 と GAD-2 の相関係数は 0.94 と有意に強い相関を示すとの報告もあることから，GAD 診断の補助として GAD-2 を使用する意味はあると考えられる．しかし，GAD を診断すること自体の意味を検討するほうがより重要かもしれない．

コモビディティ[19]

ほかの不安障害から明確に区別できる純粋な GAD がどの程度存在するのだろうか．

1 | Ⅰ軸との関連

米国の NCS によると，GAD の生涯 comorbidity 率は大うつ病性障害(62.4%)，気分変調症(39.5%)，アルコール依存(37.6%)，パニック障害(23.5%)など，実に 90% といわれ，時点 comorbidity 率でも 65% 近くに及ぶ[22]．オーストラリアの NSMH & WB では，1 か月以内に GAD であった患者の 57% が何らかの気分障害を呈していた[26]．米国の NHIS では，複数の精神疾患を有する場合，74.8% に GAD が併存していた（内訳は，大うつ病と GAD が 40.5%，GAD とパニック発作が 11.5%，大うつ病と GAD とパニック発作が 22.8%）[25]．時点 comorbidity 率では，大うつ病性障害が 8～39%，単一恐怖が 20～50%，パニック障害が 21～55%，社交不安障害が 16～59%，アルコール依存が 11% というデータ[56]もある．この comorbidity の多さは，GAD の独立性に対して疑問を生じさせる．

アルコールをはじめとする物質関連障害では，気分障害や不安障害の comorbidity が多いが，GAD も例外ではない．アルコール関連障害を有すると，そうでない場合と比較して GAD を併存する可能性が 3 倍以上〔オッズ比：3.3，95% confidence interval（CI）：1.9～5.6〕となることが NSMH & WB で示されている[26]．

ほかに，身体表現性障害[57]や疼痛性障害[58]との comorbidity も指摘されている．

GAD と気分障害の comorbidity が多いという欧米の先行研究が多数を占めるなか，GAD とうつ病の comorbidity はそう多くないという報告もある．107 人の GAD 患者を対象とした大曽根[39]の研究では，GAD とうつ病性障害の comorbidity 率は 3.7% にすぎず，ほかの不安障害が 10.3%，パーソナリティ障害が 20.6% という結果であった．また，Kawakami ら[31]の疫学調査でも，気分障害や，ほかの不安障害，アルコール関連障害と GAD の comorbidity は認められなかった．精神科受診者を対象としたわが国の調査[37]でも，初診時には気分障害やほかの不安障害と GAD の comorbidity は認められず，のちに大うつ病性障害を 7.7% に認めたという結果が得られており，概して低い数字を示している．M. I. N. I. を使用したアンケート調査[30]では，大うつ病エピソードの 53.2%，パニック障害の 11.3%，社交不安障害の 17.7% に GAD が併存したが，これは欧米の先行研究に一致していた．臨床場面では，うつ病で不安を呈する場合，それをうつ病の症状の 1 つとしてとらえる傾向が強く，うつ病発症前に明らかに GAD が存在する場合以外は comorbidity と評価しづらい面があると考えられる．

2 | Ⅱ軸との関連

GAD では Ⅱ 軸の関与が大きいのではないかという報告も多い．大曽根[39]は，GAD の 20.6% にパーソナリティ障害が併存し，回避性パーソナリティ障害が多かったと報告した．NESARS[27]では過去 1 年に GAD 診断がついた 521 人のうち，60.5% に何らかのパーソナリティ障害が併存していたとされる．パーソナリティ障害の内訳では，

回避性 21.9%，依存性 6.4%，強迫性 33.5%，妄想性 30.5%，統合失調質 19.1%，演技性 10.2%，反社会性 13.6% であり，GAD との関連が認められたのは，妄想性もしくは統合失調質パーソナリティ障害であった（オッズ比：10.9）[27]．

また，パーソナリティ障害の comorbidity が，GAD の転帰に影響を与えることも明らかとなりつつある．Yonkers ら[43]による GAD 患者 167 人のコホート研究では，ベースラインで患者の 36% に何らかのパーソナリティ障害が併存していたが，B 群もしくは C 群パーソナリティ障害が併存していると転帰が有意に不良であった．

3｜身体疾患との関連

GAD と心疾患，胃腸疾患などの身体疾患との関連も指摘されている[59,60]．これらの関連はきわめて重要である．なぜなら，精神疾患と身体疾患が併存すると，経過が長期化し，それぞれの疾患が単独である場合と比較して，転帰不良となるからである．また併存疾患が多くなればなるほど，治療においてさまざまな試みが必要になり，どうしても多剤併用となりやすいことも重大な問題である．Tully ら[61]は冠動脈心疾患を対象とした 12 の研究，合計 3,485 人のなかで，GAD の有病率は 10.94%（95% CI：7.8〜13.99）で，DSM を用いた研究では，13.52%（95% CI：8.39〜18.66）であり，生涯有病率は 25.80%（95% CI：20.84〜30.77）であったと報告した．これは一般人口のなかでの GAD 有病率より高い．さらに，7 つの研究において，GAD と大うつ病性障害に中等度の相関がみられ（Fisher's Z：0.30，95% CI：0.19〜0.42），GAD と大うつ病性障害の併存は冠動脈心疾患の悪化と関連していたと報告されている．

4｜除外基準について

各診断基準における，GAD 診断の除外基準の考え方，あるいは comorbidity の規定の仕方についても疑問は多い．たとえば，DSM では，うつ病の間にのみ起こった GAD は GAD としないが，GAD の経過中にうつ病が起こった場合は，うつ病と GAD の comorbidity となる．横断面でみたときに前者と後者の違いは何なのか不明瞭である．

縦断的にみても，GAD の経過中に，うつ病の comorbidity が生じた患者において，うつ病は寛解に至ったが"心配"が残った場合，その患者は GAD といってよいのであろうか．あるいは，GAD を前駆症状としたうつ病患者の残遺症状としての"心配"なのだろうか．

GAD とパニック障害の関係についても，たとえば GAD の経過中にパニック発作が起きた場合は comorbidity として認められる[62]が，パニック障害の期間中に GAD があった場合は GAD としない．パニック障害の人がさまざまなことを心配し出しても，それは GAD ではない．

GAD と診断されるには"さまざまなことに関して心配する"が条件となるが，"さ

まざまなことに関して心配する"ことと，何種類かの不安障害の comorbidity の状態，たとえばパニック障害と社交不安障害と単一恐怖と心気症の comorbidity と GAD はどういう関係なのか，それは comorbidity なのか，重なっているところは結局 GAD といえないのかについては不明確である．この点については DSM-5[10]では多少心配のテーマが規定されているので明確になりつつある．

　GAD の中心症状が"心配"という非特異的な症状である限り，どうしても除外基準を設けることに限界が生じる．横断的にみても，縦断的にみても，その"心配"が GAD のものなのか，あるいはほかの精神疾患によるものかを明確にすることは困難である．

　GAD 患者は，身体科，プライマリ・ケアを受診するが，GAD を診断するためには，さまざまな身体疾患や物質関連疾患を鑑別しなければならない．たとえば，喘息，慢性肺疾患，甲状腺疾患，更年期障害はいずれも不安や心配を示す可能性のある身体疾患である．このように併存が多いことや，症状が非特異的であることは，"抑うつと不安の関係の近さ"を感じさせると同時に，"GAD はうつ病の前駆症状あるいは残遺症状ではないか"，あるいは"ただの増悪因子や重症度指標ではないか"という考えにつながりかねない．

全般性不安障害を診断することに対する肯定的な意見

　以上，GAD の診断，あるいは独立性に対する疑問を中心に，現在とこれからについて述べた．しかし，それに対してはいくつかの反論がある[63]．それは，「GAD には心配がどんどん広がっていくという，うつ病にはない特異的症状がある」「comorbidity のない純粋な GAD が 20% は存在する」「comorbidity はほかの不安障害でも多い」「臨床場面では comorbidity のある GAD が多いが，地域では純粋な GAD が多い」「GAD の発症因子や社会的背景はうつ病とはかなり異なる」「うつ病との comorbidity は経過とともに減っていく」「純粋な GAD の生活上の支障はうつ病などに匹敵するため，治療の意義が大きい」「GAD とうつ病の遺伝研究では家族集積性が異なるという事実がある」「GAD 特有の心配はベンゾジアゼピン系薬に対して反応がよいが，うつ病では反応はよくない」「REM 睡眠障害が異なる（うつ病には REM 睡眠潜時短縮と REM 密度増加があるが，GAD にはない）」「実験室での感情刺激に対しての反応がうつ病とは反対である（うつ病は低感受性，GAD は高感受性）[64]」などで，これらのことは GAD が独立した障害であることを支持しているともいえる．また，先述の Zimmerman ら[16]も GAD 診断には肯定的である．ただ，それぞれの研究はまだ少なく，今後の課題は多い．

薬物療法

　GAD の病態生理についてはいまだ解明されていない点も多い．うつ病との併存が

多く治療薬も類似していることから，生物学的背景にも共通の部分が多いと推測されているが，あくまでも異なるとの主張もあり，コンセンサスは得られていない(前項参照)．不安の生物学に関しては，別項を参照されたいが，いくつかの生物学的な要因が指摘されている．神経伝達物質であるセロトニン(5-HT)やノルアドレナリン(NA)，γ-アミノ酪酸(GABA)などの関与，視床下部-下垂体-副腎皮質軸(HPA)系の機能異常，扁桃体の興奮，前頭前野の過活動などである．

1 治療ゴール

GAD の治療プランは，中心となる症状，重症度，併存する身体疾患，物質依存や希死念慮の有無，前治療の転帰，医療費，地域でその治療が可能かどうか，患者の意思などを考慮し決定される[65]．治療の目的は，精神症状と身体症状の中心症状の軽減，患者の機能とQOLの回復，併存疾患の治療，寛解を継続し再発を防ぐ長期的治療となる．

GAD患者は先述のとおり，まずはプライマリ・ケアを受診する．おそらく，そこでは精神療法や認知行動療法は行われず，薬物療法が中心になるであろう．薬物の選択基準は，症状の重症度，抑うつや不眠などの comorbidity，有害事象，薬物相互作用，あるいは早期効果への期待などで決まってくる．

GAD はうつ病に先行し，うつ病発症の危険因子や重症化に関連する[40]ので，それに対する配慮も必要である．GAD の治療開始が遅くなれば，転帰も不良になることは明らかであり，特に発症から1年以内に治療を開始することが重要といわれている[66]．

現在，GAD の治療ガイドラインとして下記のものがある．
- International Psychopharmacology Algorithm Project (IPAP)[67,68]
- Canadian Clinical Practice Guidelines：Management of Anxiety Disorders[69]
- British Association for Psychopharmacology (BAP)[70]
- World Federation of Societies of Biological Psychiatry (WFSBP)[65]
- International Consensus Group on Depression and Anxiety[53]
- National Institute for Health and Clinical Excellence (NICE)[71]

上記のすべてのガイドラインがエビデンスを基礎にしている．多少使用目的が異なっていたりするが，臨床での使いやすさを重視しているので，参照されるとよいであろう．

2 短期治療

短期(4～12週)のプラセボ対照試験で，以下の4種類の薬物がGADへの効果を認めている．それはベンゾジアゼピン(BZD)系抗不安薬，アザピロン系抗不安薬(buspirone)，抗ヒスタミン薬(ヒドロキシジン)，そして4種類の抗うつ薬である．

(1) ベンゾジアゼピン(BZD)系抗不安薬

　歴史的にも，BZD はさまざまな不安障害に使用されてきた．不安の責任病巣は扁桃体にあるといわれており，前頭前野や扁桃体に GABA 介在ニューロンが存在し，$GABA_A$ 受容体を介して，直接扁桃体ニューロンを抑制している．不安，つまり扁桃体の興奮に対して，BZD には即効的かつ強力な抑制作用を示す抗不安作用があるため，BZD の GAD への効果は確立している．Canadian Clinical Practice Guidelines[69]では，重症の GAD，あるいはパニック障害と併存した GAD に対して，その即効性からBZD が推奨されている．また，同じガイドラインでは，選択的セロトニン再取込み阻害薬(SSRI)やセロトニン・ノルアドレナリン再取込み阻害薬(SNRI)の効果発現までの補充療法としても，BZD は推奨されている．

　しかし，ほかの多くのガイドラインでは，BZD は第 1 選択薬として推奨されていない[53]．BZD には長期服用により依存や耐性が形成され，退薬症状も認められることから，治療が長期にわたる GAD の主剤としては適していない．さらに，BZD による認知や記憶，注意，覚醒度の障害，運転への影響，アルコールとの相互作用，高齢者の転倒などの問題があるため，BZD はリスクとベネフィットのバランスを考慮し，治療初期の短期間(1 か月以内)に限定して使用することが勧められている[53, 65, 69, 71]．そうはいっても，BZD は GAD に対して広く使用されている．事実，ほかの薬物に非反応性の患者もおり，必要とされる場合もある．その場合も間欠的投与が勧められる．

(2) 抗うつ薬

　GAD に対して，SSRI，SNRI，三環系抗うつ薬(TCA，特にイミプラミン)，トラゾドンはプラセボ対照試験で優位なデータをもっている．

　なかでも，SSRI と SNRI は GAD 治療の第 1 選択薬として各ガイドラインで取り上げられている[53, 65, 67-71]．

　SSRI ではパロキセチン[72]，セルトラリン[73, 74]，citalopram[75]が，SNRI では venlafaxine[76]とデュロキセチン[77]が GAD に対する有効性をプラセボ対照二重盲検試験で証明されている．いずれも，HAM-A が 50% 以下に減少する反応と，HAM-A が 7 点以下となる寛解で評価されている．50 の研究をまとめた Bereza ら[78]の報告によれば，第 1 選択薬の反応率が 67.7% であるのに対し，第 2 選択薬は 54.5% であり，第 1 選択薬の寛解率の平均は 39.7% であった．これは予想より高いかもしれない．しかし，この報告の第 2 選択薬に関しては，BZD，buspirone，プレガバリンなども混在しており，正確な評価とはなっていない．

　NICE[71]では，GAD の第 1 選択薬としてセルトラリンが推奨されている．それは医療費の面(英国ではジェネリック)からであるが，セルトラリンの GAD に対する head to head 試験がないので，明確なことはいえない．しかし，セルトラリンは fluoxetine，パロキセチン，フルボキサミンと比較して薬物相互作用が少なく，citalopram と比較して心電図異常をきたさず，パロキセチンや venlafaxine と比較して

中断時症状が少ないという点で使いやすいと考えられる[79]．

　もし，SSRIを使用して4～8週間効果がなかったら，ほかのSSRIかSNRIに置換すべきである．しかし，4週目に部分的な反応を認めた場合，8週目まで待つ価値はあると考えられる．なぜなら，この期間にSSRIの本来の効果が出現する可能性があるからである[80]．

　SSRIの有害事象は強くはないが，消化器症状，眠気，不眠，焦燥が一定頻度でみられ，性機能障害も40％にみられるとの報告[81]もあるため，慎重な有害事象チェックが必要なのはいうまでもない．特に，高齢者ではSSRIによる出血傾向[82]，転倒骨折のリスクの上昇[83]，抗利尿ホルモンの上昇[84]に注意しなければならない．

　また，2005年に米国食品医薬品局（Food and Drug Administration；FDA）が，SSRI治療は子ども・青年・18～24歳の若年者の自殺願望と自殺的行動のリスクを高めると報告し，2007年には，SSRIとそのほかの抗うつ薬についても24歳以下の若年者では自殺リスクを増加させる可能性があるというブラックボックス警告を出した．同様の警告はわが国の厚生労働省からも出されている．しかし，これには否定的な報告[85]もあり，明確な結論は出ていない．米国ではFDAの警告以降に若年者の自殺死者数が増加している．FDA警告の結果，若年者の抗うつ薬治療が少なくなり，結果として自殺者が増えたとすれば問題である．

　SNRIの有害事象はSSRIと似ているが，ほかに起立性低血圧，高血圧，発汗過多，尿閉などがあり注意が必要である[76,77]．

　SSRIやSNRIで反応がみられなかった場合に，TCAを使用する可能性はある[53,70,86]が，抗コリン作用を中心とした有害事象には注意が必要である．ほかに，トラゾドンが有効であったとの報告もある[86]．

(3) アザピロン系抗不安薬

　アザピロン系抗不安薬のbuspironeはわが国では未発売であるが，同種のものとしてタンドスピロンがある．アザピロン系抗不安薬は，5-HT$_{1A}$受容体の部分作動薬であり，GADに対する有効性が証明されている[87]．この報告では5,908人のGAD患者に，アザピロン系抗不安薬，BZD，プラセボのいずれかが割り当てられていた．結果，アザピロン系抗不安薬はプラセボにはまさるが，BZDとの比較ではやや有効性が劣っていたと報告されている[87]．アザピロン系抗不安薬の有害事象は，眠気，めまい，悪心である．さらにbuspironeは効果発現が遅く，さまざまなcomorbidityがある場合などは，第1選択薬としては推奨されていない[53,65,67,68]．ほかのアザピロン系抗不安薬（ipsapirone, gepirone, タンドスピロン）においてもGADに対して試験が行われているが，まだFDAで承認されてはいない．

(4) 抗ヒスタミン薬

　ヒドロキシジンはH$_1$受容体拮抗薬であり，GADに有効であるとの報告[88]がある．実際，米国では広く使用されている．しかし，眠気，抗コリン作用には注意が必要で

ある.

(5) その他の薬剤

Agomelatine は NA・ドパミン(DA)脱抑制作用をもつ抗うつ薬で，EU で承認されている．25〜50 mg/日を 16 週間のオープンラベル投与後，反応者をさらに 26 週間 follow-up した結果，Agomelatine には再発予防効果が認められたという報告がある[89]．

プレガバリンは，$α_2σ$ リガンドの抗てんかん薬で，一般に糖尿病性末梢神経障害やヘルペス感染後神経痛に使用される．2000 年頃から，GAD に対するプレガバリンのプラセボ対照二重盲検試験[90]が試みられるようになっている．NICE[71]では，プレガバリンは SSRI や SNRI に耐えられない場合の第 1 選択薬として推奨されている．BZD と同様，効果発現が早く，抗不安効果が治療開始 1 週間でみられる．眠気，めまい，頭痛，口渇が有害事象としてみられる[90]．急激な中断はせず，漸減することが望ましい．

非定型抗精神病薬のクエチアピン 50 mg/日と 150 mg/日が，プラセボと比較して有意に 8 週間後の GAD の不安を改善したという報告[91]があるが，体重増加などの有害事象に注意が必要である．この報告では，300 mg/日はプラセボと有意差がなかった．

同じく非定型抗精神病薬のオランザピン[92]とリスペリドン[93]については，抗うつ薬で不十分な反応であった場合の増強療法として効果があったとの報告がある．

3 長期治療・再発予防

GAD の長期薬物療法に関する報告も次第に蓄積されつつある．venlafaxine XR の 24 週間試験[94]では，8 週間目に寛解に至っていなかった症例の多くが 24 週目には寛解に至っていた．

デュロキセチンには，26 週間のオープンラベル試験で反応があった患者を，さらに 26 週間 follow-up した結果，再発予防効果が認められた[95]．

SSRI のエスシタロプラム(10〜20 mg/日)とパロキセチン(20〜50 mg/日)のいずれもが，GAD の 24 週間の長期治療においてプラセボに有意な差をつけた[96]．エスシタロプラム[97]，パロキセチン[98]のいずれにも，12 週間のオープンラベルで反応があった患者を，72 週間 follow-up した結果，長期再発予防効果が認められた．

プレガバリンでも 24 週間の再発予防効果が認められている[99]．

4 難治例への対応・増強療法

上記の「(5) その他の薬剤」でも触れたが，近年，GAD に対しても非定型抗精神病薬が使われる機会が増えている[91-93]．使用法としては，非定型抗精神病薬の単剤療法

と，抗うつ薬で効果が不十分な場合の増強療法がある．

LaLonde ら[100]は，GAD に対する非定型抗精神病薬(増強療法，単剤療法)のメタ解析を行った．5つの増強療法試験で912人の解析を行った結果，非定型抗精神病薬の中断率の高さもあり〔相対リスク(RR)：1.43, 95% CI：1.04～1.96〕，有効性の最終評価でプラセボとの差がつかなかった．4つの単剤療法試験で1,383人の解析を行った結果，クエチアピン 150 mg/日のみが反応率(RR：1.31, 95% CI：1.20～1.44)，寛解率(RR：1.44, 95%CI：1.23～1.68)ともにプラセボにまさっていた．しかし，すべての理由による中断率(RR：1.30, 95% CI：1.09～1.54)と，体重増加(2.2 lb, 95% CI：1.16～3.24)においては，クエチアピンのほうが多かった．よって，LaLonde らは難治の GAD に対する非定型抗精神病薬の単剤療法，増強療法のいずれも推奨できないと結論づけている．

認知行動療法

GAD の治療においてエビデンスのあるものは，上記の SSRI と SNRI を中心とした薬物療法と認知行動療法(cognitive-behavioral therapy；CBT)だけである．GAD に対する CBT には，心理教育(psychoeducation)，症状の管理法(symptom management)，リラクセーション(relaxation)，認知再構成法(cognitive restructing)，心配事への曝露(worry exposure)，セルフ・モニタリング(self-monitoring)，対処技能獲得法(skill-building)が含まれる[101]．CBT の具体的方法に関しては，別項やいくつかの総説[102,103]を参照いただきたい．

GAD に対する CBT の効果に関しては，以前の報告で有効性が著しくない(おおよそ患者の50%が改善)[104]とされてきた背景には，それまで考えられていた GAD の認知モデルに GAD に対する特異性がなかったためとの指摘もある[105]．

しかし，近年のメタ解析[106]では，CBT 治療者を未治療者と比較すると，急性期治療および12か月の follow-up 期においても，有意に病的憂慮が改善していたと報告されており，GAD に対する CBT の効果は認められている．また，治療初期1か月における CBT への反応のよさが，3か月後および15か月後の改善度を予測することも明確になってきている[107]．

症例提示

ここで，できるだけ典型的な GAD の症例を提示したいところであるが，純粋な GAD の症例を挙げるのは予想以上に難しい．先述のように，ほかの精神疾患(診断基準を十分満たさないものも含めて)の併存が含まれる傾向が強い．そのようななか，ここに2症例を提示する．いずれも，持続的な心配と不安が基本にあるが，受診の契機は何らかの不安発作である．なお，個人の特定ができないよう情報の一部を変更している．

〈症例1：68歳，女性，無職〉

生活歴：東京にて生育．同胞2人中第2子長女．私立大学卒業後，塾教師として勤務．35歳時に塾を開設し，65歳まで教師をしていた．以後は無職．24歳時に結婚し，2子あり．本人55歳時に，夫が病死．現在は長男（2年前離婚）の子ども（孫：男性17歳）と2人暮らし．

病前性格：元来心配性，まじめ，几帳面．

精神疾患家族歴：特記事項なし．

既往歴：58歳時，腸重積で手術を受けて以来，腸閉塞を繰り返している．60歳時，卵巣捻転で手術．

現病歴：X−3年，息子が離婚し，孫を引き取り同居するようになった．この頃より，「離婚した息子はこれからどうなるのか」「孫はちゃんと育つのか」「孫は勉強しないが大丈夫か」「孫が外出中に事故やトラブルに巻き込まれないか」「自分の健康（腸閉塞）は大丈夫か」「頼れる大人が同居していないのが不安」「留守中に火事にならないか」など心配し，疲れやすくなる．次第に，動悸，頻脈，息苦しさが気になるようになり，日常生活に影響が出るようになった．X−2年9月，大腸内視鏡検査中，過呼吸発作を起こしたため，近医の心療内科を受診した．パニック発作の診断で，アルプラゾラム0.4 mg/日が処方された．

X−1年6月，腸閉塞で入院した際，アルプラゾラム0.4 mg/日の内服を自己中断した．内服しなくても過呼吸や動悸の悪化がみられなかったため，心療内科の通院も中断した．しかし，上記の心配と疲れやすさは持続していた．

X年1月31日，人と話している間に極端な疲労感，動悸，頻脈，発汗を感じるようになった．その後も，動悸，頻脈，不安，緊張が持続するため，同年2月3日，当院救急を受診した．受診後の精査（心電図など）にて異常は認められなかった．しかし，動悸，頻脈，不安，胸の違和感が持続したため，同年2月7日，再び当院内科を受診した．身体的異常は認められず，同年2月12日，当科を紹介され初診となった．

初診時現症：礼節の保たれた穏やかな態度，認知機能障害は認めない．同年1月31日の不安発作では，動悸，頻脈，発汗，緊張を認めたが，パニック発作とまではいえず，症状限定発作の範疇といえた．むしろ，頼れる大人が同居していないことへの不安，持病，離婚した息子や孫に関する心配が主体で，常に持続しており，症状限定発作は，通常の不安緊張が急に悪化した状態と判断された．初診時，Center for Epidemiologic Studies Depression Scale（CES-D）は18点，LSASは20点（恐怖・不安感：10点，回避：10点）であった．GADの診断で，前医のアルプラゾラム0.4 mg/日を開始した．

経過：アルプラゾラム0.4 mg/日で，心配，不安，自律神経症状は比較的コントロールでき，生活に支障ない程度で経過している．

症例1小括：元来心配性の高齢の女性．実際の問題（夫の死，持病，息子の離婚，

孫の成長）に関する心配が持続し，次第に生活に支障をきたすようになる．精神科受診のきっかけは，症状限定発作による救急受診であったが，その発作はパニック発作やパニック障害の診断を満たすまでではない．

〈症例2：74歳，男性，無職〉

　生活歴：東京にて生育．同胞3人中第2子長男．国立大学卒業後，大学教員として60歳定年まで就労．定年退職後は無職．24歳時に結婚し，2子あり．子どもは独立し，現在妻と2人暮らし．

　病前性格：まじめ，几帳面，融通が利かない．

　精神疾患家族歴：特記事項なし．

　既往歴：68歳時，高血圧（降圧薬内服中）．70歳時，胆嚢摘出術．

　現病歴：54歳時，飛行機搭乗中，ひどい揺れを経験してから，飛行機を避けるようになった．以降，電車に乗っても，「脱線したらどうしよう」と不安になり，歩行中も「車が歩道に乗り上げてこないか」と心配するようになった．徐々に，「留守中に泥棒が入ったらどうしよう」「火事や地震が起きたらどうしよう」「妻がいなくなったらどうしよう」など，心配はさまざまな事象に広がりをみせた．定年退職後は，何もしないで家で過ごすことが多かったが，読書やドラマ鑑賞程度はしていた．

　X年11月5日，早朝に手の震え，発汗を伴う不安感が出現した．30分以内に症状が消失したが，それ以降「妻が亡くなったらどうしよう」という不安と，早朝覚醒，動悸，発汗などが持続した．同年11月12日，動悸を主訴に当院循環器内科を受診した．心電図などの検査では異常がなく，同年11月17日，当科を紹介され初診となった．

　初診時現症：外来場面では穏やかに話す．認知機能障害は認めない．「妻がいなくなったらどうしよう」という心配は特に朝に強く，終日，生活のあらゆる場面で心配を認めた．同時に，動悸，手の震え，発汗，早朝覚醒，集中力低下を認めた．初診時，CES-Dは19点，LSASは22点（恐怖・不安感：10点，回避：12点）であった．

　治療経過：GADの診断で，パロキセチン10 mg/日を中心に，ロフラゼプ酸エチル1 mgを頓用として開始した．パロキセチンにより朝の不安は軽減したが，集中力低下は持続し，副作用としての消化器症状が目立ったため，スルピリド150 mg/日に変更した．スルピリドにより，集中力低下，消化器症状は改善したものの，ろれつ不良にて服薬を自己中断した．再び，朝方の不安，集中力低下，意欲低下が目立ち出したため，抑肝散7.5 g/日を開始した．しかし，不安は持続し，息苦しさ，焦燥感も悪化したため，X+2年1月25日，当科に入院となった．入院後，不安・焦燥に対して，ロラゼパム0.5 mgは効果があった．主剤に関してはさまざま試みたが，いずれも副作用により持続投与はできないでいた．同年2月末時点での処方は，セルトラリン50 mg/日，抑肝散7.5 mg/日，クエチアピン25 mg/日であった．同年3

月3日，同室者の過干渉に耐えられず，焦燥が悪化したため退院となった．

退院後経過：退院後，外来に定期的に通院しているが，朝方の心配，不安，動悸が時に悪化し，時間外や予約外受診をすることがある．

症例2小括：広場恐怖に近い症状から，次第にさまざまな事象に関する心配に広がり，動悸を中心とした不安発作が循環器内科受診の契機となった症例である．各薬剤の効果と副作用に過敏で，服薬遵守不良が特徴であった．至適薬剤も定まらず，発症後2年経過しても寛解には至っていない．

まとめ

GADはもともと残遺カテゴリーから出発し，"心配"を中心とする独立カテゴリーとして再構築された．しかし"心配"はほかの精神疾患や身体疾患でも多くみられ，GADのcomorbidity率は高く，しかもこの30年間，GADの診断基準自体が大きく揺らいでいる．診断基準はDSMとICDでも異なっている．"GADはうつ病の前駆症状あるいは残遺症状ではないか"，あるいは"ただの増悪因子や重症度指標ではないか"と考えられる可能性もある．

最後に，GADの診断基準自体が，あえて偽陽性を許容し，広く拾うことを目標としているのか，逆にGADの本当の中心（中核）症状を抽出する厳密な方向に向かっているのかについて，なかなかみえてこない点も大きな疑問である．薬物療法に関する知見が蓄積される前に，GADそのものに関する再検討が必要な気がしてならない．

● 文献
1) 野村総一郎：全般性不安障害．最新精神医学 8：517-524, 2003
2) 大坪天平：全般性不安障害診断基準の疑問点．臨床精神薬理 10：1085-1089, 2007
3) 大坪天平：全般性不安障害の現在とこれから．精神経誌 114：1049-1055, 2012
4) American Psychiatric Association：Quick reference to the diagnostic criteria from DSM-Ⅲ. American Psychiatric Association, 1980
5) Spitzer RL, Endicott J, Robins E：Research diagnostic criteria (RDC) for a selected group functional disorders 2nd edition. New York State Psychiatric Institute, Biometrics Research, 1975
6) Klein DF：Delineation of two drug-responsive anxiety syndromes. Psychopharmacologia 5：397-408, 1964
7) American Psychiatric Association：Diagnostic and statistical manual of mental disorders 3rd edition-revised (DSM-Ⅲ-R). American Psychiatric Association, 1987
8) American Psychiatric Association：Diagnostic and statistical manual of mental disorders 4rd edition (DSM-Ⅳ). American Psychiatric Association, 1994
9) World Health Organization：The ICD-10 classification of mental and behavioral disorders. clinical descriptions and diagnostic guidelines. WHO, 1992
10) American Psychiatric Association：DSM-5. Proposed draft revisions to DSM disorders and criteria (http://www.dsm5.org/)
11) Allgulander C：Generalized anxiety disorder：between now and DSM-V. Psychiatr Clin N Am 32：611-628, 2009
12) Andrews G, Hobbs M, Borkovec T D, et al：Generalized worry disorder：a review of DSM-Ⅳ generalized anxiety disorder and options for DSM-V. Depress Anxiety 27：134-147, 2010

13) Coutinho FC, Dias GP, do Nascimento Bevilaqua MC, et al：Current concept of anxiety：implications from Darwin to the DSM-Ⅴ for the diagnosis of generalized anxiety disorder. Expert Rev Neurother 10：1307-1320, 2010
14) 村松公美子, 宮岡 等：DSM-5 ドラフトにおけるパニック障害, GAD, PTSD. 精神科治療学 25：1033-1039, 2010
15) Niles AN, Lebeau RT, Liao B, et al：Dimensional indicators of generalized anxiety disorder severity for DSM-Ⅴ. J Anxiety Disord 26：279-286, 2012
16) Zimmerman M, Chelminski I：Generalized anxiety disorder in patients with major depression：is DSM-Ⅳ's hierarchy correct? Am J Psychiatry 160：504-512, 2003
17) Andrews G, Hobbs MJ：The effect of the draft DSM-5 criteria for GAD on prevalence and severity. Aust N Z J Psychiatry 44：784-790, 2010
18) Starcevic V, Portman ME, Beck AT：Generalized anxiety disorder：between neglect and epidemic. J Nerv Ment Dis 200：664-667, 2012
19) 尾鷲登志美, 大坪天平：全般性不安障害の疫学と comorbidity. 精神科 5：421-425, 2004
20) Wacker HR, Mullejans R, Klein KH, et al：Identifications of cares of anxiety disorders and affective disorders in the community according to ICD-10 and DSM-Ⅲ-R using the Composite International Diagnostic Interview(CIDI). Int J Meth Psychiatr Res 2：91-100, 1992
21) Blazer DG, Hughes D, George LK, et al：Generalized anxiety disorder. Robins LN, Regier DA (eds)：Psychiatric disorders in America：the Epidemiologic Catchment Area Study, pp 180-203, Free Press, 1991
22) Wittchen HU, Zhao S, Kessler RC, et al：DSM-Ⅲ-R generalized anxiety disorder in the National Comorbidity Survey. Arch Gen Psychiatry 51：355-364, 1994
23) Kessler RC, McGonagle KA, Zhao S, et al：Lifetime and 12-month prevalence of DSM-Ⅲ-R psychiatric disorders in the United States. results from the National Comorbidity Survey. Arch Gen Psychiatry 51：8-19, 1994
24) Carter RM, Wittchen HU, Pfister H, et al：One-year prevalence of subthreshold and threshold DSM-Ⅳ generalized anxiety disorder in a nationally representative sample. Depress Anxiety 13：78-88, 2001
25) Dickey WC, Blumberg SJ：Prevalence of mental disorders and contacts with mental health professionals among adults in the United States. National Health Interview Survey, 1999. Manderscheid RW, Henderson MJ(eds)：Mental Health. DHHS Publication, 2002
26) Hunt C, Issakidis C, Andrews G：DSM-Ⅳ generalized anxiety disorder in the Australian National Survey of Mental Health and Well-Being. Psychol Med 32：649-659, 2002
27) Grant BF, Hasin DS, Stinson FS, et al：Co-occurrence of 12-month mood and anxiety disorders and personality disorders in the US：results from the national epidemiologic survey an alcohol and related conditions. J Psychiatr Res 39：1-9, 2005
28) Asnaani A, Richey JA, Dimaite R, et al：A cross ethnic comparison of lifetime prevalence rates of anxiety disorders. J Nerv Ment Dis 198：551-555, 2010
29) McLean CP, Asnaani A, Litz BT, et al：Gender difference in anxiety disorders：prevalence, course of illness, comorbidity and burden of illness. J Psychiatry Res 45：1027-1035, 2011
30) 武田真紀, 大坪天平, 幸田るみ子, ほか：社会不安障害, パニック障害, 全般性不安障害の有病率調査―郵送によるアンケート調査. 精神神経誌 105：1342-1343, 2003
31) Kawakami N, Shimizu H, Haratani T, et al：Lifetime and 6-month prevalence of DSM-Ⅲ-R psychiatric disorders in an urban community in Japan. Psychiatry Res 121：293-301, 2004
32) Roy-Byrne PP, Wagner A：Primary care perspectives on generalized anxiety disorder. J Clin Psychiatry 65 (Suppl 13)：20-26, 2004
33) Ansseau M, Dierick M, Buntinkx F, et al：High prevalence of mental disorders in primary care. J Affect Disord 78：49-55, 2004
34) Martucci M, Balestrieri M, Bisoffi G, et al：Evaluating psychiatric morbidity in a general hospital：a two-phase epidemiological survey. Psychol Med 29：823-832, 1999
35) Wittchen HU, Kessler RC, Beesdo K, et al：Generalized anxiety and depression in primary care：prevalence, recognition, and management. J Clin Psychiatry 63 (Suppl 8)：24-34, 2002
36) 大曽根彰：パニック障害と分離不安. 精神医学 42：951-961, 2000
37) 高塩 理, 上島国利：全般性不安障害の症状とその実態. 医薬ジャーナル 40：2223-2226, 2004

38) Tonks A：Treating generalized anxiety disorder. BMJ 326：700-702, 2003
39) 大曽根彰：全般性不安障害とパニック障害―病前気質，行動パターン，comorbidity の比較．精神医学 43：517-526, 2001
40) Wittchen HU, Hoyer J：Generalized anxiety disorder：nature and course. J Clin Psychiatry 62（Suppl 11）：15-19, 2001
41) Seivewright N, Tyrer P, Ferguson B, et al：Longitudinal study of the influence of lifetime events and personality status on diagnostic change in three neurotic disorder. Depress Anxiety 11：105-113, 2000
42) Rodriguez BF, Weisberg RB, Pagano ME, et al：Characteristics and predictors of full and partial recovery from generalized anxiety disorder in primary care patients. J Nerv Ment Dis 194：91-97, 2006
43) Yonkers KA, Dyck IR, Warshaw M, et al：Factors predicting the clinical course of generalized anxiety disorder. Br J Psychiatry 176：544-549, 2000
44) Chambers JA, Power KG, Durham RC, et al：The relationship between trait vulnerability and anxiety and depressive diagnoses at long-term follow-up of generalized anxiety disorder. J Anxiety Disord 18：587-607, 2004
45) Hendriks SM, Spijker J, Licht CM, et al：Two-year course of anxiety disorders：different across disorders or dimensions? Acta Psychiatr Scand 2012 Oct 26. Doi：10.1111/acps. 12024
46) Massion AO, Warshaw MG, Keller MB：Quality of life and psychiatric morbidity in panic disorder and generalized anxiety disorder. Am J Psychiatry 150：600-607, 1993
47) Wittchen HU：Generalized anxiety disorder：prevalence, burden, and cost to society. Depress Anxiety 16：162-171, 2002
48) Kessler RC：The epidemiology of pure and comorbid generalized anxiety disorder：a review and evaluation of recent research. Acta Psychiatr Scan Supple 406：7-13, 2000
49) Rovira J, Albarracin G, Salvador L：The cost of generalized anxiety disorder in primary care settings：results of the ANCORA study. Community Ment Health J 48：372-383, 2012
50) 北川信樹，小山 司：全般性不安障害の臨床像．精神科 5：426-433, 2004
51) Dell'osso B, Camuri G, Benatti B, et al：Differences in latency to first pharmacological treatment（duration of untreated illness）in anxiety disorders：a study on patients with panic disorder, generalized anxiety disorder and obsessive-compulsive disorder. Early Interv Psychiatry 2013 Jan 24. Doi：10.1111/eip. 12016
52) Hettema JM, Neale MC, Kendler KS：A review and meta-analysis of the genetic epidemiology of anxiety disoprders. Am J Psychiatry 158：1568-1578, 2001
53) Ballenger JC, Davidson JR, Lecrubier Y, et al：Consensus statement on generalized anxiety disorder from the International Consensus Group on Depression and Anxiety. J Clin Psychiatry 62（Suppl 11）：53-58, 2001
54) Kroenke K, Spitzer RL, Williams JB, et al：Anxiety disorders in primary care：prevalence, impairment, comorbidity, and detection. Ann Intern Med 146：317-325, 2007
55) Spitzer RL, Kroenke K, Williams JB, et al：A brief measure for assessing generalized anxiety disorder：the GAD-7. Arch Intern Med 166：1092-1097, 2006
56) Brawman-Mintzer O, Lydiard RB：Generalized anxiety disorder：issues in epidemiology. J Clin Psychiatry 57（Suppl 7）：3-8, 1996
57) Lieb R, Meinlschmidt G, Araya R：Epidemiology of the association between somatoform disorders and anxiety and depressive disorders：an update. Psychosom Med 69：860-863, 2007
58) McWilliams LA, Cox BJ, Enns MW：Mood and anxiety disorders associated with chronic pain：an examination in nationally representative sample. Pain 106：127-133, 2003
59) Harter MC, Conway KP, Merikangas KR：Associations between anxiety disorders and physical illness. Eur Arch Psychiatry Clin Neurosci 253：313-320, 2003
60) Roy-Byrne PP, Davidson KW, Kessler RC, et al：Anxiety disorders and comorbid medical illness. Hosp Psychiatry 30：208-225, 2008
61) Tully PJ, Cosh SM：Generalized anxiety disorder prevalence and comorbidity with depression in coronary heart disease：a meta analysis. J Health Psychol 2013 Jan 8（Epub ahead of print）
62) Van Ameringen M, Simpson W, Patterson B, et al：Panic attacks in generalized anxiety disorder. J Nerv Ment Dis 201：52-55, 2013

63) Hettema JM：The nosologic relationship between generalized anxiety disorder and major depression. Depress Anxiety 25：300-316, 2008
64) Mennin DS, Heimberg RG, Turk CL, et al：Preliminary evidence for an emotion dysregulation model of generalized anxiety disorder. Behav Res Ther 43：1281-1310, 2005
65) Bandelow B, Zohar J, Hollander E, et al：World Federation of Societies of Biological Psychiatry (WFSBP) guidelines for the pharmacological treatment of anxiety, obsessive-compulsive and post-traumatic stress disorders first revision. World J Biol Psychiatry 9：248-312, 2008
66) Altamura AC, Dell'osso B, D'Urso N, et al：Duration of untreated illness as a predictor of treatment response and clinical course in generalized anxiety disorder. CNS Spectr 13：415-422, 2008
67) Davidson J, Zhang W, Connor K, et al：A psychopharmacological treatment algorithm for general anxiety disorder (GAD). J Psychopharmacol 24：3-26, 2010
68) International Psychopharmacology Algorithm Project. IPAP Generalized Anxiety Disoder (GAD) Algorithm Notes (http://ww.ipap.org/gad/index.php)
69) Swinson RP, Anthony MM, Bleau P, et al：Clinical practice guidelines：management of anxiety disorders. Can J Psychiatry 51 (Suppl 2)：9S-91S, 2006
70) Baldwin DS, Anderson IM, Nutt DJ, et al：British Association for Psychopharmacology. Evidence-based guidelines for the pharmacological treatment of anxiety disorders：recommendations from the British Association for Psychopharmacology. J Psychopharmacol 19：567-596, 2005
71) National Institute for Health and Clinical Excellence (NICE)：Anxiety：management of anxiety (panic disorder, with or without agoraphobia, and generalized anxiety disorder) in adults in primary, secondary and community care. 2007
72) Pollack MH, Zaninelli R, Goddard A, et al：Paroxetine in the treatment of generalized anxiety disorder：results of a placebo-controlled, flexible-dosage trial. J Clin Psychiatry 62：350-357, 2001
73) Brawman-Mintzer O, Knapp RG, Rynn M, et al：Sertraline treatment for generalized anxiety disorder：a randomized, double-blind, placebo-controlled study. J Clin Psychiatry 67：874-881, 2006
74) Allgulander C, Dahl AA, Austin C, et al：Efficacy of sertraline in a 12-week trial for generalized anxiety disorder. Am J Psychiatry 161：1642-1649, 2004
75) Lenze EJ, Mulsant BH, Shear MK, et al：Efficacy and tolerability of citalopram in the treatment of late-life anxiety disorders：results from an 8-week randomized, placebo-controlled trial. Am J Psychiatry 162：146-150, 2005
76) Allgulander C, Hackett D, Salinas E：Venlafaxine extended release (ER) in the treatment of generalized anxiety disorder：twenty-four-week placebo-controlled dose-ranging study. Br J Psychiatry 79：15-22, 2001
77) Davidson JR, Wittchen HU, Llorca PM, et al：Duloxetine treatment for relapse prevention in adults with generalized anxiety disorder：a double-blind placebo-controlled trial. Eur Neuropsychopharmacol 18：673-681, 2008
78) Bereza BG, Machado M, Ravindran AV, et al：Evidence-based review of clinical outcomes of guideline-recommended pharmacotherapies for generalized anxiety disorder. Can J Psychiatry 57：470-478, 2012
79) Hoge EA, Ivkovic A, Fricchione GL：Generalized anxiety disorder：diagnosis and treatment. BMJ 27：345, 2012
80) Roy-Byrne P, Veitengruber JP, Bystritsky A, et al：Brief intervention for anxiety in primary care patients. J Am Board Fam Med 22：175-186, 2009
81) Clayton A, Keller A, McGarvey EL：Burden of phase-specific sexual dysfunction with SSRIs. J Affect Disord 91：27-32, 2006
82) Movig KL, Janssen MW, de Waal Malefijt J, et al：Relationship of serotonergic antidepressants and need for blood transfusion in orthopedic surgical patients. Arch Intern Med 163：2354-2358, 2003
83) Williams LJ, Henry MJ, Berk M, et al：Selective serotonin reuptake inhibitor use and bone mineral density in women with a history of depression. Int Clin Psychopharmacol 23：84-87, 2008

84) Fabian TJ, Amico JA, Kroboth PD, et al：Paroxetine-induced hyponatremia in older adults：a 12-week prospective study. Arch Intern Med 164：327-332, 2004
85) Hetrick S, Merry S, McKenzie J, et al：Selective serotonin reuptake inhibitors (SSRIs) for depressive disorders in children and adolescents. Cochrane Database Syst Rev 2007. Jul 18；(3)：CD004851. Review. Update in：Cochrane Database Syst Rev. 2012；11：CD004851
86) Rickels K, Downing R, Schweizer E, et al：Antidepressants for the treatment of generalized anxiety disorder. A placebo-controlled comparison of imipramine, trazodone, and diazepam. Arch Gen Psychiatry 50：884-895, 1993
87) Chessick CA, Allen MH, Thase M, et al：Azapirones for generalized anxiety disorder. Cochrane Database Syst Rev. 2006 Jul 19；(3)：CD006115. Review
88) Llorca PM, Spadone C, Sol O, et al：Efficacy and safety of hydroxyzine in the treatment of generalized anxiety disorder：a 3-month double-blind study. J Clin Psychiatry 63：1020-1027, 2002
89) Stein DJ, Ahokas A, Albarran C, et al：Agomelatine prevents relapse in generalized anxiety disorder：a 6-month randomized, double-blind, placebo-controlled discontinuation study. J Clin Psychiatry 73：1002-1008, 2012
90) Pohl RB, Feltner DE, Fieve RR, et al：Efficacy of pregabalin in the treatment of generalized anxiety disorder：double-blind, placebo-controlled comparison of BID versus TID dosing. J Clin Psychopharmacol 25：151-158, 2005
91) Khan A, Joyce M, Atkinson S, et al：A randomized, double-blind study of once-daily extended release quetiapine fumarate (quetiapine XR) monotherapy in patients with generalized anxiety disorder. J Clin Psychopharmacol 31：418-428, 2011
92) Pollack MH, Simon NM, Zalta AK, et al：Olanzapine augmentation of fluoxetine for refractory generalized anxiety disorder：a placebo controlled study. Biol Psychiatry 59：211-215, 2006
93) Brawman-Mintzer O, Knapp RG, Nietert PJ：Adjunctive risperidone in generalized anxiety disorder：a double-blind, placebo-controlled study. J Clin Psychiatry 66：1321-1325, 2005
94) Montgomery SA, Sheehan DV, Meoni P, et al：Characterization of the longitudinal course of improvement in generalized anxiety disorder during long-term treatment with venlafaxine XR. J Psychiatr Res 36：209-217, 2002
95) Davidson JR, Wittchen HU, Llorca PM, et al：Duloxetine treatment for relapse prevention in adults with generalized anxiety disorder：a double-blind placebo-controlled trial. Eur Neuropsychopharmacol 18：673-681, 2008
96) Bielski RJ, Bose A, Chang CC：A double-blind comparison of escitalopram and paroxetine in the long-term treatment of generalized anxiety disorder. Ann Clin Psychiatry 17：65-69, 2005
97) Allgulander C, Florea I, Huusom AK：Prevention of relapse in generalized anxiety disorder by escitalopram treatment. Int J Neuropsychopharmacol 9：495-505, 2006
98) Stocchi F, Nordera G, Jokinen RH, et al：Efficacy and tolerability of paroxetine for the long-term treatment of generalized anxiety disorder. J Clin Psychiatry 64：250-258, 2003
99) Feltner D, Wittchen HU, Kavoussi R, et al：Long-term efficacy of pregabalin in generalized anxiety disorder. Int Clin Psychopharmacol 23：18-28, 2008
100) LaLonde CD, Van Lieshout RJ：Treating generalized anxiety disorder with second generation antipsychotics：a systematic review and meta-analysis. J Clin Psychopharmacol 31：326-333, 2011
101) Lang AJ：Treating generalized anxiety disorder with cognitive-behavioral therapy. J Clin Psychiatry 65 (Suppl 13)：14-19, 2004
102) 土田英人, 井上和臣：全般性不安障害の精神療法・行動療法. 精神科 5：439-443, 2004
103) 土田英人, 多賀千明：神経症性障害の治療ガイドライン. 不安障害の認知行動療法. パニック障害・広場恐怖と全般性不安障害. 精神科治療学 26：69-72, 2011
104) Durham RC, Allan T：Psychological treatment of generalized anxiety disorder. A review of the clinical significance of results in outcome studies since 1980. Br J Psychiatry 163：19-26, 1993
105) Wells A, Carter K：Preliminary tests of a cognitive model of generalized anxiety disorder. Behav Res Ther 37：585-594, 1999
106) Hanrahan F, Field AP, Jones FW, et al：A meta-analysis of cognitive therapy for worry in generalized anxiety disorder. Clin Psychol Rev 33：120-132, 2013

107) Bradford A, Cully J, Rhoades H, et al：Early response to psychotherapy and long-term change in worry symptoms in older adults with generalized anxiety disorder. Am J Geriatr Psychiatry 19：347-356, 2011

● Further reading
- Hettema JM：The nosologic relationship between generalized anxiety disorder and major depression. Depress Anxiety 25：300-316, 2008
GADと大うつ病の生物学的な違いを含めてさまざまな視点からまとめた総説.
- Goldberg D：Towards DSM-Ⅴ：the relationship between generalized anxiety disorder and major depressive episode. Psychol Med 38：1671-1675, 2008
GADと大うつ病に関して，DSM-5に向けての流れをわかりやすくまとめた総説.

〔大坪天平〕

第 5 章

社交不安障害(SAD)

　社交不安障害(social anxiety disorder；SAD)は，社交恐怖(social phobia)とも呼ばれ，1980年に米国精神医学会による Diagnostic and Statistical Manual of Mental Disorders Third Edition(DSM-Ⅲ)[1]においてその診断基準が示されて以降，欧米では多くの研究が行われるようになってきている．以前はまれな病態であるとの認識であったが，大規模な疫学調査で3～13%という高い生涯有病率であることが示され，さらに社会生活上の障害も大きいことが明らかとなり，SADは「認識されず治療されなかった重大な障害」であるという考えが一挙に広まった．近年，米国では，SADは，大うつ病，物質乱用に次ぐ3番目に多い精神疾患とされている[2]．また，治療については，薬物療法や認知行動療法などの精神療法の有効性に関する研究も多く行われており，臨床症状評価尺度も開発されている．わが国においてはSADの治療薬としてはフルボキサミンとパロキセチンが保険適用として認可されている．SADの日本語表記については，「社会不安障害」とされていたが，2008年の日本精神神経学会による『精神神経学用語集 改訂6版』より「社交不安障害」と表記されることとなった．

　わが国においては，SADと類似の病態について「対人恐怖」として1930年代より研究がなされていたが，ほかの国からの報告は少なかった．このため，対人恐怖については，わが国の社会文化的背景に密接に関連して発症する文化結合症候群と考えられることが多かった．しかし，DSM-Ⅲ以降，欧米各国でわが国の対人恐怖と類似の病態であるSADが高頻度に発症していることが明らかとなり，SADと対人恐怖の関係についても議論がなされるようになってきている．

　本章では，SADの疾患概念，病態，診断，治療などについて，わが国の対人恐怖との関係も含めて述べたい．

● 疾患概念

　SADは，他人の注視を浴びるかもしれない社会的状況または行為をする状況に対して，顕著で持続的な恐怖を抱き，自分が恥をかいたり，恥ずかしい思いをするように行動すること(または，不安症状を露呈したりすること)をおそれる状態であるとされる[2]．つまり，SAD患者は，ほかの人と話をしたりほかの人がいる前で行動をしたりするときに，それが不適切で恥ずかしい思いをするのではないかと非常に心配に

なるため，毎日の生活や仕事に支障が生じている．また，自分がおそれている対人関係状況に入る可能性があると強い不安感を感じて，そうした状況を避けようとする．やむをえずそうした状況に入らなくてはならないときは，非常に強い苦痛を感じることとなる．

　SAD 患者の不安感や恐怖感の出現，あるいは回避の対象となる状況としては，人前での会話や書字，公共の場所での飲食，あまりよく知らない人との面談などが挙げられる．たとえば，話をしているときに声が震えたり顔が引きつったりしているとほかの人に気づかれて恥ずかしい思いをするのではないかと考えて非常に不安になる．また，手が震えていることに気づかれるのではないかと心配になり，ほかの人がいるところでものを食べたり，何かを書いたりすることを避けることもある．試験などほかの人から評価される状況も苦手である．これらの状況では，ほとんどいつも不安症状を体験している．不安に伴う生理的反応が現れやすく，紅潮，動悸，振戦，声の震え，発汗，胃腸の不快感，下痢などがみられやすい．重症例ではこれらの症状がパニック発作の基準を満たすことがある．

　現在，SAD は，非全般性と全般性の 2 つの亜型に分けられると考えられている．非全般性の SAD とは，人前で話をする場合など特定の 1 つあるいは 2 つ程度の状況に限って症状を訴えるものである．これに対し，全般性の SAD とは，ほとんどの社会的状況で症状を訴えるもので，非全般性の SAD と比較し重症と考えられている．

　ここで，比較的典型的な SAD の症例をみてみたい．

〈症例 1：初診時：19 歳，男性〉
　既往歴に特記すべきことはないが，父親が若い頃，一時期に対人緊張感で悩んだことがある．
　小学生のときは，素直で温和な手のかからない子であったが，中学生になってからは内気で神経質な面が強くなった．中学 2 年の頃から，人前で著しく緊張して発汗や動悸を生じるようになった．クラスで発表などしなければならないときは前日より不安であまり眠れないこともあったが，学校にはなんとか休まずに通学した．高校 2 年の頃からは緊張時に手の震えを意識するようになった．特にクラスメイトと一緒に食事をしたり，人前で字を書くときなどに症状が増強した．家族と自宅で過ごしているときには不安感，動悸，震えなどの症状は起こらなかった．自分のことを知る人が全くいない環境であれば緊張せずに生活できるのではないかと考え，自宅から遠方の大学に進学し 1 人暮らしを始めた．しかし，大学入学後も症状は改善されず，対人場面ではいつも萎縮した感じで，周囲の人に圧倒される気がした．朝早く登校し，一番後ろの隅の席で講義を聴き，大学ではほとんど誰とも話すことなく過ごすこともあった．また，同年輩の友人と比べて自分だけが未熟な子どものように思われて劣等感が強かった．気弱な性格を矯正しようと考えて，さまざまな本を読んだり，自分なりの努力を試みたが効果はなかった．
　大学に入学して半年たった頃に，対人関係の問題と手の震えを主訴に精神科を受診

した.

家族に対人緊張が強い人がみられることもあり，典型的な発症年齢は10歳代で，社会的対人状況で不安に伴う身体症状が現れやすく，環境が変わっても症状は持続することが多い．大学生では，大講堂の講義にはなんとか出席できるものの，演習形式のゼミなどが始まると大学に来ることができなくなる学生もみられる．

疫学

米国で行われた National Comorbidity Survey-Replication（NCS-R）によると，DSM-Ⅳによる SAD の12か月有病率は7.1%，生涯有病率は12.1%と報告されている[3,4]．また，National Epidemiologic Survey on Alcohol and Related Conditions（NESARC）によると，DSM-Ⅳによる SAD の12か月有病率は2.8%，生涯有病率は5.0%と報告されている[5]．DSM-Ⅳを使用する場合，おそらく日常生活にどの程度支障があると SAD と診断するかによって，有病率に差が出てくるかもしれない．ほかの欧州諸国からの報告では生涯有病率は4.0〜16.0%と米国と類似している．

わが国で2002〜2006年にかけて行われた World Mental Health Japan（WMHJ）の調査によると，SAD の12か月有病率は0.7%，生涯有病率は1.4%と報告されており，欧米と比較し有病率は低い結果となっている[6,7]．これは，SAD と類似の病態と考えられる「対人恐怖」が，特に，わが国で注目され，わが国で多く発症する病態として検討されていたことを考えると意外な結果に思える．十分に解明されているわけではないが，対人緊張の強い人がとりやすい自己主張の少ない態度は，欧米社会よりもわが国においてのほうが受け入れられやすいかもしれず，これが日常生活の障害度の診断閾値にかかわる可能性はあるかもしれない．

典型的に SAD の発症年齢は10歳代半ばと早い．このため，就学年代では不登校の問題としても重要である．また，米国におけるプライマリケアにおいても SAD は3〜7%程度にみられることが報告されている[8]．主に一般身体疾患の治療を行っている医療機関にとっても SAD についての診断や治療に関する情報は必要と思われる．米国では SAD の症状で日常生活に支障が起こっていても，自ら治療を求めてくるのは半数程度の人のみで，しかも症状が起こってきてから15〜20年後になることも指摘されている[9]．

わが国における対人恐怖

対人恐怖は「他人と同席する場面で，不当に強い不安と精神的緊張が生じ，そのため他人に軽蔑されるのではないか，嫌がられるのではないかと案じ，対人関係から身を退こうとする神経症の一型」と定義されてきた[10]．このような病態については，わが国では多くの報告がみられたが，DSM-Ⅲによる SAD の診断基準が提出される以

前は，ほかの国からの報告が少なかったことから，特にわが国における社会文化的背景が注目され，文化結合症候群とも考えられていた．

その後，わが国では1960年代頃から自分の体から不快なにおいが出て周囲の人に迷惑をかけているのではないか，あるいは自分の視線がきつくて周囲の人に嫌な思いをさせているのではないか，などのように自分の身体的欠点が他人に不快感を与えていることについて悩む患者が注目されるようになった．これらは自己臭恐怖，自己視線恐怖などと呼ばれ身体的欠点の確信部位によって分類されていたが，山下[11]はこれらの患者を対人恐怖定型例としてまとめ，その特徴として，自分のにおいや，視線，表情，容姿などについての対人性をもつ欠点の存在，その存在に関する確信はきわめて強固であるという確信性，その欠点は相手の行動などから直感的に感じとられるという関係妄想性，この妄想体験は一定の状況内にとどまりそれ以上発展することはないという妄想体験の限局性，生育歴や性格，状況要因などから症状形成が了解的に把握できるという了解性を見出している．

さらに，わが国における対人恐怖という場合でも，研究者によって用いられる概念，用語は異なっていた（図5-1）．山下は対人恐怖を対人恐怖軽症例と対人恐怖定型例に二分していたが，1997年には操作的な国際分類も考慮し，ほぼ同様な概念を緊張型対人恐怖と確信型対人恐怖と呼び変えている[12]．笠原ら[13]は対人恐怖を4群に分け，第1群：青春期という発達段階に一時的にみられるもの，第2群：恐怖症段階にとどまるもの，第3群：関係妄想性を帯びているもの（重症対人恐怖症），第4群：前統合失調症症状，統合失調症回復期にみられるもの，としている．植元，村上ら[14]は

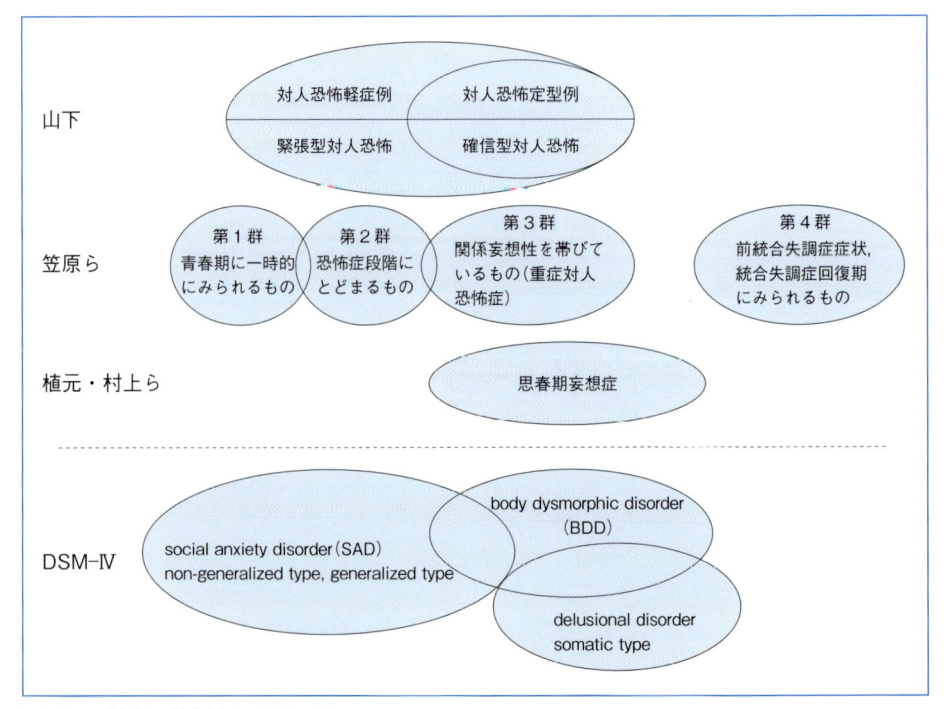

図5-1　対人恐怖概念とDSM-IV

特に妄想的確信をもっている患者に着目し，思春期妄想症という名称をつけて研究している．

これらとDSM-Ⅳとの対応をみると，SADは山下の緊張型対人恐怖，笠原らの第1群および第2群にほぼ対応していると考えられる．また，自己臭恐怖や自己視線恐怖，醜形恐怖などの身体的欠点を妄想的に確信しているという山下の確信型対人恐怖，笠原らの第3群の重症対人恐怖症や思春期妄想症は，妄想性障害の身体型(delusional disorder, somatic type)，あるいは身体醜形障害(body dysmorphic disorder；BDD)に分類されることとなると考えられる．しかし，これについては診断学的にも多くの議論がなされており，わが国では対人恐怖全体を一臨床疾患としてとらえたうえで亜型に分類するのが合理的であるとの考えが提案されている．

社交不安障害と対人恐怖

SADと対人恐怖の関係を考えるうえでは，自己臭恐怖や自己視線恐怖，醜形恐怖などの確信型対人恐怖がSADの精神病理と類似のものとしてとらえられるかが問題となると考えられる．確信型対人恐怖が，わが国以外でも認められるかどうかという問題はあるが，米国からも少数例ながらoffensive subtype of taijin-kyofu-shoとして報告がある．また，韓国からも自己視線恐怖を含め，わが国と同様の患者が存在していることが報告されている．自己臭恐怖については，これと類似の病態がolfactory reference syndrome(ORS)として報告されていることが散見される．Marks[15]は社交恐怖(social phobia)の鑑別診断としてdysmorphobiaを取り上げているが，そのなかでdysmorphobic fear of body odorとして自己臭恐怖と類似の患者について記載している．この患者は，自宅近くの教会にはいけず，わざわざ遠くの教会に出かけているとの記述があり，わが国の対人恐怖研究において指摘されている，中間的な人間関係において恐怖症状が出現しやすいことが英国の患者でも認められるのかもしれない．

また，米国の181名とわが国の161名の一般の大学生に対し社交不安のスケール(Social Phobia Scale；SPS, Social Interaction Anxiety Scale；SIAS)と確信型の症状を含む対人恐怖のスケール(Taijin Kyofusho Scale；TKS)を用いて，両国間の社交不安の文化差を比較した検討もある[16]．この検討では，米国の大学生でSPSとTKSともに高得点者(平均より1 S. D. 以上)は53%，SIASとTKSともに高得点者は53%であったのに対し，わが国の大学生ではSPSとTKSともに高得点者は54%，SIASとTKSともに高得点者は50%であったという．米国の大学生ではSADタイプの社交不安と確信型を含む対人恐怖タイプの社交不安を併せもつ人は全体の8.8%であったのに対し，わが国の大学生では8.1%であったという．このことから，米国とわが国のどちらの文化圏でも確信型を含む対人恐怖タイプの社交不安を呈する人がいると考えられる．

最近になり，米国と韓国のDSM-ⅣでSADと診断された患者を対象に確信型対人恐怖の症状の出現頻度を検討した報告がなされた[17]．この検討では，米国のSAD患

者181例中，こわばった表情に関する恐怖が48.9%，においに関する恐怖が32.4%，視線に関する恐怖が37.2%，腸のガスに関する恐怖が44.2%，外見に関する恐怖が37.6%の患者に認められ，これら5つの症状のいずれかが認められる患者は75%に及んだと報告された．さらに，これらの症状により他人に迷惑をかけているのではないかと考え，加害性を帯びる患者の割合は韓国の患者と比較しても低くはなく，確信型対人恐怖の症状は米国のSAD患者のなかでもさほど非一般的なものではないとされている．また，オーストラリアのDSM-ⅣでSADと診断された患者94例と健常者39例にSPS，SIASとTKSを使用して検討を行ったところ，患者群，健常群ともにスケール間に相関がみられたという[18]．しかし，臨床診断で確信型の症状を呈していたSADの患者は8.5%であったという．徐々にほかの文化圏においても，わが国で確信型対人恐怖として検討されていた症例が存在する可能性が指摘されてきてはいるが，さらなる比較文化的な検討が必要と考えられる．

　DSM-Ⅳでは，確信型対人恐怖の一部はBDDあるいは妄想性障害の身体型と診断されている可能性がある．欧米における最近のBDDの研究では，身体的欠陥へのとらわれの強固さから妄想的と考えられ，妄想型BDDといわれる患者の割合はBDD全体の48.7%に及ぶことが指摘されている．妄想型BDDは非妄想型BDDと比較して有病率，経過，併存精神疾患，精神科家族歴，治療反応性において大きな差異は認められず，亜型に分類されると考えられるようになっている[19]．米国のBDDとSADとの関係については，不安障害外来でBDDと診断できる患者の割合を検討したものがある[20]．この検討では，BDDと併存診断できる割合は，パニック障害で1.5%，全般性不安障害で6.7%，強迫性障害で7.7%であったが，SADでは12.0%と最も高かったという．SADとBDDが併存していると診断される患者が，わが国の確信型対人恐怖と類似の臨床症状を呈しているかどうかは興味がもたれるところである．

　また，確信型対人恐怖の生物学的基盤を考えるうえで，薬物療法に対する治療反応性を検討することも重要と考えられる．この病態に関しては，わが国ではセロトニン再取込み阻害薬(serotonin reuptake inhibitor；SRI)が有効であったとの報告がみられる．また，確信型対人恐怖の一部が分類されると考えられるBDDに関する欧米の研究としては，妄想型を含むBDD 29例に対し，SRIであるクロミプラミンを使用し，デシプラミンとの16週間の二重盲検クロスオーバー試験を行ったものがある[21]．この検討によれば，妄想型を含めてもSRIはBDDに対し有効であったという．また，最近，わが国でNagataら[22]は，22例の確信型対人恐怖患者に対し12週間の期間で選択的セロトニン再取込み阻害薬(selective serotonin reuptake inhibitor；SSRI)であるパロキセチンのオープンラベル試験を行い，有効性が認められたと報告している．治療の項目で後述するが，SADに対するSSRIの有効性が欧米およびわが国においても確立してきていることを考えると，確信型対人恐怖についても，SADと類似のセロトニン系に関する生物学的基盤が想定されるかもしれない．

　ここで，わが国では確信型対人恐怖と考えられる自己臭恐怖(症例2)と自己視線恐

怖(症例3)の臨床症状と治療経過をみてみる.

〈症例2：初診時：33歳，女性〉

　元来，内向的，几帳面な性格．高校生の頃(16歳頃)から自分が横を通ると鼻を押さえたり，避けたりする人がいることに気づき「自分から嫌なにおいが出ているのではないか」と気になるようになった．また，同級生が「くさい」と言っているのを聞くと自分のことを言っているのではないかと感じることもあった．1人でいたり，家族といたりするときにはにおいは気にならなかったが，人混みの中では気になったという．結婚後，2子をもうけた．症状は家の中で過ごすことが多かったため軽減したが，持続していた．長女が幼稚園に入学すると，自分がくさいことで娘がいじめにあうのではないかなどと不安になることが多くなった．また，スーパーなどに買い物に出かけても周囲の人が気になり，手が震えたり，動悸がしたり，息苦しくなることが多くなった．幼稚園でほかの園児の母親が「何かにおうね」と言っていたのを聞き，自分のことだと確信し，このままでは家族に迷惑をかけるので死にたいなどと思うようになった．内臓が悪いためににおいがするのではないかと思い，近医内科を受診し，同院より紹介されて精神科受診となった．

　フルボキサミン(SSRI)の投与を50 mg/日から開始し，100 mg/日まで増量した．1か月ほどでにおいについてはあまり気にならなくなってきた．友人2人ににおいのことを話してみたところ，そんなことはないと言われ，本当は，においはないのかもしれないと感じ始めたという．幼稚園の参観日などにもさほどにおいを気にせずに参加できるようになった．友人も増え，新しい人間関係もさほど不安にならずに過ごせている．2年半薬物療法は継続しており，ほぼ問題なく日常生活が送れている．

　この症例では，16歳頃からにおいが気になっていた．結婚後，家の中で過ごすことが多かった時期には症状は軽減したが，長女の幼稚園入園後に増悪していた．薬物療法ではSSRIが用いられ，周りの人の様子が気にならなくなってくるところからにおいに対する確信は軽減していった．現在のところでは，自己臭恐怖の症例においてもSSRIなどから薬物療法を開始したほうがよいのではないかと思われる．また，確信が軽減していったことで実際に周囲の人に「自分から嫌なにおいが出ていないか」と尋ねてみることができるようになり，そのことは症状改善への好循環を生んでいくこととなった．このような経過で改善していく症例もみられる．

〈症例3：初診時：20歳，男性〉

　小学校低学年の頃まではおとなしいほうであったが，その後は明るく，友人も多く，人を笑わせるのが得意であったという．高校2年生頃から人前での発表などで緊張しやすく，顔がこわばることが気になり始めたという．

　大学2年生の秋頃に結膜炎に罹患した．これは改善したが，この頃より「自分の視線が泳ぐ感じになることがほかの人に不快感を与えるのではないか，変に思われるのではないか」と心配するようになった．このため，外出することが苦痛となり，大学

の講義を休むことが多くなった．またサークル活動（ボクシング）やアルバイト（パソコン講師）も辞めてしまった．サングラスをかけるとやや外出しやすくなるが，不安感，恐怖感が強くなり動悸，発汗，息苦しさなどが強くみられることもあった．自室では，読書，ギター演奏などを楽しめてはいた．自己啓発の本などを読んで自分なりに工夫はしているようであったが，外出できない状態が続いていたため，精神科受診となった．

大学の友人と会って話をしたり，一緒に食事をしたりすることが一番苦痛であるという．パロキセチン（SSRI）の投与を 10 mg/日から開始し，5 週間で 40 mg/日まで増量した．当初は，自室で DVD などを見て過ごしたりすることが多かったが，友人とドライブに出かけたりできるようになった．また，徐々にサングラスをかけずに外出できるようにもなった．2 か月目頃には友人を自室に呼んで一緒に食事をしたりもできるようになった．新しく，子どもに演劇をみせるサークル活動にも参加するようになった．この頃には，自分の視線が泳ぐことについてはさほど気にならなくなったと言っていた．治療開始約 10 か月後から自己判断で 8 か月ほど服薬を中断していたところ，再び自分の視線が泳ぐ感じが気になるようになったため，パロキセチンを再開し，40 mg/日で維持した．1 か月ほどで症状は改善し，アルバイト，サークル活動，ボランティア活動なども続けることができた．その後大学を卒業し，就職も決まり，転院となった．

この症例のように，SSRI により症状改善はするものの，中断により再発がみられることがあるため，経過観察期間については慎重さが求められると考えられる．

診断

診察場面においては，SAD 患者は口数や視線を合わせることが少なく，症状についても自ら訴えてくることは少ないかもしれない．これは，他者から否定的に評価されることに対しての過敏性によるものかもしれず，患者は症状を訴えたとしてもさほど深刻に受け取ってもらえないのではないかと考えているかもしれない．このため，治療者および患者双方に SAD に関する情報，知識が乏しい場合は，診断に至ることが難しくなる．発達歴あるいは性格傾向などを確認する場面で「人前で話をするときは緊張しやすいですか？ 人に気をつかいすぎてしまい，人付き合いがうまくいかないことは多いですか？」などの質問を必ず行ってみることは，SAD を見逃さないという面では重要と思われる．

まず，DSM における SAD の診断の変遷について整理してみたい．DSM-Ⅲ，DSM-Ⅲ-R[23]では SAD は社交恐怖（social phobia）という診断名であった．DSM-Ⅲで，Ⅰ軸診断として診断基準が示されたが，ここでは，人前で話をしたり，人前で字を書いたり，会食をしたり，公衆トイレを使用したりするような特定の社会的状況に対する恐怖が強調されていた．主にある行為状況に対する恐怖，不安症状が示されお

り，単一恐怖の一種という程度の認識であった．また，全般的な社会的状況に対して恐怖症状を呈するあるいは回避行動をとる症例は，Ⅱ軸診断の回避性パーソナリティ障害に分類されることとなっていた．その後，診断基準が示されたことにより大規模な疫学調査（epidemiologic catchment area；ECA）[24]などが行われ，SADは，高い有病率であることや，うつ病やアルコール依存の併存が多いことなどが示された．さらにSAD患者は，特定の社会的状況のみならず多くの社会的状況で困難をきたしており，学業や職業上また婚姻や日常の社会生活全般に大きな支障をきたしていることが明らかとなった．

これらを踏まえ，DSM-Ⅲ-Rでの大きな変更点は，1つあるいは2つ程度の社会的状況のみならず多くの社会的状況で恐怖，不安症状や回避行動を示す全般性の特定をすることになった点にあると思われる．それにより，SADは非全般性と全般性の2つの亜型に分類されることとなった．臨床遺伝学的には，全般性のSAD患者の第一度親族では全般性のSADの頻度が10倍近くに増大することが報告されている[25]．

さらに，DSM-Ⅳでは，人目につく赤面，震え，発汗などの不安症状をおそれることが診断基準に明記された．社会的状況で出現するこれらの不安症状をコントロールできなくなる経験にとらわれ，予期不安の悪循環に陥ることで，他者からの注目や恥ずかしいふるまいをしてしまうのではないかということをおそれるようになることが示された．診断名も，「社交恐怖」から「社交恐怖（社交不安障害）」と変更された．また，恐怖は状況依存性または状況誘発性のパニック発作の形をとることがあることも明記された．発症年齢が若年であることから子どものSADについての注釈が加えられるようになり，「子どもの場合は，よく知っている人とは年齢相応の社会関係をもつ能力があるという証拠が存在し，不安が，大人との交流だけでなく，同年代の子どもとの間でも起こるものでなければならない」と記載されている．DSM-Ⅳによる診断の要点を表5-1に示す．

現在検討されているDSM-5草案においては，SADとわが国の対人恐怖の関係を考えるうえで，いくつか興味深い提案がなされている．恐怖する社会的状況の多さはSADの重症度に関連する要因と考えられ，人前で話をしたり演技をしたりする行為状況のみ（performance only）を特定することが提案されている．DSM-ⅢでSADの診断基準が示されたときには，行為状況における恐怖感が主に指摘されていたが，これは対人交流場面での恐怖感，不安感を中心に考えられていた対人恐怖とSADとの関係を考える場合に問題になっていた点の1つであった．この変更により，SADの中核群をより対人恐怖に近い病態として理解できるようになると思われる．また，診断基準に自分が恥をかかされたり，恥ずかしい思いをしたりすることをおそれることに加え，不安症状を呈し，他人に迷惑をかけること（offend others）をおそれることを含めることが提案されている．他人に迷惑をかけることをおそれることは，特に確信型対人恐怖の研究で指摘されていた症状と考えられるため，興味深い．確信型対人恐怖とSADとの関係を検討するうえで問題となっていた恐怖の不合理性の認識は，必要とされなくなっている．これらのことから，DSM-5草案はわが国の対人恐怖を

表 5-1　DSM-Ⅳ による SAD の診断基準の要点

A. よく知らない人達の前で他人の注視を浴びるかもしれない社会的状況，または行為をするという状況の1つまたはそれ以上に対する顕著で持続的な恐怖．その人は，自分が恥をかかされたり，恥ずかしい思いをするような形での行動（または不安症状を呈したり）をとることをおそれる
　　注：子どもの場合は，よく知っている人とは年齢相応の社会関係をもつ能力があるという証拠が存在し，その不安が，大人との交流だけでなく，同年代の子どもとの間でも起こるものでなければならない
B. 恐怖している社会的状況への曝露によって，ほとんど必ず不安反応が誘発され，それは状況依存性，または状況誘発性のパニック発作の形をとることがある
　　注：子どもの場合は，泣く，かんしゃくを起こす，立ちすくむ，またはよく知らない人と交流する状況から遠ざかるという形で，恐怖が表現されることがある
C. その人は，恐怖が過剰であること，または不合理であることを認識している
　　注：子どもの場合，こうした特徴のない場合もある
D. 恐怖している社会的状況または行為をする状況は回避されているか，またはそうでなければ強い不安または苦痛を感じながら耐え忍んでいる
E. 恐怖している社会的状況または行為をする状況の回避，不安を伴う予期，または苦痛のために，その人の正常な毎日の生活習慣，職業上の（学業上の）機能，または社会活動または他者との関係が障害されており，またはその恐怖症があるために著しい苦痛を感じている
F. 18歳未満の人の場合，持続期間は少なくとも6か月である
G. その恐怖または回避は物質（例：薬物乱用，投薬）または一般身体疾患の直接的な生理学的作用によるものではなく，ほかの精神疾患（例：広場恐怖を伴う，または伴わないパニック障害，分離不安障害，身体醜形障害，広汎性発達障害，シゾイドパーソナリティ障害）ではうまく説明できない
H. 一般身体疾患やほかの精神疾患が存在している場合，基準Aの恐怖はそれに関連がない．たとえば恐怖は，吃音症，パーキンソン病の振戦，または神経性無食欲症または神経性大食症の異常な食行動を示すことへの恐怖でもない

該当すれば特定せよ
全般性：恐怖がほとんどの社会的状況に関連している場合（回避性パーソナリティ障害の追加診断も考慮すること）

（American Psychiatric Association：Diagnostic and Statistical Manual of Mental Disorders, Forth Edition. American Psychiatric Association, 1994 より一部改変）

SADとして診断していく方向で検討されていると考えられる．また，確信型対人恐怖の一亜型として検討されてきた自己臭恐怖がORSとして今後の検討課題に加えられるなど，わが国の対人恐怖研究で指摘されてきたことが含まれる内容になっていると思われる．一方，BDDにおいてみられる頻回に鏡を見て外見を確かめる行動や，ORSでの頻回にシャワーを浴びたり着替えをしたり消臭剤などを多用したりする行動は，強迫性障害における強迫行為との近縁性も考えられており，今後，SADと強迫性障害との関係を検討するうえでも注目されている．

DSMがⅢからⅢ-R，Ⅳへと改訂され，SADの研究が進むにつれ，より病態の輪郭が明確になってきており，この病態について早期に積極的に診断し，治療的介入を行うことの必要性が高まってきていると考えられる．さらに，今後，DSM-5によりSADが検討されることになると，SADとわが国の対人恐怖との関係についても明らかになってくる点が多いのではないかと考えられる．

コモビディティ

　臨床場面での調査によれば，SAD患者の50〜80%に何らかの併存精神疾患がみられると推定されている．多いものとしては，SAD以外の不安障害，うつ病，アルコール依存などの物質使用障害が挙げられる．米国で行われたNCSによると，SAD患者1,077人の6割近くに併存精神疾患がみられ，SAD以外の不安障害が56%，うつ病が42%，アルコール依存が40%の患者に認められたという[26]．多くの場合はSADの発症が併存精神疾患に先行し，SADにほかの精神疾患が併存すると自殺率が高くなることが指摘されている．

　ミュンヘンに住む14〜24歳の一般人口を対象に，4年間追跡調査したEarly Developmental Stages of Psychopathology Study（EDSP）によると，調査開始時にSADの診断がなされた人は，精神疾患の診断がなされなかった人に比べ30〜50か月後に3.5倍大うつ病エピソードを経験していたという[27]．うつ病を併存したSAD患者では，自殺念慮，自殺企図，抑うつ症状数の増加，うつ病エピソードの期間延長の危険が高くなった．このことから，SADはうつ病発症の危険因子であるだけではなく，うつ病の経過の増悪因子であることも指摘されている．また，SADは青年期の多量喫煙，過度のアルコール使用およびアルコール依存の危険因子にもなることが指摘されている．SADと双極性障害との併存率は17%と高く，これは双極性障害の重症化と慢性化に影響しているとされる．

　このように，SADは早期に発症し，その後，ほかの精神疾患が併存してきやすいと考えられる．ほかの精神疾患が併存してくる前にSADに早期に介入し治療していくことは，SADに併存することが多いうつ病などの治療の視点からも重要かもしれない．

鑑別診断

　SADの診断においては，まずは診察場面でSAD症状の存在を疑い，症状に関する質問を行うことによって見落とさないようにすることが重要と考えられるが，SADには併存精神疾患が多いことから，その鑑別診断はさらに重要である．

　正常範囲内の内気で恥ずかしがり屋な性格特性は，それ自体は病的状態ではない．しかし，社会的状況，対人関係状況における不安感，恐怖感が強く，それが日常生活に困難をきたしている場合は，SADとして積極的に治療の対象と考えたほうがよいと考えられる．「気を強くもてば大丈夫」「ほかの人はそんなにあなたを見ているわけではない」などと助言するのみでは，困難な状態は解決されないことが多い．

　パニック障害は予期せぬ突然のパニック発作によって特徴づけられ，動悸，呼吸困難感などを伴うことが多い．広場恐怖患者は避難することが困難な場所でパニック発作が起こることをおそれるため，外出することなどが難しくなる．パニック発作自体は，パニック障害以外の疾患でも起こることはあり，恐怖症的回避は広場恐怖以外で

も起こることがある．そのためSADとの鑑別が必要になる．「不安感が強くなるときに，どういう考えが思い浮かびますか？」などと質問することは鑑別のために有用と思われる．SADでは，ほかの人から見られていないか，ほかの人から変に思われていないかなどの考えから不安感が起こってくることが多い．一方，パニック障害やそれに伴う広場恐怖の場合は，ある考えに引き続いてではなく，動悸や呼吸困難感などの自分自身では説明しがたい身体症状が，突然起こってくることが多い．

　うつ病は，SADの併存精神疾患として重要である．鑑別としては，うつ病エピソードの期間のみに全く外出しなくなるなど社会的状況からの回避行動がみられるが，うつ病が改善したのちにみられなくなる場合は，SADとは診断しないことになるであろう．一方，SADの存在は，のちにうつ病が発症してくる大きな危険因子として指摘されている．そのため，SADの治療に際しては，のちにうつ病が発症してこないかに十分注意をはらうことが重要であり，うつ病を発症して受診した患者の診察の際は，発症前にSADが存在していなかったかについての確認を行う必要があると考えられる．

　統合失調症においても社会的状況における恐怖感，不安感は起こってくることは多い．SADとの鑑別としては，その他の精神病性の症状が起こってくるかどうかということになるが，SADの診療において統合失調症は常に念頭においておかなければならない疾患である．また，双極性障害の併存精神疾患としてもSADは多いことが指摘されている．双極性障害はうつ状態から発症することが多く，発症時には，SADとうつ病が併存しているのか，あるいはSADと双極性障害が併存しているのかについての判断が難しいことも予想される．SADと双極性障害が併存している場合は，薬物療法を含めたのちの治療的対応についてもうつ病とは異なるアプローチが必要となるため，長期的に治療経過をみる視点も重要と思われる．摂食障害もSADの併存精神疾患としてみられることがある．嘔吐などの排出行動が唯一の人から見られて恥ずかしい状況になっている場合は，SADが併存しているとみなさないかもしれない．強迫性障害においても自室あるいは自宅から出ることが困難になるなど，社会的状況を回避しているようにみえることはある．このような場合，強迫観念や強迫行為から独立して社会的状況，対人関係状況における恐怖感，不安感が存在し，回避行動が多くなっていればSADの追加診断がなされると考えられる．BDDでは，外見がおかしいなどと自分の身体的欠点を確信してしまうことで社会的状況に対する恐怖感が強くなり，回避行動が多くなる．BDDとSADとの関係は，わが国の対人恐怖，特に確信型対人恐怖との関連で重要と考えられるが，これについてはSADと対人恐怖の項目で詳述した．SADでは，自己治療的にアルコールなどを使用することがみられ，アルコール依存やほかの物質依存に陥りやすいことが指摘されている．SADが併存するアルコール依存の患者では，対人緊張が強いためグループプログラムに参加することが難しいことが多く，治療においても工夫が必要だと考えられる．

　SADは若年で発症し症状が持続するため，パーソナリティ障害との鑑別も重要である．シゾイドパーソナリティ障害患者は，社会的関係を求めないために対人関係を

もたず，社会的状況を回避していることが多い．一方で，SAD患者は，社会的状況に対する不安感が強いために回避行動が多くなるが，不安感さえ軽減すれば対人関係を希求していることが鑑別点となるであろう．DSM-IVにおける回避性パーソナリティ障害は，SADの50～90％に併存すると報告されているが，これについては，今後，診断学的に再検討されていくと思われる．米国では，回避性パーソナリティ障害はSADの重症例と考えられているところもある．

　自閉症スペクトラム障害においては，社会性の障害，コミュニケーションの障害が特徴としてみられ，SADとの鑑別を要する場合がある．典型的にSADの子どもは，社会的対人交流の能力を十分にもっていることが鑑別点と考えられる．青年期の特に高機能の自閉症スペクトラム障害においては不安障害が併存しやすく，そのなかでもSADは多いとされている．自閉症スペクトラム障害とSADが独立して併存しているのか，相互に関連し合っているのか，あるいはSADが自閉症スペクトラム障害から2次的に起こっているのかという問題はあるが，定型発達においても青年期では仲間からの拒絶など否定的な対人交流が社交不安を増大させやすいことが指摘されている．高機能の自閉症スペクトラム障害では，より他者から否定的に評価されていると考えやすい傾向もあるため，SAD症状が起こりやすいかもしれない．いずれにしても，SADの診療においては，発達歴を慎重に聴取することが重要である．選択性緘黙では，言語発達には問題がないにもかかわらず，特に新しい環境での見慣れない人との会話ができなくなるため，SADとの関連が指摘されている．米国では，選択性緘黙は子どものSADの重症例とする考えもみられる．

　DSM-IVではSADの診断から除外されているが，パーキンソン病や，特発性振戦，吃音，重度の熱傷や傷など他者から注目され否定的に評価される可能性のある身体疾患や身体的特徴は，SAD症状を引き起こすことがある．これらに対してもSAD症状を軽減するために治療的対応を行っていくことは，臨床的には有用と思われる．

病態

1 | 生物学的要因

　SADの生物学的要因については，ほかの精神疾患同様，明らかにされているわけではないが，近年その研究は進んできている．幼児期の行動抑制や神経質な性格傾向は，遺伝的に規定されている面があることも指摘されている．SADに関連するかもしれない候補となる遺伝子などはいくつか報告されているが，いまだ，確定されているわけではない．SAD患者やその家族の特徴としての内向的傾向とβ_1-adrenergic receptor（ADRB1）遺伝子の機能的多型性との関連が指摘されていたり[28]，女性ではcatechol O-methyltransferase（COMT）遺伝子の two single nucleotide polymorphisms（SNPs）と three SNP ハプロタイプとの関連が指摘されていたりする[29]．また，CRH遺伝子と行動抑制的気質が関連するという報告[30]や serotonin transporter promoter region（5-HTTLPR）遺伝子の多型性が恥ずかしがり屋の性格傾向と関連するという報告もある[31]．また，glutamic acid decarboxylase 1（GAD1）遺伝子の変異が内向性で神経質な性格傾向と関連したという報告もある[32]．今後，SADの分子遺伝学的要因についてもさらに明らかにされていくかもしれない．

　SADに対する機能画像研究では，表情課題，スピーチ課題などで扁桃体の過活動が多く報告されている．また，感情を刺激する表情課題による扁桃体の活動性の高まりは，SAD症状の重症度と関連することも報告されている[33]．治療により，症状が改善すれば，この扁桃体の過活動も改善するという報告がみられることなどから，SADにおいては扁桃体機能が重要な役割を果たしている可能性があると考えられている．社会的状況に対する恐怖心を抱くことが少ないとされるウィリアムズ症候群では，感情を刺激する表情課題での扁桃体の活動性は低いとされている[34]．しかし，社会的認知には扁桃体領域，側頭葉領域，線条体，前頭前野，帯状回皮質などのさまざまな脳部位が介在していると考えられるので，それぞれの領域の関連性を検討していく必要性があると考えられる．

　神経伝達物質についてはセロトニンとドパミンの関与が指摘されている．SADでは，扁桃体，前部帯状回皮質，島皮質においてセロトニン1A受容体結合能が低下していたと報告されている[35]．また，線条体においては，ドパミンD_2受容体とドパミントランスポーター結合能が減少していたという報告もある[36]．その他，GABA，グルタミン酸の関与についても検討されてきている．

2｜社会心理学的要因

　SADでは，社会的状況において否定的に評価されることをおそれるということがみられる．このため，幼少期からの発達的心理的状況が，発症の要因として重要な役割を果たすとも考えられる．家族環境におけるモデリングや社会的状況に接する機会の少なさ，友人との関係がSAD発症に影響を与える可能性があると思われる．

　社会的環境との接し方は，通常，親などを通じて学ぶことが多い．このため，SAD患者の社会的状況に対する考え方や，不安感，恐怖感の抱き方は，部分的には親の社会的行動をモデリングすることから発達する可能性もある．SAD患者は，他人からよい印象を受けることを重要視する社会的観念をもつ親のもとで成長することが多いことも指摘されている[37]．このような状況のなかで成長することは，他人から期待される基準が高くなるとも考えられ，患者はその基準に合わないと否定的に評価されると考えやすくなるかもしれない．また，親が社会的状況，対人関係状況は危険であると考えている場合は，子どももその考えを信じ込んでしまう可能性がある．親が子どもを安全な社会的環境のみに制限して生活をさせている場合，そのような親の行動が，子どものSADに発展していく心性を強めるかもしれない．親が子どもの他者との交流を制限することが多い場合，子どもは社会的状況を回避しやすくなり，この回避行動が，子どものなかで自然に沸き起こる社会的状況に対する恐怖の消去を妨

げてしまうかもしれない[38]．その結果，対人関係スキルを発展させる機会が少なくなり，子ども同士で交流することを楽しみよりも害悪としてみるようになるかもしれないと考えられる．

　青年期，成人期のSAD患者は，幼少期に過保護な養育をされていたり[39]，愛情表現がなされていなかったり[40]，養育方法として羞恥心を利用されていたりすることが報告されている[41]．過保護な養育環境や少ない愛情表現，羞恥心の利用は他人というものは批判的な存在であるという考えを増大させるかもしれず，これが社会的状況で否定的に評価されるという考えを増大させることにつながるかもしれない．

　友人との対人関係の問題も社会的状況における不安を悪化させたり，維持させたりすることに関与する可能性があると考えられる．受動的で引きこもっている子どもは，友人たちから拒否されやすく，このことは，自分は社会ではうまくいかないという考えを強化し，回避行動を助長させてしまうかもしれない[42]．他方，SADの子どもは，そうではない子どもよりも否定的な友人関係を経験しやすく，この経験が社会的状況での不安感を維持させる可能性もある[43]．成人のSAD患者は，子ども時代にからかわれたり，いじめられたりした経験をもっていることが多いことも報告されており，幼少期の対人関係の困難さが，成人になっても影響を与え続ける可能性がある[44]．これは，SAD患者によくみられると指摘されている考え，たとえば「他人は非常に批判的である」「自分の行動に対しては厳しいが，しかしその基準はあいまいである」「将来に対してより高い期待がもてない限り，成功は達成できないだろう」などを生み出していくかもしれない．

治療

　SADの治療については，薬物療法や認知行動療法の有効性が多くのコントロール研究により示されている．メタ解析によるとSSRIのエフェクトサイズは1.5程度，曝露療法と認知再構成のエフェクトサイズは1.8程度とされる[45]．薬物療法と精神療法の直接の治療効果比較は，精神療法の検討では対照群にウェイティングリストを用いるなど，検討方法が異なるため難しい面もある．一般的には，薬物療法の効果発現は早く，認知行動療法の効果は長く続くことが指摘されている．治療ガイドラインでは，薬物療法と認知行動療法はいずれもSADの第1選択の治療法として提唱されている．現在のところ，薬物療法と認知行動療法の併用は，それぞれの単独療法よりどの程度有効かははっきりとしないところがある．治療法の選択は，個々の患者の状態に合わせてなされることになると思われる．不安感や抑うつ症状が強く，認知行動療法で用いられるホームワークが難しい場合などは，薬物療法が選択されることが多いかもしれない．また，D-サイクロセリンが行動療法の有効性を高めるという報告[46]などから，今後，精神療法を施行するときの有効な増強療法が開発されていくかもしれない．

1 | 薬物療法

初期のSADに対する薬物療法としては，モノアミン酸化酵素阻害薬（monoamine oxidase inhibitor；MAOI）の有用性が検討されていたが，副作用とチラミン含有物の食事制限などが必要なこともあり，忍容性と安全性の面から問題が指摘されていた．また，高力価のベンゾジアゼピン（BZD）系抗不安薬についてはアルプラゾラムとクロナゼパムが検討され，ある程度の有効性が認められたが，SADにアルコール依存や物質依存が併発しやすいことなどを考慮すると，副作用や依存性の観点からBZD系抗不安薬は第1選択薬とはなりえない．

SSRIについては，フルボキサミン，パロキセチン，セルトラリン，エスシタロプラムで，セロトニン・ノルアドレナリン再取込み阻害薬（serotonin-noradrenaline reuptake inhibitor；SNRI）については，venlafaxineで大規模なコントロール研究が行われ，その有効性と忍容性が確認されている．メタ解析によるSSRIのSADに対するnumber needed to treat（NNT）は3.7と報告されており，その有用性は高いと考えられる[47]．

用量比較試験から，SADに対するSSRIの効果には用量依存性は少ないとされているが，高用量だと治療反応性が得られる例があることも知られている．わが国で行われた，SADの臨床症状評価尺度であるLiebowitz Social Anxiety Scale日本語版（LSAS-J）を用いたSADに対するパロキセチンのプラセボ対照二重盲検試験の全例を対象とした解析では，パロキセチン20 mg/日群，パロキセチン40 mg/日群ともに12週間の治療期間で，プラセボ群より有意な改善をみせた．だが，治療開始時にClinical Global Impression（CGI）重症度評価で重症以上の例に限ると，パロキセチン40 mg/日群はプラセボ群と比較しLSAS-Jの得点は有意に改善したが，パロキセチン20 mg/日群ではその改善度は有意ではなかった[48]．このことから，重症例については高用量を使用してみる価値があるかもしれない．

多くのSADに対するSSRIやSNRIのコントロール研究は12週程度の短期間のものであるが，パロキセチン，セルトラリン，エスシタロプラムで行われた再発防止試験においては，薬物療法継続群での再発率は4〜14%であったのに対し，プラセボ群では36〜39%であったとされる．このため，治療反応性がみられたあとも1年程度は薬物療法を継続したほうがよいのではないかと考えられている．わが国で行われたフルボキサミンの52週間のオープンラベル試験の結果からも，薬物療法を継続することによって経時的にLSAS-Jの得点は改善し，CGIによる全般改善度でも治療反応率が経時的に増加してくることがみられている[49]．薬物療法による治療反応性の予測因子としては，治療期間の長さが指摘されていることから，良好な治療関係を保ち，薬物療法を継続させることが肝要と思われる．わが国で行われたオープンラベルの長期投与試験によると，52週でのCGIによる治療反応率は，フルボキサミンでは64.7%，パロキセチンでは71.2%であったことから，1年程度のSSRIによる薬物療法で7割程度の症例で効果が得られる可能性があると考えられるが，3割程度の症例に

おいてはSSRI単剤投与以外の薬物療法的工夫が必要かもしれない．

多くのコントロール研究は，成人を対象にして行われているが，SADの発症年齢は低いことから，児童青年期の患者に対する薬物療法の研究も必要と考えられる．SADを含む児童青年期の不安障害に対する，フルボキサミンによるプラセボ対照試験では，フルボキサミンの有効性が示されている[50]．また，パロキセチンにおいても児童青年期のSADに対して有効性が示されている[51]．希死念慮や副作用を注意深く観察しながら，児童青年期のSADに対してもSSRIによる薬物療法を施行することは，その後に併発してくることが多いうつ病を予防するという観点からも重要かもしれない．

セロトニン1Aアゴニストのbuspironeについては，単剤でのコントロール研究では有効性は示されていないものの，SSRIにより部分改善であった症例に追加投与することにより改善がみられたという報告があるため，増強療法として考慮されうる[52]．

SADに対する抗てんかん薬のガバペンチン[53]とプレガバリン[54]のコントロール研究が行われ，プラセボに対して有効性が示されている．非定型抗精神病薬では，小規模の研究であるが，オランザピン[55]とクエチアピン[56]でも有効性が示されており，SSRIによる効果がみられない場合は，体重増加やメタボリック症候群などの副作用に注意しながら試みる価値はあるかもしれない．

2 | 精神療法

SADに対する精神療法としては，わが国の対人恐怖に対する精神療法として検討されてきた森田療法は有効と考えられるが，欧米では，認知行動療法の有効性がしばしば検討されている．

SADの認知モデルとしては，ClarkとWellsのモデル[57]が興味深い（図5-2）．このモデルによると，SAD患者はおそれている社会的状況に接すると，「好意を示してくれなければ，その人は自分を嫌いなのだ．皆に好かれなければ，自分は価値がない．もし，自分が不安な様子をみせたら，奇妙に思われ拒絶されるだろう」などの患者自身の社会的状況に関する一連の思い込みを活性化するという．これらの思い込みのために，SAD患者が，通常の社会的状況における対人関係も否定的に解釈し危険のサインとみなすことで，不安のプログラムが始動し始めるという．それは，3つの相互に関連する構成要素からなる．

第1の構成要素は，危険を察知することによって始まる身体的，認知的な不安症状とされる．赤面，震え，動悸，集中困難感，何も考えられない感じなどが起こり，これらが，それぞれ察知された危険のさらなる原因と考えられ，不安を維持する悪循環が形成される．第2の構成要素は，患者が社会的状況に対する脅威を減らすためにとる安全保障行動を含めた回避行動である．第3の重要な構成要素は，自己を社会的対象として処理する過程とされる．自己の注意が他者の視点にシフトしてしまい，不安

```
         ┌──────────────┐                       ┌─ 好意を示してくれなければ,
         │  社会的状況   │                       │  その人は自分を嫌いなのだ
         └──────┬───────┘                       │  皆に好かれなければ,自分
                ↓                                │  は価値がない
         ┌──────────────┐                       │  不安な様子をみせたら,奇
         │思い込みを活性化する│                   │  妙に思われ拒絶されるだろ
         └──────┬───────┘                       └─ うなど
                ↓
         ┌──────────────┐
         │社会的危険を察知する│
         └──────┬───────┘
                ↓
         ┌──────────────────┐
         │自己を社会的対象として処理する│
         └──────────────────┘
         ┌──────────┐         ┌──────────┐
         │安全保障行動を含む│   │身体的,認知的症状│
         │  回避行動   │         └──────────┘
         └──────────┘
```

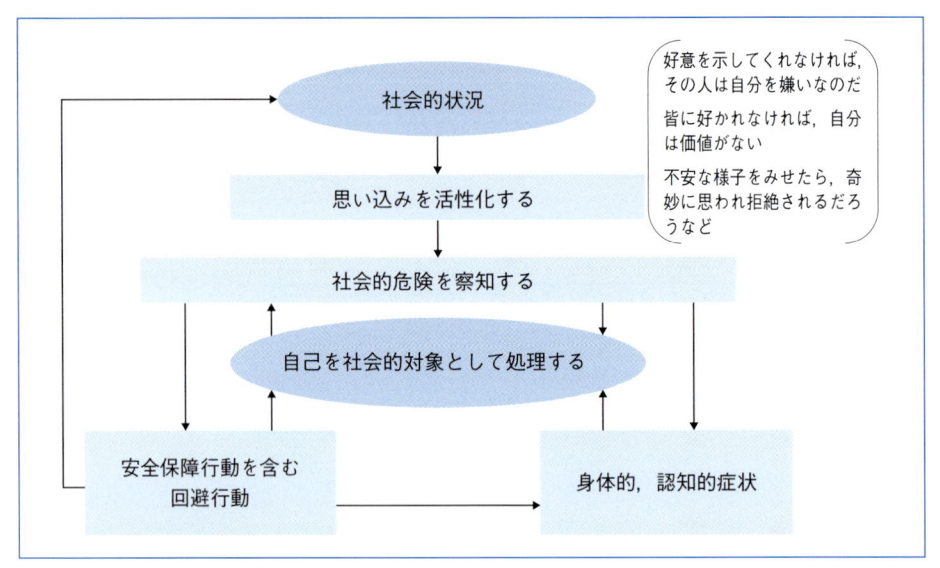

図5-2　SADの認知モデル
〔Clark DM, Wells AA：A cognitive model of social phobia. Heimberg RG, Liebowitz MR, Hope DA, et al(eds)：Social phobia：diagnosis, assessement and treatment. p 72, Gulford Press, 1995 より改変〕

時に生じる自分の内部感覚的な情報を使って,他者からみる自分自身の印象を作り上げてしまう.自己に注意が集中するために,口の周りの筋肉が緊張するのを感じるとすぐに,この感覚は誰の目にも明らかな引きつった表情のイメージにつながることや,また,ちょっとした汗の感覚が額を滝のように流れる映像につながっていくこともある.そして,この自分自身についての印象が,実際に他者が患者について考えていることを反映していると思い込むのである.このように,閉じたシステムのなかの自己の内部で作られた情報によって,自分が否定的に評価される危険があるという信念が強化され,実際の社会的状況で起こっていることは見過ごされてしまうことが多くなるという.

　わが国の自己臭恐怖,自己視線恐怖,醜形恐怖などの確信型対人恐怖の症状形成を考える場合も,この自己を社会的対象として処理する過程は興味深い.「観察者の視点で自己を注目する処理(自己注目)」「内的情報への注意シフト,内的情報に基づいて自分が他者にどうみえるかを推論(事実と一致しない自己イメージ)」「自分の価値は他人の判断で決まるという思い込み」が起こり,そのなかで自分のにおいや視線,外見などの対人性をもつ身体的欠点の存在に事実と一致しない自己イメージが焦点化され,それを確信していくことが,確信型対人恐怖では起こるのかもしれない.

　認知行動療法の治療技法としては,心理教育,認知再構成法,ビデオフィードバック,曝露療法,リラクセーション(漸進的筋弛緩法や呼吸法),社会技能訓練(SST),などがあり,治療はそれらを組み合わせて行われることが多い.

　心理教育においては,SAD患者が,症状は自分の性格特性で変えることはできないと信じ込んでいたり,他者からの否定的評価に対する恐怖心が強いことを治療者は十分に考慮する必要があると思われる.温かく情緒的な関係を築けるように配慮し,

病態の説明に関しても患者が受け入れられるように言い方を工夫する必要がある．扁桃体を含む脳内の不安回路が過剰に作動しやすくなっているといった生物学的側面と，社会的状況に条件づけられた不安感が起こりやすいことで回避行動が多くなるため，不安が持続する心理的な悪循環の側面を，患者の理解可能な程度に合わせて説明するのがよい．また，対人交流場面で不安感が生じるのは一般的にも起こりうることなので，完全に不安感を克服することを考えるより，不安感を減少させて不安の悪循環にとらわれすぎずに日常生活を送ることができるようにさせることを強調したほうがよいかもしれない．不安反応自体は合理的で有用なときがあり，すっかり取り除くことはできないので，不必要で過度の不安感を減らし，正常な不安感をもっていても混乱せずに行動ができるようにすることを目標にする．

経過に従って，次第に不安感が強くなっていくことがあることにも配慮が必要である．治療者との関係も含めて，人との関係が深まっていくときや他人への期待を高めていくときには不安感が強くなることがある．このため，不安感の強くなる状況について詳しく確認しておいたほうがよい．たとえば，少人数のグループが苦手か，個人的な交流が苦手かなどの人数や，初対面の人が苦手か，親しさが増すと不安になるかなどの親密さ，あるいは性別や年齢で不安感の程度に違いがあるかなどである．これらの配慮に欠けると治療初期に不安感が高まることから，患者が治療がうまく進んでいないと感じ，治療中断になってしまう可能性がある．

認知再構成法は，不安感が強くなる状況に直面する前，あるいはその最中，またはその後に患者のなかで自然に起こってきやすい考えを同定することから始められる．この考えに対して，「どうして，そのように考えるのか？」という質問を繰り返すという，いわゆるソクラテス式問答を通して得られた根拠や，実際に行動してみたときの結果から，患者のなかで起こってきやすい考えの正当性を評価していく．そして，これらを通して治療者と一緒に合理的な代替えの考えを導き出していくこととなる．さらに，不安感が強くなる状況で，この合理的な代替えの考えを用いたときに不安感が軽減するかどうかを繰り返し確認していく．たとえば，大学の演習形式のゼミで発表をするとしたら，「自分はみんなの前で話すことなどできないだろう」「誰も自分の話すことに興味を示してくれないだろう」などの考えが自然と思い浮かんでくるかもしれない．この場合，演習に参加しているところを詳細にイメージしたり，診察室の中でロールプレイをしたり，実際に演習に参加して発表をしたりするなどして，合理的な代替えの考えを評価する根拠を集め，この考えを強化するようにする．演習中にずっと下を向いているなどの安全保障行動をとることが多い場合は，それで発表する機会がなくなり，「うまくいった」と考えてしまうことがあるかもしれない．しかし，このような場合は安全保障行動を強化してしまい，社会的状況での不安感の軽減につながらなくなる．このため，安全保障行動をとらないで，不安に思っている結果が実際に起こるかどうかについて，合理的な代替えの考えを検討することが重要である．集団療法などでは，安全保障行動をとらないで行動してみたときの状態をビデオで撮影し，視覚的な理解を助けるためにビデオフィードバックなどが用いられることもある．

実際には，合理的な代替えの考えを用いているにもかかわらず，いまだ不安感が起こってくるということもある．このときは，治療者は何年もの間，自然に起こってきていた考えを数週間で変容させることは難しいかもしれないということを患者に説明しておいたほうがよいかもしれない．不安感が軽減するのは合理的な代替えの考えにかなり集中できた場合であって，そのほかのときは普段の考えが持続していることも考えられる．不安になることが多い状況を詳細にイメージさせ，合理的な代替えの考えに集中する練習を繰り返し何度も行うことを励ます態度が，治療者には求められる．さらに，合理的な代替えの考えを仮説として，実際に行動して実験をし，その結果を一緒に検証し，うまくいかなければ新たな仮説を考えていくことを根気強く続けていくことも重要である．

曝露療法においては，患者は治療者と協力して「不安階層表」を作成し，階層に従い徐々により不安感が強くなる社会的状況に曝露を続けていくこととなる．曝露療法の効果を上げるためには不安な状況から注意をそらしたりせず，安全保障行動をとってしまうことを避け，十分に不安が起こる状況に注意を向けることが重要とされている．SAD 患者では，小さな失敗についてくよくよ考え続けたり，どちらかわからないときの反応を否定的に解釈する特徴があることを，治療者は曝露療法を行っている間でも注意しておく必要があると思われる．また，SAD 患者は自分に対して課している厳密なルールを他人には適用しない一方で，他人は自分に適用していると考えることがある．対人関係上，許容される範囲が広いことを，日常生活などを通して確認していく必要がある．SAD 患者では社会的状況が不安惹起状況となるので，長時間の曝露は難しいことがあるが，できるだけ類似の状況に頻回に曝露させるように配慮する必要がある．このとき，細かく段階を分けて目の前の課題に集中するように指示したり，よりやさしくできる方法を患者と一緒に考えたりすることは有用かもしれない．

SAD 患者では，自分の理想どおりに行動ができないと自分を責めることもみられるので，自分を励ますことや，成果だけではなく努力に対しても称賛すること，小さな一歩でも評価すること，うまくいかなければまた基本に戻ればよいことなどを繰り返し確認することも有効かもしれない．否定的に評価されることへの強い不安感は，他者の意見に対する過度の関心から生じることが多いと考えられるし，よりよい自分と思われたいということは，よりよい自分でありたいという当然の欲求の裏返しとも考えられるので，くよくよ考え続けて日常生活に困難をきたしている面を改善したほうがよいと話しておく．改善は直線的ではなく，時間と努力が必要であるが，治療者と一緒に困難を感じる状況に挑戦していくように励ますことも重要かもしれない．治療者の態度は，共感的でかつ断固として行動を促すものであるとよいと思われる．不安感が高まる行動を促すことは，時に患者にとってたいへんなこともあるため，それを支えるためには受け入れられる病態の心理教育と治療同盟が必要と思われる．

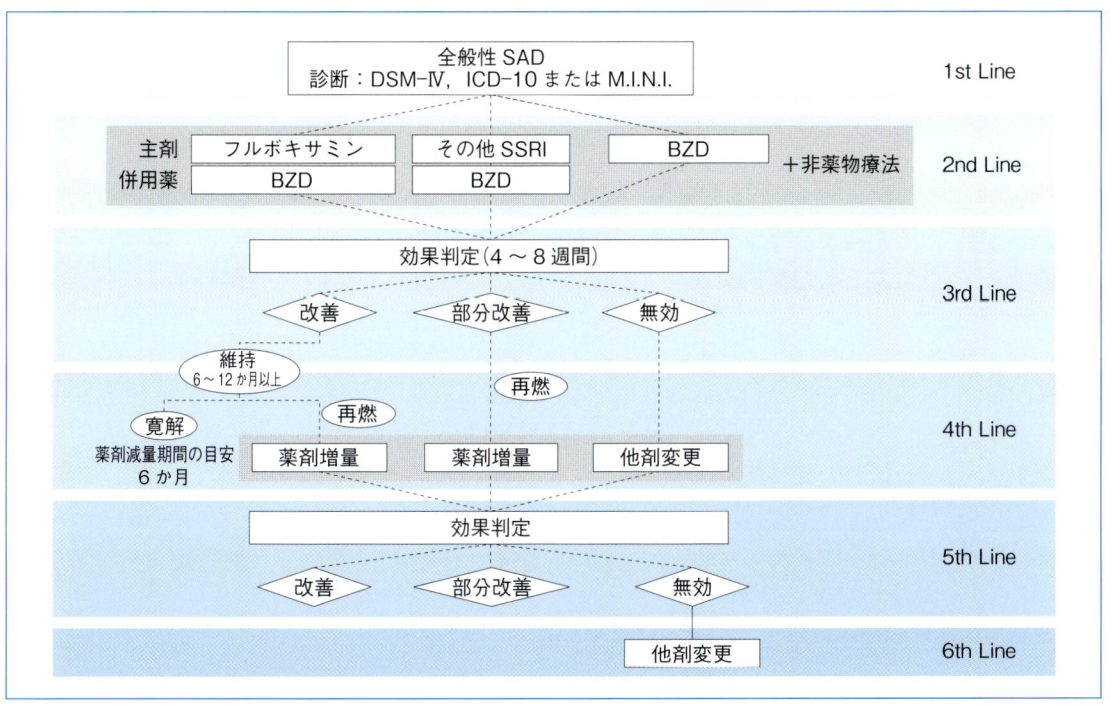

図 5-3 SAD の治療フロー
(朝倉 聡, 尾崎紀夫, 笠原 嘉, ほか：SAD 研究会が提唱するわが国における SAD 治療フロー：コンセンサス・ステイトメント. 臨床精神薬理 12：775, 2009 より一部改変)

3 一般臨床における対応

(1)SAD の治療フロー

　ここでは，2006 年から 3 年間にわたり検討された SAD 研究会(会員数 127 名)のアンケート調査から作成された SAD の治療フロー(図 5-3)[58]を参考に，一般臨床における SAD の対応について述べてみたい．

　1st Line の診断については，現在の DSM-Ⅳの診断基準に沿って行われることになる．一般臨床においては，初診時に SAD の症状のみを訴えて受診する患者はいまだ多くはないと思われる．SAD にうつ病などほかの精神疾患が併存してきてからの受診であれば，診察場面ではうつ症状のみを訴える場合もあると考えられるため，SAD 症状の有無を確認することが必要である．

　2nd Line の初期治療においては，薬物療法としては SSRI を主剤として投与することが妥当と考えられる．この治療フロー作成時には，SAD に対する保険適用の承認はフルボキサミンのみであったが，現在ではパロキセチンも第 1 選択薬として使用可能である．投与初期に出現しやすい副作用による中断を防ぐため，初期用量はフルボキサミンであれば 25〜50 mg/日，パロキセチンであれば 5〜10 mg/日程度の低用量

表 5-2　SAD の小精神療法

- SAD は治療可能な病態である(心理教育)
- 今のままではたいへん困ってしまうと思われるので,治療者と一緒に日常生活を立て直していこう(動機づけ)
- しばらくは不安感をうまく手なずけようというような気持ち(不安感の扱い)で,まずは 3 か月間一緒に治療を行ってみよう.効果が感じられるようであれば,少なくとも 1 年間は治療を続けてみよう(予想される治療期間を示す)
- 薬物療法は力強い味方になる(薬物に変えられるのではなく手助けに)
- まずは,日常生活のなかで,できそうなこと(行動)から始めてみよう(階層化)
- できていることに目を向けよう
- 周囲の人の話をよく聴き,よく見てみよう(自分の身体反応に注意が集中しないように,自分への過剰な観察に陥らないように)
- 治療中,症状に一進一退があるため,一喜一憂しないようにしよう
- 元来,人に気をつかえることは長所でもある

から開始し,それぞれ 150 mg/日,20〜40 mg/日程度まで増量して維持療法に入るのがよいと思われる.必要に応じ,BZD 系抗不安薬を併用することも考えられるが,長期投与は避けることが望ましい.

　3rd Line の効果判定については,4〜8 週後に行うことを目安にする.初診時に,まずは 3 か月程度治療を行ってみて,そのあとに効果を確認することを説明しておくことが,治療初期の中断を防ぐために役立つと思われる.改善がみられるようであれば,1 年程度薬物療法を継続する.部分改善の場合は,増量を考慮する.

　4th Line の初期治療では効果がみられない,あるいは不十分な場合の対応については,まずは SSRI 同士での変更が考えられる.適用外処方ではあるが,欧米では SNRI である venlafaxine の有効性が大規模なコントロール研究で示されていることから,わが国で使用可能な SNRI であるミルナシプランやデュロキセチンの投与も考えられるかもしれない.また,ミルタザピンについては,小規模なコントロール研究で SAD に対する有効性が示されている.抗てんかん薬のガバペンチンやプレガバリンについても,その有効性がコントロール研究で示されているため,投与が考慮されるかもしれない.また,精神療法的対応の工夫や診断の再考も考えられる.

　5th Line の最終効果判定では,4 th Line で新たに治療を開始した場合は,3 rd Line と同様に 4〜8 週かけて効果判定を行う.症状が改善した場合は 1 年程度治療を継続し,その間,実際の日常生活で十分に自信が出てきた段階で,患者と相談しながら薬物を減量し投薬を終了する.

(2)小精神療法

　SAD の治療フロー作成時のアンケート調査では,薬物療法以外に何らかの精神療法など非薬物療法を行うという回答が 70% 程度あった.一般臨床の外来場面では,認知行動療法や森田療法などの体系的な精神療法の施行が難しい場合も多いため,SAD 研究会により「SAD の小精神療法」も提案された(表 5-2).以下では,SAD の小精神療法について解説したい.

ⓐ「SADは治療可能な病態である（心理教育）」

　心理教育時のポイントは，まず，笠原[59]の指摘する「心の落穂拾い：不安感の出現しやすい社会的状況を確認しながら惨めな思い出を心情的レベルで丁寧に聞き取ること」を十分に行うことである．SAD患者は周囲の人から「気にしすぎだ，気持ちを強くもて」などと言われるのみで，その症状を理解してもらえなかったと感じていることも多いので，今までのつらかったことを広げてみせてもらうようにすることも重要と思われる．そのなかで，症状が好発する状況を確認していく．そのうえで「社会的にも頭の中でも，対人関係や社会的状況に条件づけられた不安が起こりやすい悪循環の回路ができてしまっているかもしれない」と病態を説明し，「その悪循環の回路が回り出さないように，悪循環がとれてよい循環になるように」一緒に治療していくということを説明する．

ⓑ「今のままではたいへん困ってしまうと思われるので，治療者と一緒に日常生活を立て直していこう（動機づけ）」

　治療方針を説明する際には，まず，治療に対する動機づけを高めることが鍵になると思われる．本来はやりたかったが，不安が強く避けてきたためにできなかったことを聞き出していくことも有効と思われる．このとき，治療者は「避けたくない」けれども「避けたい」という両方の気持ちが患者にあることを確認しておいたほうがよい．森田療法的対応に慣れた治療者であれば，症状の裏にある向上発展の希求（生の欲望）をうまく利用できるかもしれない．

ⓒ「しばらくは不安感をうまく手なずけようという気持ち（不安感の扱い）で，まずは3か月間一緒に治療を行ってみよう．効果が感じられるようであれば，少なくとも1年間は治療を続けてみよう（予想される治療期間を示す）」

　不安感の扱いについては，最初から完全に不安をなくさなければいけないと思わないほうがよいかもしれない．うまく手なずける，折り合いをつける程度にしておき，まずは3か月，効果が感じられるようであれば1年間程度治療を続けてみたほうがよいと説明し，予想される改善の時期を最初に示しておく．

ⓓ「薬物療法は力強い味方になる（薬物に変えられるのではなく手助けに）」

　薬物療法に対して不安感をもつ人もいるので，薬物療法を手助けすることで，頭の中の悪循環の回路が回り出すことがなくなりよい循環の回路がうまく形成されてくると，だんだん薬物は必要なくなってくるかもしれないと説明しておく．

ⓔ「まずは，日常生活のなかで，できそうなこと（行動）から始めてみよう（階層化）」

　不安階層表などを作成してみてもよいかもしれない．日常生活で必要な行動がとれるようになっていくことが重要であることを説明する．不安感が多少あっても，行動ができていればよいというメッセージを伝える．

ⓕ「できていることに目を向けよう」

　SAD患者はできていないことや，不安感が出現することに目が向きやすいので，できていることにも目を向けさせるように配慮する．うまくできそうな方法を患者とともに検討していく．

g「周囲の人の話をよく聴き，よく見てみよう（自分の身体反応に注意が集中しないように，自分への過剰な観察に陥らないように）」

意外とよく聴いていなかったり，よく見ていなかったりし，周囲の人の様子を誤解していることが多い．よく聴くことや，よく見ることができるようになると落ち着いてくることもある．可能であれば，徐々に安全保障行動（不安感が起こらないように自然にとってしまう回避行動）をとらないで行動するようにしてもらい，その前後での周囲の人の様子を確認してもらう．

h「治療中，症状に一進一退があるため，一喜一憂しないようにしよう」

うまくいかないことが生じると失敗したと強く感じることも多いので，試行錯誤を繰り返しながら，一緒にうまくいく方法を考えて，全体として徐々に改善していくことが大切であると患者に伝えておく．

i「元来，人に気をつかえることは長所でもある」

治療の後半では，人に気をつかいすぎてしまうことはたいへんであったが，人に気をつかえることの長所についても話しておく．

臨床症状評価

1 Liebowitz Social Anxiety Scale（LSAS）による社交不安障害の臨床症状評価

SADの評価者が臨床症状を評価する尺度としては，LSASが使用されることが多い．LSASはSADの臨床症状や，薬物療法，精神療法の治療反応性を評価する尺度として広く使用され，原語である英語版のほか，フランス語版およびスペイン語版においてもその信頼性と妥当性が検討され確認されている．LSASは，SAD患者が症状を呈することが多い行為状況（13項目），社交状況（11項目）の24項目からなり，それぞれの項目に対して恐怖感/不安感と回避行動の程度を0～3の4段階で評価する．DSM-ⅢでSADの診断基準が示されたときに重点がおかれていた，人前で話をしたり，会食をしたり，公衆トイレを使用したりするような行為状況のみならず，注目を浴びたり，他人の意見に賛成できないことを表明したり，人と目を合わせたりするなどの社交状況についても評価するように作成されており，症状出現状況として行為状況に偏らない評価尺度となっている．これによって，LSASでは6つの下位評価が行われることとなる．すなわち，恐怖感/不安感合計得点，行為状況恐怖感/不安感得点，社交状況恐怖感/不安感得点，回避合計得点，行為状況回避得点，社交状況回避得点である．LSASの評価は，過去1週間の症状を評価するものとされるが，項目にあたる状況を経験していなかった場合は，そのような状況におかれたことを想像して回答してもらい評価することとなる．

治療反応性の検討を行う場合は，項目ごとの想定されている状況を一定にすることに注意をはらう必要がある．たとえば「人に姿を見られながら仕事（勉強）をする」の項

表 5-3　Liebowitz Social Anxiety Scale 日本語版(LSAS-J)

	恐怖感/不安感 0：全く感じない 1：少しは感じる 2：はっきりと感じる 3：非常に強く感じる				回　避 0：全く回避しない(0%) 1：回避する(1/3以下) 2：回避する(1/2程度) 3：回避する(2/3以上または100%)			
1. 人前で電話をかける(P)	0	1	2	3	0	1	2	3
2. 少人数のグループ活動に参加する(P)	0	1	2	3	0	1	2	3
3. 公共の場所で食事をする(P)	0	1	2	3	0	1	2	3
4. 人と一緒に公共の場所でお酒(飲み物)を飲む(P)	0	1	2	3	0	1	2	3
5. 権威ある人と話をする(S)	0	1	2	3	0	1	2	3
6. 観衆の前で何か行為をしたり話をする(P)	0	1	2	3	0	1	2	3
7. パーティーにいく(S)	0	1	2	3	0	1	2	3
8. 人に姿を見られながら仕事(勉強)をする(P)	0	1	2	3	0	1	2	3
9. 人に見られながら字を書く(P)	0	1	2	3	0	1	2	3
10. あまりよく知らない人に電話する(S)	0	1	2	3	0	1	2	3
11. あまりよく知らない人達と話し合う(S)	0	1	2	3	0	1	2	3
12. 全く初対面の人と会う(S)	0	1	2	3	0	1	2	3
13. 公衆トイレで用を足す(P)	0	1	2	3	0	1	2	3
14. ほかの人達が着席して待っている部屋に入っていく(P)	0	1	2	3	0	1	2	3
15. 人々の注目を浴びる(S)	0	1	2	3	0	1	2	3
16. 会議で意見を言う(P)	0	1	2	3	0	1	2	3
17. 試験を受ける(P)	0	1	2	3	0	1	2	3
18. あまりよく知らない人に不賛成であると言う(S)	0	1	2	3	0	1	2	3
19. あまりよく知らない人と目を合わせる(S)	0	1	2	3	0	1	2	3
20. 仲間の前で報告をする(P)	0	1	2	3	0	1	2	3
21. 誰かを誘おうとする(P)	0	1	2	3	0	1	2	3
22. 店に品物を返品する(S)	0	1	2	3	0	1	2	3
23. パーティーを主催する(S)	0	1	2	3	0	1	2	3
24. 強引なセールスマンの誘いに抵抗する(S)	0	1	2	3	0	1	2	3

P：行為状況，S：社交状況

目であれば，社長や友人に見られながら仕事をすることはまれであり，一般的に直属の上司の下で仕事をすることが多いと考えられる．よって，治療経過を通して一貫して上司に見られている状況で仕事をしているときの症状を評価することにする．LSASの総得点は0〜144点になるが，全般性SADでは60点以上となることが多く，95〜100点以上になると働くことができない，学校にいけないなど社会的機能を果たすことができず，活動能力がきわめて低下した状態に陥っているとされる．

わが国のSAD症例について検討することを目的として，朝倉ら[60]は再翻訳の手続きを経てLSAS日本語版(LSAS-J)を作成し，症例群30例，健常対照群60例を対象とした研究において，その信頼性と妥当性を検討した．表5-3にLSAS-Jを示す．

症例群における全項目のクロンバックのα係数は0.95を示し，内的整合性は保たれていると考えられた．健常対照群に2週間の間隔をおいて2回施行した場合，全項目の級内相関係数（intraclass correlation coefficient；ICC）は0.92を示し，再テスト信頼性も高いと考えられた．また，LSAS-Jは社会不安の自己記入式評価尺度であるSADS日本語版と相関を示し（r＝0.64, p＝0.0002），診察医が軽症，中等症，重症の3段階に判定した臨床的重症度とも相関を示した（r＝0.73, p＝0.0001）．また，ROC曲線を作成しカットオフ値を求めたところ，42（感度86.7％，特異度86.7％）であった．LSAS-Jはわが国におけるSADに対するフルボキサミン[49]とパロキセチン[48]の臨床試験にも使用され，治療反応性の評価にも適していることが示されている．

LSASは，比較的多くの状況を評価するように作成されているため，治療初期に症状の出現状況を確認していくときにも役立つと思われる．面接場面では語られなかった不安感が高まる状況を確認したり，不安階層表などを作成したりするときにも参考になると考えられる．また，評価を得点とし，それを視覚化して確認しながら治療を進めていくことは，問題点を検討しそれを克服していく方法を治療者と一緒に考えていく一助にもなると思われる．

2 | 社交不安/対人恐怖評価尺度（Social Anxiety/Taijin-kyofu Scale；SATS）

SADの臨床症状評価尺度には，自己視線恐怖，自己臭恐怖，あるいは醜形恐怖などの，わが国において確信型対人恐怖として検討されてきた症例の症状評価において不十分な点があると考えられる．さらに，近年，確信型対人恐怖に対応すると考えられる病態がoffensive typeとして欧米でも報告されるようになってきている．このため，確信型対人恐怖を含め，その臨床症状を評価する構造化面接による「社交不安/対人恐怖評価尺度（Social Anxiety/Taijin-kyofu Scale；SATS）」を強迫性障害の臨床症状評価尺度であるYale-Brown Obsessive Compulsive Scale（Y-BOCS）を参考に開発し，その信頼性，妥当性を検討してみたので示したい[61]．

SATSでは，Y-BOCSと同様に最初に症状チェックリストを行う．最初に，不安感/恐怖感あるいは回避行動の出現しやすい状況（聴衆の前で話す，会議などで意見を述べる，相手に反対の意見を言う，自分より権威のある人と話す，異性と話す，人を誘う，相手の目を見て話す，知らない人の多い集まりに参加する，少人数のグループ活動や行事に参加する，ほかの人が集まっている部屋に入っていく，人に見られながら仕事や勉強をする，人に見られながら文字を書く，公共の場所で飲食をする，あまり知らない人に電話をかける，かかってきた電話に出る，注目を浴びる，ほかの人が乗っている公共の交通機関を利用するなど），恐怖感/不安感に関連する身体症状（体や表情がこわばる，体や手や足が震える，赤面する，息苦しくなる，多量に汗をかく，声が出にくくなったり震えたりする，おなかが鳴ったり痛くなったりする，動悸がする，吐気がする，すぐに排尿したくなるなど），確信型対人恐怖の認知症状（自分の体のにおい，視線，外見，表情がほかの人に嫌な感じを与えており，それがほかの

表 5-4　Social Anxiety/Taijin-kyofu Scale (SATS)

恐怖感/不安感	なし	軽度	中等度	重度	極度
予期不安の程度	0	1	2	3	4
恐怖感/不安感に伴う苦痛	0	1	2	3	4
恐怖感/不安感に対する抵抗	いつも抵抗	大抵は抵抗	少しは抵抗	躊躇するも屈服	完全に屈服
	0	1	2	3	4
恐怖感/不安感に関連する身体症状	0	1	2	3	4
回避行動	**なし**	**軽度**	**中等度**	**重度**	**極度**
回避行動の程度	0	1	2	3	4
回避行動と苦痛	0	1	2	3	4
回避行動に対する抵抗	いつも抵抗	大抵は抵抗	少しは抵抗	躊躇するも屈服	完全に屈服
	0	1	2	3	4
回避行動による社会的障害	0	1	2	3	4
認知症状	**なし**	**軽度**	**中等度**	**重度**	**極度**
確信の程度	0	1	2	3	4
関係念慮	0	1	2	3	4
加害性	0	1	2	3	4
認知症状に伴う苦痛	0	1	2	3	4

人の様子からわかる)を確認し，それらを標的症状リストにまとめる．

その後，構造化面接により恐怖感/不安感(予期不安の程度，恐怖感/不安感に伴う苦痛，恐怖感/不安感に対する抵抗，恐怖感/不安感に関連する身体症状)，回避行動(回避行動の頻度，回避行動と苦痛，回避行動に対する抵抗，回避行動による社会的障害)，認知症状(確信の程度，関係念慮，加害性，認知症状に伴う苦痛)について評価する．それぞれの項目は0～4の5段階で評価する．SATSを表5-4に示す．

確信型対人恐怖の患者15例を対象に，信頼性，妥当性の検討を行った．SATSのクロバックのα係数は0.97を示し，内的整合性は高かった．SATS合計得点と，恐怖感/不安感，回避行動，認知症状の各項目の得点の間には高い相関が示された(それぞれ$r=0.85$, $p<0.0001$, $r=0.93$, $p<0.0001$, $r=0.79$, $p=0.0005$)．ICCによる10人の評価者でのSATS合計，恐怖感/不安感，回避行動，認知症状の評価者間信頼性は高く(それぞれ0.93, 0.92, 0.94, 0.98)，再テスト信頼性も高かった(それぞれ0.99, 0.93, 0.99, 0.98)．また，CGI重症度評価とも相関がみられた(それぞれ$r=0.77$, $p<0.0001$, $r=0.60$, $p=0.001$, $r=0.71$, $p<0.0001$, $r=0.82$, $p<0.0001$)．

今後は多施設での検討や，治療反応性に関する検討が必要だと考えられる．確信型対人恐怖の症状を含めて臨床症状を評価できるSATSは，今後，SADと対人恐怖，身体醜形障害，妄想性障害の身体型との関係を検討していくうえでも有用と考えられる．

治療困難例への対応

臨床場面でのSADの治療においては，SADには併存精神疾患が多いことから，

SAD症状への対応はもとより，併存精神疾患に対する対応も重要となる．アルコール依存傾向がみられる症例のなかには，衝動性の高い例もみられるため治療に苦慮することがある．以下では，症例と治療経過を少し詳しくみてみたい．

〈症例4：初診時：21歳，女性〉

家族背景：父親は外交的，精力的な性格で，仕事中心であまり家庭を顧みず，家族が自分の意にそぐわないことをすると暴力的になることがあるため，家族内ではおそれられる存在であった．母親は内向的，神経質な性格で，中学生時に赤面が気になって対人緊張が強い時期があった．結婚後はさほど気にならなくなっていたが，40歳以降にパートタイムの仕事を始めてから再び対人緊張が強くなり，その後，抑うつ的となったため精神科通院歴がある．父親の怒りを買わないように，母親が子どもの言動に気を配る家庭であった．1歳年上の兄は独立しており，父親，母親との3人暮らしであった．

生活歴：地方都市で出生．祖父が地元の学校で校長をしていたため，地域ではよく知られた家族であった．兄，本人ともに学校での成績は比較的優秀で，注目される兄妹であった．学校や家庭では周囲の期待に沿うように努力していたが，「あのお兄さんの妹なので，できて当たり前」などと言われることが多く，本人は兄と比較されることに対して不満に思うことが多かった．しかし，自ら意見を主張することはほとんどなかった．中学3年生時に転校し，その後は，学校ではあまり目立たなくなった．

現病歴：中学生頃までは，表面的には友人関係はもてていたが，漠然と自分の本心を言うと裏切られるのではないかと感じていたという．高校2年時より，人が近くにいると極度に緊張し，目の前が真っ白になり何も考えられなくなるということがみられるようになった．単なる知り合いから徐々に親しくなっていくときに，特に，緊張感が大きかった．事前に自分の言いたいことを頭の中で考えていても，人がそばに来ると体が震え，忘れてしまうため話せなくなった．

短期大学入学後は，できるだけ人を避けるようにしていた．それまで飲酒したことはなかったが，自宅で夜に飲酒したところ，緊張が和らぎ普通に話ができると感じたため，毎晩，無理をして飲酒するようになった．学校では，緊張して人と話をしたり，遊んだりできないことを悟られないように1人でいたが，これに疲れたと感じ，近くのコンビニでウォッカを買い，ジュースで薄めて学校のトイレで飲むということがあった．このときは，緊張が和らぎ，気持ちが楽になったという．隣の席に座った人に「二日酔いか？」と聞かれることはあったが，楽な気持ちが続くなら周囲の人には「二日酔いだ」と言えばよいと考え，その日から学校でも毎日飲酒するようになった．ジュースのボトルにウォッカを入れて持ち歩き，授業の合間などに飲んで，においは飴などをなめてごまかしていたという．

短期大学卒業後も人前での緊張感が強いため就職はできなかった．その後，飲酒量は増え，2日間でウォッカを1瓶程度飲酒するようになり，胃痛が出現することもあった．アルバイトをすることはあったが，胃痛で飲酒できないときは，嘘をついて

休んだりした．このためアルバイトも途中で辞めることが多く，辞めることを家族には言い出せず，手首自傷することもあった．一生このようなことが続くのかと考えると，不安・焦燥感が強くなる一方で，飲酒しなければ緊張感が強く人前に出られないこともあり，次第に抑うつ気分が出現し，不眠となった．このままだと死んでしまうと感じるようになり，母親に打ち明けたところ，母親は驚いて心配し，精神科受診となった．

　治療経過：高校時発症の SAD で，2次的にアルコール依存傾向がみられるようになり，さらに抑うつ的になってきているとの判断で外来治療を開始した．父親にも来院してもらい家族同席面接を行った．外出しないのは怠惰のせいだと考えることが多かった両親には症状を説明し，心理教育的にかかわった．フルボキサミン（SSRI）による薬物療法を施行し，150 mg/日まで増量した．併せて不安階層表を作成し，状況，自動思考，適応的思考の3カラムの思考記録用紙を用いて認知行動療法的に対応した．約2か月ほどで，街に買い物に出かけられるようになるなど徐々に行動範囲は広がり，抑うつ気分，不眠，食欲低下などの抑うつ症状も改善していった．面接では，緊張すると思われる場面に接しているうちに，飲酒せずにうまく対処できるようになってきていることはよいことだと伝えた．徐々に行動範囲が広がっているものの，いまだ両親の病状に対する理解は進まず，「若い娘が家でゴロゴロしているな」「薬に頼るな」「早くアルバイトでも始めろ」などと言われることが多かった．実際にアルバイトを始めてみると対人緊張が強く現れたため，3日目には大量飲酒し酩酊状態で出かけた．だが，その間の記憶はなく，結果的に早退し，そのまま辞めてしまった．その後は再び自宅に引きこもった生活となり，両親が強く批判的な態度，特に，母親は敵意とも思われる態度で接するようになったため，開放病棟に入院することとなった．

　入院後も対人緊張は強く，病室ではカーテンを閉め切っていた．就寝中も化粧をしたままで，起床後，洗顔し，再び化粧をしなければ人とは会わないという状態であった．薬物療法は継続しながら，徐々に病棟の環境に慣れていってもらうように配慮した．薬物療法的にはフルボキサミンを 200 mg/日まで増量した．その後，病棟のホールに出てこられるようになり，同年代，同性の他患者との交流がみられるようになった．作業療法にも参加するようになり，陶芸，パソコンなどを始めた．本人は，「入院前と比較すると信じられないほど緊張しなくなってきた」と言い，他患者と連れ立って外出することが多くなった．また，「入院したことが親離れするきっかけとなった」と自ら述べ，「家族以外の人との対人交流の練習をしていきたい」という希望もみられるようになっていった．自宅への外泊も開始し，飲酒せずに映画に出かけたり，レストランで食事をしたりできるようになるなど行動範囲は広がっていった．いまだ緊張が強くなることがあっても，それを両親には言えず，「早く退院してもらうなどと言われるとつらくなる」などと言うことがあった．面接では，あえて，緊張する状況でも逃げ出さず対処していく方法を一緒に考えていくように対応した．

このような状況であった頃，病室で同室者のカミソリを使って手首自傷し，また病室に引きこもることとなった．本人は「他患者と一緒に外出するときは食事代をすべて自分で支払ったり，プレゼントを買ったりなどしたが，なかなか親密な関係にはなれず，このままでは関係が維持できなくなってしまうと考えて追いつめられた気持ちになった」などと述べていた．このときは，再び治療の枠を作り直し，外泊はしばらく中止し，病棟内で安定した生活を送れるようになることを目標とした．不安・焦燥感が強かったためタンドスピロン 30 mg/日を併用することとした．家族同席面接時には，徐々に行動範囲を拡大していったほうがよいことや，追いつめられた気持ちになったときには家族に対しても気持ちを言語化できたほうがよいことなどを説明したが，両親は「ただの怠け者か，精神病か」と言うのみで，症状に対する理解は深まらなかった．

その後，病棟内では安定して生活できるようになり，作業療法も再開した．この頃には，病棟内で同年代の異性の他患者との交流もみられるようになった．本人はいまだ「自宅での生活に自信がない」と述べていたが，両親からは退院させたいとの希望があり，外泊に出かけさせた．しかし，帰棟後には，無断離院し，アルコール類を買い，病棟内で大量飲酒して酩酊状態となり，大声を出して歩き回ることとなった．このことについて本人は「外泊中はより緊張が強くなった．飲酒すると異性とも自然に話ができると感じ，飲酒するようになった」と述べていた．両親には手首自傷や病棟内での大量飲酒などの行動が頻発するため，閉鎖病棟での治療が望ましいことを説明し，理解を得た．

閉鎖病棟では衝動的な行動に対して安全な環境を確保し，安定した日常生活を立て直すことから始めることとなった．この間，病棟での家族同席面接も続け，父親は病状に対する理解を示すようになったが，母親は「あの子の人生なので何があってもかまいません．死んでもかまいません」などと言うこともあり，理解に乏しい様子であった．この頃から薬物療法的にはクエチアピンを追加し，300 mg/日まで増量した．その後，病棟内で安定して生活できるようになり，外泊を開始することとなったが，外泊中の活動スケジュール表を細かく作成してもらい，外泊中は，その計画どおりに過ごしてもらうこととした．徐々に行動範囲の拡大を行い，外泊時には家族以外の対人交流もみられるようになった．しかし，「親しくなっていくときに緊張感が増大することは変わらない」と述べることもあった．この頃には，外泊時に街の中で大量飲酒し，意識を失って倒れているところを発見され，救急車で搬送され帰棟するということがあった．このときは「友人と待ち合わせをしていたときに，数人の男子高校生に声をかけられて緊張してしまった．どうしてよいかわからなくなり，いけないと思いながら緊張を和らげるために飲酒してしまった．飲み始めるとやめることができず，そのまま意識がなくなってしまった」などと述べていた．これ以降，母親も早急な退院要求はしなくなり，治療に対する協力が得られるようになった．また，批判的な態度や感情的に巻き込まれすぎる態度は減少した．この頃には，あらかじめ決め

られたスケジュールの範囲では問題なく外泊がこなせていたため，定期的な外泊は継続し，予期せず対人緊張が高まるときに対処できるようにすることを主眼においた対応方法を一緒に検討した．その後，家族との温泉旅行も可能になり，長期外泊を含め家庭での日常生活を問題なくこなせるようになったことを確認し，退院となった．

退院後は外来通院を続けており，すぐにアルバイトを始めるのではなく，パソコン教室に通い始めた．時に，「人からどう見られているか気になって緊張することがある」と言うが，手首自傷や大量飲酒などの衝動的な行動をとることなく過ごせている．しかし，今後も注意深い経過観察が必要と考えられた．

1 症例についての考察

本症例では，薬物療法を併用した認知行動療法的アプローチを行った．このような対応により，引きこもった状態から表面的な対人関係の構築という進展がみられたが，患者には表面的な対人関係を維持するためには親密な対人関係に進展しなければならないという考えが強く，それにより強い対人緊張が生じ，状況が行き詰まると手首自傷や病棟内での大量飲酒などの衝動的な行動がみられ，自信を喪失し，再び引きこもってしまうといったことが繰り返された．結果的に，これらの衝動的な行動が繰り返されたため，段階的に治療の枠組みは自由度の高いものから閉鎖的なものへとなっていった．しかし，そのつど，治療の枠組みを設定し直して対応したところ，外来治療時には，ほとんど家族のみとしか対人交流をもっていなかったが，開放病棟入院時には同年代，同性の病院内の他患者との交流が始まり，それが同年代の異性の他患者へと広がっていき，閉鎖病棟入院時には，交流は病院外の友人へと進展していった．この経過は，失敗を繰り返しながら徐々に対人交流についての発達課題を達成していくようなものでもあった．

衝動的な行動は，対人交流が次の段階に広がりをみせようとする前に生じる緊張感の高まりに呼応するように起こっていた．これは，治療者‐患者関係の観点からみると，治療関係のなかで起きている緊張感の高まりとも考えられ，これを面接のなかでうまく言語化できずに，面接外で行動により表現し「行動化」しているとも考えられた．治療者との交流の一手段として「行動化」を用いていることに配慮しつつ，患者にそのような行動は対人関係を悪化させ自信を失わせるという結果をもたらすということに目を向けさせるように対応した．この間，治療者は，衝動的な行動が繰り返されても落胆や非難の態度はとらないようにし，本人の苦痛を理解し，うまく対処していけるようになるまでどんなことがあってもあきらめないという態度を示すように心がけた．また，小さなことでも本人が努力していることを見つけ，それを支持し励ますように対応した．環境を調整し，本人が対人交流についての課題を乗り越えていきやすいように，ほどよく直面化することを心がけ，自らの力で対処できたときには積極的にこれを評価していく対応をとった．

両親に対しては心理教育的にかかわったが，外来治療時には，症状に対する理解は進まなかった．両親は性急に過度の期待をかける一方で，患者が失敗をすることに対しては全く許容することができず，批判的な態度や敵意をもってこれに対処していたため，患者を追いつめていたと考えられた．開放病棟入院時においても両親の態度は基本的には変わらなかった．しかし，入院し家族から距離をとるようにしたことが，患者本人が「入院したことが親離れするきっかけとなった」と述べているように，病棟生活で対人交流の練習を積むきっかけとなり，両親に対する態度に変化をもたらした．以前は一緒に食事をすることでさえ緊張していた父親にも自分の意見を主張できるようになった．しかし，衝動的な面を自制できるには至っておらず，病棟内で手首自傷するなどの行動がみられていた．このようなことがあったあとにも，両親は患者の苦痛には目を向けようとしなかった．父親は「外泊中も緊張せずに行動できているようにみえるのに，なぜ苦痛を感じるか理解できない」と言い，母親は「あの子のことは，本人以上に私がわかっている．私の言うとおりにしていれば大丈夫だ」などと必要以上に患者を操作しようとしていた．

　閉鎖病棟入院時に，初めて父親の態度が変化してきた．父親は，患者が対人関係において過度に緊張感を抱きやすいことや，状況が行き詰まったと感じると衝動的な行動をとりやすいことを理解するようになり，閉鎖病棟で安全を確保しながら徐々に対処技能を獲得する練習をすることが必要であると考えるようになった．これにより，批判的な言動は減少していった．しかし，母親は患者の行動に巻き込まれすぎており，投げやりな態度を示していた．以前は，父親の多忙を理由に両親の間で患者への対応について話し合われることは少なかったが，この頃からそれが徐々に多くなっていった．母親の態度が変化してきたのは，その後，外泊中に街で大量飲酒し，救急車で搬送され帰棟するということがあってからであった．母親は自分にも対人緊張が強い面があることを自覚していたために，自分が患者を一番よく理解し，立ち直らせなければならないと強く考えていた．さらにこれまで父親の協力をほとんど得られない状態であったことが母親の態度をかたくなにさせていたと考えられた．しかし，徐々に父親の協力を得られるようになってきたことや，性急に過度の期待をかけることが患者を追いつめ衝動的な行動につながるということを考えるようになったことで，母親の態度に変化が現れた．これ以降，両親ともに失敗を繰り返してもそれを支え見守っていく傾向がみられるようになり，患者が対人緊張場面での対処技能を高めていくうえでよい方向に働くようになった．しかし，それに至るまでには約10か月程度の治療的かかわりが必要であった．

　薬物療法は，外来治療時にはフルボキサミンから開始した．開放病棟入院時にはフルボキサミンの増量，タンドスピロンの追加も行った．さらに閉鎖病棟入院時にはクエチアピンの追加を行った．最初に使用したSSRIの効果が不十分な場合，ほかのSSRIに変更してみる方法があると考えられたが，フルボキサミンで不安感，緊張感の減少，行動範囲の拡大にある程度効果がみられたと考えられたため，増量して使用することにした．タンドスピロンについては，セロトニン1AアゴニストのbuspironeがSSRIとの併用で効果がみられるとの報告があったことから使用した．クエチアピンについても，小規模ではあるがコントロール試験で有効性が示されていることから使用した．治療困難例への薬物療法については，どのような方法がよいかは手探りの状態であると思われる．本症例においては，薬物療法により対人緊張を軽減し，認知行動療法的に徐々に行動範囲を広げていくことには一定の効果があったと考えられる．

社交不安障害のこれから

SADについて，わが国の対人恐怖を含め，その疾患概念，病態，診断，治療などについて述べてみた．病態についての生物学的知見は徐々に蓄積されてきており，分子遺伝学的側面，脳機能的側面から明らかにされていくことは多いのではないかと考えられる．診断については，DSM-5に向けてわが国の対人恐怖もSADとして組み入れられる方向で考えられてきていると思われる．今後，特に確信型対人恐怖が国際的にどのような診断的位置づけになっていくかについては，興味がもたれる．薬物療法としては，SSRIの有効性が多くのコントロール研究で示されていることから，SSRIは第1選択薬となっている．だが，SSRIで効果不十分な症例や治療困難例に対する対応は，今後の課題と思われる．また，認知行動療法などの精神療法と薬物療法のより有効な組み合わせ方についても検討が必要であると考えられる．

●文献

1) American Psychiatric Association：Diagnostic and Statistical Manual of Mental Disorders, Third Edition. American Psychiatric Association, 1980
2) American Psychiatric Association：Diagnostic and Statistical Manual of Mental Disorders, Fourth Edition. American Psychiatric Association, 1994
3) Kessler RC, Berglund P, Demler O, et al：Life-time prevalence and age of onset distributions of DSM-Ⅳ disorders in the National Comorbidity Survey Replication. Arch Gen Psychiatry 62：593-602, 2005
4) Kessler RC, Chiu WT, Demler O, et al：Prevalence, severity, and comorbidity of 12-month DSM-Ⅳ disorders in the National Comorbidity Survey Replication. Arch Gen Psychiatry 62：617-627, 2005
5) Grant BF, Hasin DS, Blanco C, et al：The epidemiology of social anxiety disorder in the United States：results from the National Epidemiologic Survey on Alcohol and Related Conditions. J Clin Psychiatry 66：1351-1361, 2005
6) 川上憲人：こころの健康についての疫学調査に関する研究．平成16～18年度厚生労働科学研究費補助金（こころの健康科学事業）「心の健康についての疫学調査に関する研究」総合研究報告書，pp 1-21, 2007
7) 立森久照：こころの健康についての疫学調査に関する研究．平成16～18年度厚生労働科学研究費補助金（こころの健康科学事業）「心の健康についての疫学調査に関する研究」総合研究報告書，pp 35-75, 2007
8) Kroenke K, Spitzer RI, Williams JB, et al：Anxiety disorders in primary care：prevalence, impairment, comorbidity, and detection. Ann Intern Med 146：317-325, 2007
9) Wang PS, Lane M, Olfson M, et al：Twelve-month use of mental health services in the United States：results from the National Comorbidity Survey Replication. Arch Gen Psychiatry 62：629-640, 2005
10) 笠原 嘉：対人恐怖．加藤正明，保崎秀夫，笠原 嘉，ほか（編）：新版精神医学事典．p 515, 弘文

堂，1993
11) 山下 格：対人恐怖．金原出版，1977
12) 山下 格：対人恐怖の病理と治療．精神科治療学 12：9-13，1997
13) 笠原 嘉，藤縄 昭，関口英雄，ほか：正視恐怖・体臭恐怖―主として精神分裂病との境界例について．医学書院，1972
14) 植元行男，村上靖彦，藤田早苗，ほか：思春期における異常な確信体験について（そのⅠ）―いわゆる思春期妄想症について．児精誌 8：155-167, 1967
15) Marks IM：Fears, phobias and rituals. Oxford University Press, 1987
16) Kleinknecht RA, Dinnel DL, Kleinknecht EE, et al：Cultural factors in social anxiety：a comparison of social phobia symptoms and taijin kyofusho. J Anxiety Disord 11：157-177, 1997
17) Choy Y, Schneier FR, Heimberg RG, et al：Features of the offensive subtype of taijin-kyofu-sho in US and Korean patients with DSM-Ⅳ social anxiety disorder. Depress Anxiety 25：230-240, 2008
18) Kim J, Rapee RM, Gaston JE, et al：Symptoms of offensive type taijin-kyofusho among Australian social phobics. Depress Anxiety 25：601-608, 2008
19) Simeon D, Hollander E, Stein DJ, et al：Body dysmorphic disorder in the DSM-Ⅳ field trial for obsessive-compursive disorder. Am J Psychiatry 152：1207-1209, 1995
20) Wilhelm S, Otto MW, Zucker BG, et al：Prevalence of body dysmorphic disorder in patients with anxiety disorders. J Anxiety Disord 11：499-502, 1997
21) Hollander E, Allen A, Kwon J, et al：Clomipramine vs desipramine crossover trial in body dismorphic disorder. Arch Gen Psychiatry 56：1033-1039, 1999
22) Nagata T, van Vliet I, Yamada H, et al：An open trial of paroxetine for the "offensive subtype" of taijin kyofusho and social anxiety disorder. Depression and Anxiety 23：168-174, 2006
23) American Psychiatric Association：Diagnostic and Statistical Manual of Mental Disorders, Third Edition revised. American Psychiatric Association, 1987
24) Schneier FR, Johnson J, Hormong CD, et al：Social phobia：comorbidity and morbidity in an epidemiologic sample. Arch Gen Psychiatry 49：282-288, 1992
25) Stien MB, Chartier MJ, Hazen AL, et al：A direct-interview family study of generalized social phobia. Am J Psychiatry 155：90-97, 1998
26) Kessler RC, Stang P, Wittchen HU, et al：Life-time comorbidities social phobia and mood disorders in the US National Comorbidity Survey. Psychol Med 29：555-567, 1999
27) Stein MB, Fuetsch M, Muller N, et al：Social anxiety disorder and the risk of depression：a prospective community study of adolescents and young adults. Arch Gen Psychiatry 58：251-256, 2001
28) Stein MB, Schork NJ, Gelernter J：A polymorphism of the beta (1)-adrenergic receptor is associated with low extraversion. Biol Psychiatry 56：217-224, 2004
29) Stein MB, Fallin MD, Schork NJ, et al：COMT Polymorphisms and anxiety-related personality traits. Neuropsychopharmacology 30：2092-2102, 2005
30) Smoller JW, Yamaki LH, Fagerness JA, et al：The corticotropin-releasing hormone gene and behavioral inhibition in children at risk for panic disorder. Biol Psychiatry 57：1485-1492, 2005
31) Battaglia M, Ogliari A, Zanoni A, et al：Influence of the serotonin transporter gene and shyness on children's cerebral responses to facial expressions. Arch Gen Psychiatry 62：85-94, 2005
32) Hettema JM, Neale MC, Myers JM, et al：A population-based twin study of the relationship between neuroticism and internalizing disorders. Am J Psychiatry 163：857-864, 2006
33) Phan KI, Fitzgerald DA, Nathan PJ, et al：Association between amygdala hyperactivity to harsh faces and severity of social anxiety in generalized social phobia. Biol Psychiatry 59：424-429, 2006
34) Meyer-Lindenberg A, Hariri AR, Munoz KE, et al：Neural correlates of genetically abnormal social cognition in Williams syndrome. Nat Neurosci 8：991-993, 2005
35) Lanzenberger RR, Mitterhauser M, Spindelegger C, et al：Reduced serotonin-1A receptor binding in social anxiety disorder. Biol Psychiatry 61：1081-1089, 2007
36) Schneier FR, Liebowitz MR, Abi-Dargham A, et al：Low dopamine D (2) receptor binding potential in social phobia. Am J Psychiatry 157：457-459, 2000
37) Caster JB, Inderbitzen HM, Hope D：Relationship between youth and parent perceptions of family environment and social anxiety. J Anxiety Disord 13：237-251, 1999
38) Bruch MA, Heimberg RG, Berger P, et al：Social phobia and perception of early parental and personal characteristics. Anxiety Res 2：57-65, 1989

39) Lieb R, Wittchen HU, Höfler M, et al：Parental psychopathology, parenting styles, and the risk of social phobia in offspring. Arch Gen Psychiatry 57：859-866, 2000
40) Arrindell WA, Kwee MGT, Methorst GJ, et al：Perceived parental rearing styles of agoraphobic and social phobic inpatients. Br J Psychiatry 155：526-535, 1989
41) Bruch MA, Heimberg RG：Differences in perceptions of parental and personal characteristics between generalized and nongeneralized social phobics. J Anxiety Disord 8：155-168, 1994
42) Rubin KH, Mills RSL：The many faces of social isolation in children. J Consult Clin Psychol 56：916-924, 1988
43) Strauss CC, Lahey BB, Frick P, et al：Peer social status of children with social anxiety disorder. J Consult Clin Psychol 56：137-141, 1988
44) Roth DA, Coles ME, Heimberg RG：The relationship between memories for childhood teasing and anxiety and depression in adulthood. J Anxiety Disord 16：149-164, 2002
45) Fedoroff IC, Taylor S：Psychological and pharmacological treatments of social phobia：a meta-analysis. J Clin Psychopharmacol 21：311-324, 2001
46) Hofmann SG, Meuret AE, Smits JA, et al：Augmentation of exposure therapy with D-cycloserine for social anxiety disorder. Arch Gen Psychiatry 63：298-304, 2006
47) Van der Linden G, Stein DJ, van Balkom AJ：The efficacy of the selective serotonin reuptake inhibitors for social anxiety disorder (social phobia)：a meta-analysis of randomized controlled trial. Int Clin Psychopharm 15(Suppl 2)：15-24, 2000
48) 朝倉 聡, 筒井末春, 小山 司：Paroxetine 塩酸塩水和物の社会不安障害に対する臨床評価—プラセボを対照とした二重盲検比較試験. 臨床精神医学 37：833-848, 2008
49) Asakura S, Tajima O, Koyama T：Fluvoxamine treatment of generalized social anxiety disorder in Japan：a randomized double-blind, placebo-controlled study. Int J Neuropsychopharmacol 10：263-274, 2007
50) The Research Unit on Pediatric Psychopharmacolgy Anxiety Study Group：Fluvoxamine for the treatment of anxiety disorders in children and adolescents. N Engl J Med 344：1279-1285, 2001
51) Wagner KD, Berard R, Stein MB, et al：A multicenter, randomized, double-blind, placebo-controlled trial of paroxetine in children and adolescents with social anxiety disorder. Arch Gen Psychiatry 61：1153-1162, 2004
52) van Ameringen M, Mancini C, Wilson C：Buspirone augmentation of selective serotonin reuptake inhibitors(SSRI)in social phobia. J Affect Disord 39：115-121, 1996
53) Pande AC, Davidson RT, Jefferson JW, et al：Treatment of social phobia with gabapentine：a placebo controlled study. J Clin Psychopharmacol 19：341-328, 1999
54) Feltner DE, Liu-Dumaw M, Schweizer E, et al：Efficacy of pregabalin in generalized social anxiety disorder：results of a double-blind, placebo-controlled, fixed-dose study. Int Clin Psychopharm 26：213-220, 2011
55) Barnett SD, Kramer ML, Casat CD, et al：Efficacy of olanzapine in social anxiety disorder：a pilot study. J Psychopharmacol 16：365-368, 2002
56) Vaishnavi S, Alamy S, Zhang W, et al：Quetiapine as monotherapy for social anxiety disorder：a placebo-controlled study. Prog Neuropsychopharmacol Biol Psychiatry 31：1464-1469, 2007
57) Clark DM, Wells AA：A cognitive model of social phobia. Heimberg RG, Liebowitz MR, Hope DA, et al(eds)：Social phobia：diagnosis, assessment and treatment. pp 69-93, Gulford Press, 1995
58) 朝倉 聡, 尾崎紀夫, 笠原 嘉, ほか：SAD 研究会が提唱するわが国における SAD 治療フロー—コンセンサス・ステイトメント. 臨床精神薬理 12：773-779, 2009
59) 笠原敏彦：対人恐怖と社会不安障害—診断と治療の指針. 金剛出版, 2005
60) 朝倉 聡, 井上誠士郎, 佐々木史, ほか：Liebowitz Sosial Anxiety Scale(LSAS)日本語版の信頼性および妥当性の検討. 精神医学 44：1077-1084, 2002
61) Asakura S, Inoue T, Kitagawa N, et al：The Social Anxiety/*Taijin-kyofu* Scale (SATS)：development and psychometric evaluation of a new instrument. Psychopathology 45：67-72, 2012

（朝倉 聡）

第6章 特定の恐怖症

疾患概念・疫学

1｜定義・病型

　恐怖症とは，たいして危険でも脅威でもないはずの対象や状況によって，不釣り合いで打ち勝ち難いほどの強い恐怖に即時的に駆られ，患者はこの不合理性をある程度理解しつつも，曝露による不安反応としてパニック発作をきたしたり，その対象や状況を回避したりする病態である．このなかの特定の恐怖症(specific phobia；SP)は，DSM-Ⅳにおいて，「特定かつ限定的状況または対象の存在，あるいは予期を契機に生じる著明な持続的恐怖」と定義されている．このような恐怖する対象，あるいは刺激は，通常は回避されている場合がほとんどであるが，患者は強い恐怖を感じながら耐え忍んでいることも少なくなく，これにより日常や仕事などの社会生活に著しい支障をきたしている，あるいはQOLの低下などが認められればSPと診断される[1]．したがって，危険と感じる状況がうまく回避され，重篤な社会機能的問題，あるいは心理的苦痛が生じていなければ，この診断基準に該当しているとはいえない．

　SPには，高所恐怖や血液恐怖，運転恐怖など，多彩な内容が含まれるが，DSM-Ⅳ-TR[1]に従えば，臨床特徴，あるいは恐怖する対象によって，①動物型，②自然環境型，③血液・注射・外傷(blood-injury-injection；BII)型，④状況型，⑤その他の型，の5つのタイプに病型分類されている(表6-1)．動物型は，通常小児期に発症

表6-1　DSM-Ⅳの「特定の恐怖症」の病型分類

動物型	動物，または虫がきっかけで恐怖が生じている場合
自然環境型	嵐，高所，水など，自然環境がきっかけで恐怖が生じている場合
血液・注射・外傷型	血液や外傷を見たり，注射やほかの侵襲的な医学的処置を受けたりすることがきっかけで恐怖が生じている場合
状況型	公共の輸送機関，トンネル，橋，エレベータ，飛行，自動車運転，閉ざされた場所などの特定の状況がきっかけで恐怖が生じている場合
その他の型	ほかの刺激がきっかけで恐怖が生じている場合．たとえば窒息，嘔吐，病気にかかるかもしれない状況に対する恐怖，空間恐怖(壁，またはほかの物理的支持物から離れると倒れるのではないかとおそれる)，大きい音，子どもの仮装した人への恐怖など

し，恐怖の対象は，犬やクモ，ヘビ，ゴキブリなどの虫や動物であり，強い嫌悪を伴うことが特徴的である[2]．一方，血液や外傷，あるいは侵襲的な医学的処置によって恐怖が高まる BII 型では，血管運動性失神反応が特徴とされ，患者の約 75% が採血などへの曝露後，短時間は心拍や血圧が上昇し，次いで脈拍が遅くなり血圧低下をきたし，失神したという経験をもつとされる[1]．このタイプでは歯科恐怖も少なくない．高所や雷といった自然環境を恐怖の対象とする自然環境型では，それらに対する回避行動が顕著である．また公共輸送機関や，トンネル，橋，エレベータ，飛行などを対象とする状況型では，あいまいな感覚や自身のコントロールを失うことを過度におそれるといった，パニック障害様の認知の歪みが関連する[2]．その他の型には，身体感覚の変化や違和感に執着するなど身体に関する恐怖が多く含まれ，窒息や嘔吐恐怖，重病にかかることに対しての恐怖（疾病恐怖），あるいは壁などの支えから離れれば，転倒するのではないかといったおそれが，これに該当する．

2 | 疫学

SP は，一般人口中で最も有病率の高い精神疾患の 1 つであり，米国での一般人口中の有病率は 4〜8%，生涯有病率は 7.2〜12.5% と報告されている[1,3,4]．思春期・青年期（13〜18 歳）の 10,123 名を対象とした米国での大規模疫学調査〔The National Comorbidity Survey Replication Adolescent Supplement（NCS-A）〕によれば，SP の生涯有病率は，15.1% とされている[5]．また 2,064 名のドレスデンの女性を対象とした調査では，その生涯有病率は 12.8% であった[6]．一方，韓国においては，ランダムに選択された児童思春期（6〜17 歳）の対象者 2,673 名の SP の 12 か月有病率は 7.9% であったという[7]．わが国での世界精神保健（WMH）日本調査の結果によれば，SP の 12 か月有病率は 2.7% であり，アルコール依存，大うつ病性障害に次いで高率にみられた[8]．

男女比は約 1：2 と女性により高率で，動物型や状況型，自然環境型などでは，女性が 70% 以上を占める[1]．一方，男性では高所恐怖が多い．また BII 型に関しては，男女の有病率はおおむね同率であるが，歯科恐怖の有病率は，男性が 2.7% であるのに対し，女性では 4.6% とされている[9]．タイプ別の出現頻度については，米国では，状況型，自然環境型，BII 型，動物型の順に高率とされている。たとえば，高所恐怖の生涯有病率は 4.7%，閉所恐怖が 2.4%，水恐怖が 3.3%，歯科恐怖が 3〜5%，BII 型が 3.5%，そして動物型全般で 1.1% 程度と報告されている[2]．また前述したドレスデンにおける精神健康調査[6]では，動物型の生涯有病率が 5%，自然環境型が 2.6%（うち高所恐怖が 1.9%），BII 型が 2.4%，状況型が 2.6%，そして身体に関する恐怖が 2.2% であったという．わが国での詳細な解析はみられないが，出現する恐怖のタイプや有病率には，文化的背景や人種差，対象者の年齢などが影響すると考えられる．さらに多くの症例では，同時に複数の病型が存在する[1]．通常，ある病型のなかに何か恐怖となるものがあれば，同じ病型に属する別の恐怖を有する可能性が高い．実際，先の

NCS-A調査によれば，SP患者のなかで4つ以上のタイプを認めた者が29.5%と最も高率で，1つのタイプにとどまった者は17.2%であったとされる．このなかでは，自然環境型が11%と最も高率で，次いで動物型(9.2%)，BII型(9.1%)，状況型(8.1%)の順であった[5]．

SPの発症時期は，病型により異なる．たとえば状況型は，小児期と20歳代半ばといった二峰性のピークを示す[1]．自然環境型や，動物型，BII型などは，小児期に出現することが多い．概して，SPの発症年齢としては10歳代後半が多いが，発症契機と考えられる恐怖体験をしてからSP発症に至るまでの期間は，平均で約9年とされている[4]．しかし心的外傷体験，あるいはパニック発作が先行する場合などでは，年齢にかかわらず急性発症する傾向を認める．

● 病因・病態

1 | 病因に関する諸説

SPの発現には，遺伝学的脆弱性，生来の気質(行動的抑制，あるいは神経質傾向など)，学習体験，情報処理や認知に関連したバイアス(過度の警戒心や危機の過剰評価など)，親の精神病理(過度の不安傾向や不安障害など)，養育環境(過保護，過剰なコントロールなど)といった，さまざまな要因がかかわるとされている．しかしながら，SPの中核的病理は恐怖条件づけであり，その多くは恐怖体験と関連する学習理論によって説明される．Rachman[10]によれば，SPの発現には，3つの主要なプロセスが関与するという．すなわち，①直接的でネガティブな条件づけ，②他人の行動や反応の観察を通じた学習，③言語的な情報伝達，である．

たとえば，犬に襲われるといった外傷体験，人がけがをしたり，恐怖し怯えたりする場面の目撃，エレベータやMRIなど特定の状況下での予期しないパニック発作などが，SP発現の誘因となる．ほかにも，飛行機事故や震災，洪水の報道など，特にショッキングな映像を繰り返し見るなかで，飛行，あるいは水を怖がり避けるようになることがある．さらに他人の行動観察を通じての代理学習(虫を極端に嫌がる親の姿を見て，自分も虫が怖くなる)，あるいは危険を繰り返し喚起するような情報(「擦り傷からばい菌が入ると，足を切断することになってしまう」などと何度も聞くうちに，外傷に対して極端に恐怖するようになる)なども，恐怖の形成にかかわりうる．また嘔吐恐怖の患者は，自らの体験というより，他人が嘔吐する場面の目撃を通じて，嘔吐が対人関係，健康，あるいは感情面に及ぼした悪影響を学習する．その結果，他人の嘔吐への選択的注意，嘔吐とは苦しみや破滅的なものであるといった極端な意味づけと記憶，そして悪心や嘔吐が生じるリスクの回避，などにより恐怖が形成されるという[11]．

しかしすべてのタイプのSPの恐怖獲得過程を，これらのような直接的な体験に基づく学習によって説明できるわけではない[2,12]．同様の恐怖体験を有しても，SPの発

症に至る者はわずかであり，このように反応に個人差が生じる要因としては，認知的プロセスの関与が想定され，またSPのサブタイプによる特異性も指摘されている．たとえば，動物恐怖，特に虫やネズミ，ハトなどに対する恐怖では，強い嫌悪感がしばしば伴い，形状に加え，病気や感染症の蔓延に関する恐怖が強い[2,13]．一方，飛行恐怖などの状況型では，ある状況下において経験された身体感覚に対するパニック障害様の誤った意味づけが，恐怖の発現にかかわることが多い[2]．このような認知的なバイアス，特に陰性的解釈の傾向は，SPの発現や持続にかかわる大きな要因であり[14]，ストレス対処能力や元来の精神病理などとともに，SP発症の予測因子に特定されている[15]．さらに歯科恐怖の場合，男性では，痛みに対する予期や身体感覚への過敏性などが優位であるが，女性では，コントロールの喪失感，より強固な痛み記憶が特徴とされる[16]．このように，恐怖状況下での注意や感情制御，あるいは認知的プロセスには，男女差が存在する可能性がある．

　加えて，多くのSP患者では，発症，あるいは恐怖条件づけのきっかけとなったエピソードを特定できない[17,18]．たとえばPoultonら[19]の前方視的調査では，9歳以前の転落による頭部外傷など関連的な体験の有無と，高所恐怖の発症には明らかな因果関係は認められず，18歳時における高所恐怖の有病率は，5〜9歳に転落による頭部外傷歴を有した者よりも，有さない者のほうがより高率であった．すなわち恐怖の発生機序には，直接的な外傷体験にかかわらず，進化論的，あるいは生来的素因，たとえば進化過程において人類に備わってきた危険な対象や状況を回避するという本能的判断が関与している可能性がある[2,18]．これは，恐怖や不安をもつ人類が生存していくうえで不可欠な，危機察知や回避能力にかかわる適応的機能とも考えられる．実際，これに関連する神経機構は，進化論的にも古いもので，すべての人間には，脆弱性要因が内在しており，これが何らかの後天的なストレス因子に曝されて賦活化，あるいは顕在化して，SP発症に至るという（脆弱性-ストレスモデル）[20]．

　このような脆弱性には，本能的な防衛機制として，生来的に獲得されている多彩な生物学的・心理社会的要因が含まれている．この生得的プログラム仮説，あるいは進化論的成因仮説によれば，SPの基本的病態は，特定の危機に対する「警報システムの誤作動」や過剰反応あり，実際，生命を脅かしてきたもの，たとえば，高所や水，あるいはヘビやクモなどの致死性の猛毒を有する動物などが，この対象となりやすい．しかしながら，人類共通の危険で脅威となりうるさまざまなものや状況のなかで，なぜ特定のものだけがSPの対象となるのか，その選択はいかになされてきたのかなど，不明な点も多い．

　一方，SP，あるいはほかの不安障害において，1つの重要な病態は「恐怖消去（fear extinction）」の機能不全であり，この機能不全は不安障害全般の病理や病態に直接的にかかわり，生物マーカーになりうる可能性が指摘されている[17]．概して，SPをはじめ不安障害患者は，危険と感じ恐怖を引き起こすような状況や対象を回避し，安全を確保しようとする．このような回避行動は，患者が恐怖に直面し，それが非現実的な思い込みであることの修正，あるいは恐怖消去のプロセスを妨げる[17,21]．すなわ

ち，恐怖刺激への直面，そして馴化を目的とする認知行動療法(CBT)，特に曝露は，恐怖消去のプロセスを強化するものであり，これは誤った非機能的な認知の修正にも有効となる．これに関連し，SPを含む不安障害の病態にかかわる恐怖条件づけ，あるいはその消去には，セロトニントランスポーター(5-HTTLPR)遺伝子多型，またはCOMT(カテコール O-メチルトランスフェラーゼ)の多型といった遺伝的要因が関与しており，両者には密接な相互関連が想定され，不安障害の遺伝的脆弱性要因をなす可能性がある[22]．また詳細は後述するが，最近，NMDA受容体のパーシャルアゴニストであるD-サイクロセリンなどを用いた，cognitive enhancer medicationが注目されており，これを曝露の際に用いることで，恐怖条件づけの消去を促し，新たな行動パターンの習得など学習効果を強化することが期待される[23]．

2│遺伝学的，家族性要因

家族内にSPをもつ者がいると，SPの危険率が高くなる[1,24]．このような家族内集積性は，従来の家族研究により明らかにされている〔オッズ比＝4.1(95% CI＝2.7〜6.1)，罹患危険率＝10〜31％〕[25]．特に動物型，BII型，あるいは状況型では，強い家族内集積傾向が指摘されている[1]．同様の傾向は双子研究でも確認されており，遺伝的素因がSPの発症にかかわることが支持されている．たとえば動物恐怖について，二卵性双生児の一致率が11％であったことに比して，一卵性双生児の一致率は25％であった[26]．遺伝率は，SPのタイプによりばらつきを認めるものの，概して高く，動物型では47％，BII型では59％，状況型では46％程度とされている[27]．

しかしながら，不安障害全般の傾向として，遺伝率は30〜40％程度と見積もられており，これは統合失調症や双極性障害に比べ低率で，環境的要因の影響も大きいものと考えられる[25]．この点，親の精神病理，特に高度の不安傾向や不安障害は，子どもの恐怖症の発現や経過，表現型に強く関連する[28,29]．特に，パニック障害(広場恐怖の有無にかかわらず)や不安が高度な恐怖症，あるいはうつ病を親が有すれば，子どもがSPを発症するリスクが高くなる[28-30]．これに加え，たとえば過保護や過干渉などの親の養育態度は，子どもにおける恐怖症や不安障害の発症に影響するとされる[29,31]．

3│病態から脳機能画像を中心に

SP患者を対象としたPETやfunctional MRI(fMRI)など，恐怖関連性刺激状況下での脳機能画像検査では，ほかの恐怖症と同様，扁桃体や海馬，前頭前野領域，島皮質，および前部帯状回などに特徴がみられることが指摘されている[32]．特にEtkinら[33]が行った脳機能画像所見に関するメタ解析によれば，扁桃体および島皮質の過活動状態が共通しており，さらにこれらと前部帯状皮質における活性には負の相関がみられたという[33]．扁桃体を介して条件づけされた恐怖を消去する過程においては，前

部帯状皮質などのシナプス可塑性を介した扁桃体への抑制作用が推定されており，上位皮質の抑制機能不全が，扁桃体など辺縁系の活性亢進の主因と考えられている．

このプロセスをもう少し詳細に述べれば，情報刺激に関する感覚入力には，①視床前部から扁桃体の外側核に入り，そこから扁桃体の中心核に至るもの，②視床から島皮質や内側前頭前野，帯状束を経由したあとに扁桃体外側核に入り，中心核に向かうもの，という2つの経路がかかわっている[34]．前者は，反射的でより速い反応を引き起こすが，思考，判断など高次機能を介さないより低位のものである．一方後者は，前頭前野などのより高次機能がかかわり，分析などを受けたあとの情報のため，速度は遅いが，思考を経ているために，より正確な高位の経路といえる．このなかで，前頭前野領域は，認知的プロセスなどさまざまな高次機能を果たしており，ほかにも情動や自動的反応の制御にかかわっている(図6-1)[32]．すなわち，恐怖刺激に曝露された際に，扁桃体の活性がいったん高じるが，それが「自制できるものである」，あるいは「取るに足らないものである」といった判断は，この領域で行われ，この機能が正常であれば扁桃体の活動性は抑制される．しかしSP患者では，恐怖反応の自動的調整機能に異常が生じ，認知的，さらに情動制御が困難となっている．特に背外側前頭前野(DLPFC)，および腹外側前頭前野(VLPFC)は，それぞれ島皮質，扁桃体活性の調整機能を有し，情動反応の制御にかかわると考えられ，これらの機能異常が，恐怖刺激に対する通常反応との相違を反映することが推定される[32]．実際，不安になりやすい傾向が強い場合，扁桃体や島皮質に過活動状態がみられるという[35]．

また，歯科恐怖について，脳形態的，あるいは写真による嫌悪刺激下での脳機能的

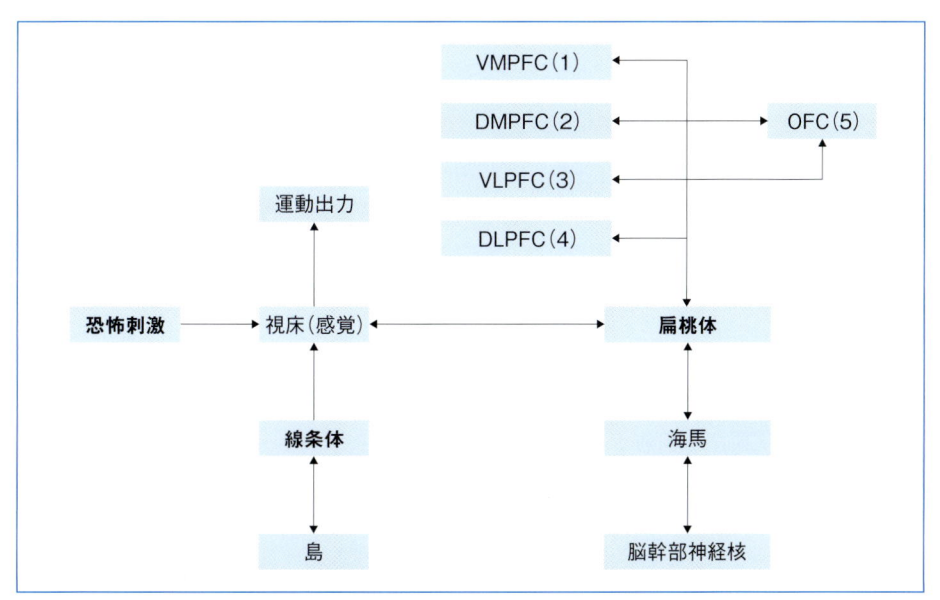

図6-1 恐怖関連情報の脳内処理過程
(1)腹内側前頭前野，(2)背内側前頭前野，(3)腹外側前頭前野，(4)背外側前頭前野，(5)眼窩前頭皮質
(Casale AD, Ferracuti S, Rapinesi C, et al：Functional neuroimaging in specific phobia. Psychiatr Res 202：181-197, 2012 より一部改変)

性差を検証したSchienleら[36]の報告によれば，男性ではDLPFCの活性が亢進しており，不安の程度と負の相関を示したという．また内側前頭前野(mPFC)は，恐怖消去に密接にかかわる[34]．ラットを用いた動物実験では，その背側部の電気刺激により恐怖条件づけの発現が増加し，消去は減少した．一方，腹内側前頭前野(VMPFC)の刺激では，恐怖条件づけの発現は減少し，消去が増加した[17]．特にVMPFCと扁桃体とのconnectivity機能不全は，恐怖消去を困難とし，不安障害全体において発症リスクにかかわる可能性がある[33]．

眼窩前頭皮質(OFC)は，意思決定などの認知的処理に加え，感情関連性の学習機能，たとえば刺激増強に関与する即応的学習反応や，情動の自己制御を担うとされる[32]．すなわち，OFCは恐怖関連性回路において，主に恐怖に対する自動的反応を制御する役割を果たしているものと考えられる．同様に，恐怖消去も自動的な認知的制御プロセスと考えられるが，OFCや，それと連絡する前部帯状回，VMPFCなどは，この中心である扁桃体の制御にかかわっている[32]．

扁桃体は，SP患者が示す恐怖反応において中核的役割を果たしており，薬物療法の主要なターゲットとなる[32]．扁桃体中心核は，得られた情報を脳内の各部分に広める役割を担っており，その情報に対する自律神経系や行動的反応の調整機能を担う[34]．すなわち中心核からの遠心性線維には多くの投射があり，たとえば，青斑核ではノルアドレナリンの放出増大が起こり，血圧や心拍数，そしてさまざまな行動上の恐怖反応が出現する．また視床下部外側核は，交感神経系および自律神経系を活性化し，交感神経系を興奮させる．中脳水道周辺の灰白質領域への投射は，恐怖回避にかかわる防御行動，あるいはすくみ姿勢などの行動的反応の出現に関与する[34]．

このようにSPをはじめ，多くの恐怖症では，概して，脳幹性感覚情報の制御機能不全が生じている．加えて，高位経路による認知的情報処理過程における何らかの欠陥によって，情報や，その解釈や意味づけが正確になされない場合に，不安の生理的徴候が破滅的なものと誤解され，扁桃体中心核の不安ネットワークが活性化されてしまう．皮質性，および脳幹性双方の感覚情報の制御障害，そして相互の協調不全が背景に存在することで，回避行動に加え，しばしばパニック発作が生じてしまう．

しかし，このようなメカニズムでは，SPのタイプによる特異性も想定される[32]．さらに同一のタイプでも，性差により，脳内の構造的，あるいは機能的特徴に差異が存在する可能性がある[36]．

診断・鑑別診断

恐怖症状は一般でも多く観察されるが，これを主訴に精神科を受診する患者は少ない[1]．しかし，曝露時のパニック発作や予期不安，回避などが著しい場合には，日常や社会的機能に重大な支障をきたす．たとえば閉所恐怖から，高層階への移動でエレベータを使えなかったり，飛行恐怖から，長距離移動の際に飛行機を避けたりする．さらには，身体にかかわる重大な問題が発生し，受診のきっかけとなることがある．

閉所恐怖により MRI 検査などが困難な場合や，血液や注射恐怖，歯科恐怖により，必要な医療行為をも避けてしまって重大な支障が生じる場合，あるいは窒息に関する恐怖からかたくなな食事制限や服薬拒否を示し，身体状態に著しい悪影響が及ぶ場合などである．

SP の診断上のポイントとしては，①限定された対象，あるいは状況に対する顕著で持続的恐怖である，②恐怖刺激への曝露により，ほとんど即時的に不安反応が誘発される，③その恐怖の過剰性や不合理性は認識されている，④恐怖刺激はおおむね回避される，あるいは強い恐怖を感じながらも耐え忍ばれている，⑤回避や恐怖，恐怖と直面することへの強い予期不安などから，日常的・社会的生活や職業的機能に著しい支障が生じている，などである[1,37]．さらに 18 歳以下では，半年間以上の症状の持続を確認する必要がある．

1 | 鑑別診断

SP を診断する際には，パニック障害や社交恐怖などほかの不安障害を鑑別すべきであるが，鑑別は恐怖する対象や，状況の内容や広がり（限定的か広範性か），機能障害の内容や程度，それが生じる背景，不安反応の出現様式，非発作時の不安状態などを根拠に行う[1]．たとえば，SP に認めるパニック発作は，恐怖対象や状況への曝露時，または曝露が予測される状況下で起こるというきわめて限定的なものであり，広範な不安を示すことはない．すなわち，SP は広場恐怖を伴うパニック障害とは異なり，パニック発作やそれを誘発する可能性があるさまざまな状況を回避するものではなく，またパニック発作の反復がなくとも，その状況は回避される．しかし恐怖刺激に遭遇する可能性が高まる，または人生や生活上の出来事により直面が必要となる状況（閉所恐怖の人がエレベータの使用を余儀なくされるとき，飛行恐怖の人が飛行機に乗らざるをえない状況など）などでは，全般性の不安が高じてしまう．このように SP では，発作出現の予測は十分に可能であり，予期しない状況下で起こり，発作自体を恐怖するパニック障害とは異なる．しかしなかには，同時診断（併存）が妥当と考えられる場合もある．

疾病恐怖は，時に心気症と紛らわしいが，前者は病気にかかることやそのような状況を恐怖するものであり，後者では「病気の存在」あるいは「病気になる」という確信性が特徴である．動物恐怖（特に虫などへの恐怖），血液恐怖のなかには，嫌悪感，汚染に関するこだわりが，恐怖反応とともにみられることがある[13]．この場合，強迫性障害（OCD）との鑑別が問題となるが，SP では回避行動が行動的反応として選択されるのに対し，OCD では洗浄に関する強迫行為が安全探求行動として選択されることが一般的であり，OCD で回避を伴う場合は，不安や強迫観念の内容に関連している（汚染恐怖の人がごみや公衆便所を避けるなど）．そのほかの障害でも回避行動を認める．心的外傷後ストレス障害（PTSD）患者は，外傷体験に関連するものに対して，摂食障害患者は食物の摂取や太ることに対して回避行動をとるが，それぞれ限定的である．

統合失調症患者や妄想性障害患者の場合，その恐怖や回避行動の不合理性，過剰性の認識に欠ける．

2 │ 心理テスト

SPに特異的な評価尺度や質問紙は少ない．従来の臨床試験においては，Behavioral Approach Test（BAT）がしばしば用いられている[38]．これは，恐怖の対象や不安喚起状況を準備し，実際にどの程度アクセスすることができるか行動評定するものである．BATを行う際には，恐怖の対象にできるだけ近づくよう，しかし不安が大きくなってくればいつでも中止できるという教示がなされる．どの程度接近できるかについては，12〜27のステップで評定され，また主観的な苦痛度も0〜8で評定される．このように客観的かつ可視的である点がBATの長所であり，不安に関する3つの要素，すなわち①回避の程度，②主観的不安の程度，③生理的反応の評価が含まれている．

恐怖症状質問票（Fear Questionnaire）は，広場や血液，社交などの恐怖症状，およびそれらに対する感情や重症度を評価するための尺度である[39]．まず患者自身に最も恐怖する対象を特定させ，そのあとに，それぞれの恐怖に対し，全く回避しない（0）〜常に回避する（8）の9段階で評価する．またそれぞれの恐怖症状に伴う感情，そして全体として日常生活にどの程度の支障が生じているかを9段階で評価するものである．この日本語版は竹内ら[39]が作成している．

● コモビディティ

SP患者を対象としたcomorbidity研究は少ない．しかし従来の報告を概観すれば，ほかの不安障害や気分障害，身体表現性障害，物質関連障害などが高率であるとされる．たとえば，ドレスデンにおける精神健康調査の結果では，SP患者で認められたcomorbidityのなかで，最も生涯有病率が高かったものはほかの不安障害（28.3%）であり，気分障害は13.7%であった[6]．このなかでは，環境型のみがほかの不安障害との関連性が特異的に低いなど，SPの各サブタイプによりcomorbidityのパターンに相違がみられた．さらには，概してより若年で発症したSPは，ほかの精神疾患の発症リスクとなる可能性が指摘されている[6,15]．また児童思春期症例を対象としたKimらの研究では[7]，SPと診断された185例中，注意欠陥・多動性障害（ADHD）と反抗挑戦性障害がそれぞれ13%の患者に認められた．次いでほかの不安障害（6%），チック障害（2.9%），排泄障害（2.5%）の順で多かった．

タイプ別では，動物型はほかの不安障害や反抗挑戦性障害と密接に関連し，BII型ではADHDとの間に，そして自然環境型ではほかの不安障害との間に有意な関係性を認め，やはりサブタイプによってcomorbidityの特徴が異なっていた．同様の傾向は，前述した米国での大規模疫学調査（NCS-A）でもみられ，状況型では分離不安障

害や社交不安障害と，また自然環境型では広場恐怖や PTSD との有意な関連性がみられている[5]．

一方，平均年齢10歳の小児～児童期 SP 患者を対象とした調査では，comorbidityを有した50例中，21例(42%)には何らかの恐怖症があり，さらに全般性不安障害を14例(28%)，社交不安障害を10例(20%)，分離不安障害を4例(8%)にそれぞれ認め，2例(4%)では ADHD を認めたという[40]．しかしこれらのなかで気分障害の併存を有する者はおらず，また段階的な *in vivo* 曝露による治療予後では，comorbidityの影響はみられなかった[40]．また12～17歳を対象に行われたドイツにおける疫学調査では，SP と診断された者には，ほかの不安障害(47.8%)，うつ病(36.1%)，身体表現性障害(33.3%)，物質使用障害(8.3%)などの comorbidity が高率に認められたという[41]．40～65歳の500名を対象に行われたコミュニティ調査研究では，10名が疾病恐怖に該当し，comorbidity として大うつ病を7名に，全般性不安障害を4名に，OCD と心気症をそれぞれ3名ずつに認めたとされている[42]．

一方で，ほかの不安障害や気分障害，またはほかの精神疾患，パニック発作などを，SP 発症の予測因子とする報告もみられる[15,43]．

SP 患者を対象とした comorbidity 研究はいまだ少なく，その傾向も一貫していない．これは，各調査の方法や対象年齢などのバイアスによるものであろう．特に，ここで参照した報告の多くは，一般人口における疫学調査のデータに基づいており，実際に受診に至る SP 患者とは，comorbidity の有病率や内容，重症度に相当の違いがあると推定される．しかしサブタイプによる comorbidity パターンの相違は，社会文化的背景にかかわらず明白で，この分類の妥当性や臨床的有用性を支持するものと考える．

また SP は，さまざまな精神疾患の発症予測因子に特定されおり，特に不安障害を中心に comorbidity も多彩である[6,15]．SP 患者が受診に至る場合には，SP 自体というより，併存するパニック障害やうつ病を理由とすることが多い．そのため，このような患者の背景にある SP を見落とさないことも，適切な治療を選択し，実行するうえで必要であろう．

治療

1 | 治療方針の概要

SP 患者の多くは，恐怖の対象を回避して，あるいは何とかそれに耐え忍んで，日常や社会生活に順応しており，これのみを主訴に受診する患者は少ない．それゆえ精神科を受診する際には，恐怖に対する高度の回避行動に加え，パニック発作や予期不安，もしくは併存する抑うつ症状などにより，すでに日常や社会的機能に重大な支障をきたしていることが多い．このような状態に至る背景には，恐怖対象に対する非現実的な過剰評価，そして誤った思い込みなどの認知的バイアスが介在し，回避を続け

る限り，これの適切な修正，あるいは正常な恐怖消去のプロセスは図れず，その恐怖は持続的に増大する[17]．この点からも，SP治療の中心は恐怖の対象，あるいは状況への曝露であり，それを個々に対し適切かつ有効に行うためのCBTの技法がいくつか存在する[2,17,21,24,44]．

治療を行う際には，精神状態および身体状態の多角的な把握が不可欠である．良好な医師と患者の関係の確立やその維持の重要性はいうまでもないが，心理教育を通じて病気に関する理解を深め，治療目標を具体的に明確化し共有することも大切であり，そのためには柔軟な対応と継続的な支援が必要となる[4]．特にSP患者は，周囲から「性格的な弱さ」をもっているなどとみなされ，十分な理解や協力が得られていない場合も多い．そのため，これを医学的な病態として保証することは，患者に安心感を与え，良好な治療関係構築の礎となる[37]．曝露を中心としたCBTを進めていくうえで，著しい抑うつや不安が明らかにそれに影響を及ぼし，そのためにアドヒアランスや効果が不十分と判断された患者においては，まずは薬物療法を先行させる．そして，それらの改善を確認し，患者に十分な治療意志や動機づけを図ったあとに，CBTへの導入を検討する．

2｜心理教育

治療への導入としての心理教育では，SPが性格的なものなどでなく，治療対象となる疾患であることをまずは患者や家族に十分に伝える[4,37,45]．そして疾患や病態メカニズム，これが生命に危険を及ぼすものではないなど不安反応の安全性，対処法について説明する．特に薬物を用いる場合には，その必要性や効果，副作用などを説明して理解を促し，治療的動機づけを強化する[37]．CBTに導入する際には，その具体的内容や効果などをあらかじめ説明して，目標やプロセスを共有することが重要である．なかでも曝露法は，恐怖刺激への直面により治療を進めるものであるため，患者には相当の心理的負荷がかかる．したがって曝露法を継続し，その効果を発揮させるには，患者自身のモチベーションの高さとその維持が不可欠である[4,21,44]．治療者はそのような苦痛や忍耐に十分な共感を示し，恐怖にもかかわらず直面しようとする患者の意志を評価する．そして恐怖症による回避行動は，習得・強化された誤った行動パターンであり，学習により修正できることを繰り返し説明する[4,24]．さらには，治療者がこれは構造化された安全な治療法であることや，治療者と患者の共同作業であるが主役は患者であること，特に治療効果を高めるうえで，患者自身による継続的，積極的な実践が重要となることを強調し，患者のモチベーションを高めていく．CBTのなかでは，曝露によって不安の増大が生じる可能性についてもあらかじめ伝え，不安は必ず下がるもので，それに耐え，慣れることが，治療の主な目標であることを説明し，アドヒアランスの維持に努める[4,24]．

3 | CBTを中心とした心理・社会的治療

　SPの発現や持続には，認知的要因，すなわち注意の亢進や偏り，危険性の誤った解釈，脅威の頻度や重大性に関する過剰評価などの非適応的認知が関与しており，回避の必然性が強化され，脱感作が阻害されている[14,17]．またSP患者はおおむね，恐怖条件づけにより獲得された学習性の反応(恐怖条件反応)を示す[37]．そのため治療では，系統的脱感作や，*in vivo* 曝露(現実曝露)，内部感覚曝露，仮想現実(バーチャル・リアリティ)曝露など，曝露を含むCBTが主体となる．このなかでは，恐怖刺激に自発的，段階的に直面しながら脱感作を進め，成功体験を繰り返すなかで安心感を再学習し，適応的行動や問題解決能力を獲得することを目標とする．これらの治療効果には，治療的動機づけの程度が影響しうるため，あらかじめこれを評価しておく．

　SP患者の多くは，曝露の対象とすべき恐怖の対象を複数有することが一般的であり[1,5]，患者が最も困っていて，克服したい意識が強いものを，取り組みやすい形で課題とすれば，モチベーションは維持されやすい．さらに曝露法の導入時には，患者個々の症状特性を，刺激，反応，結果といった観点から理解するために，行動分析を行う[4,21]．すなわち，どのような恐怖状況下でどのような反応が生じ，患者はどのように認識し，どのように振る舞い，その結果何が起こり，いかなる障害をきたしているのか，などを具体的に把握していく．

　CBTの効果には，曝露の時間や対象，方法(イメージか観察か実際か)などが影響し，実際の恐怖刺激により長時間〔少なくとも自然と不安が下がること(habituation：馴化)を体験するまで〕持続的に曝露されることが望ましい．さらには，患者自身に行動評価や，自覚される恐怖や不安感などを点数化して記録させる(セルフモニタリング)．また，それに非適応的認知の修正や行動観察，リラクセーショントレーニング(筋弛緩法など)などの不安対処技法を組み合わせ，さらに治療者が行動の模範を示し，患者にそれを観察させ修正を図るモデリングなどを加えて指導し，その継続を支持していく[21]．だが，いったんできるようになった曝露が，1〜2か月でできなくなることも少なくない．そのため数か月に1回は，カウンセリングを通じて曝露の継続を支援する[21]．当初は治療者主導であった治療を，患者自身が課題を考え，問題を分析，理解して解決方法を模索するといった自己制御の形へと徐々に移行させていくことが重要である．

　この標準的な手順を表6-2に紹介する．

　以下に，それぞれの内容や治療効果について，従来の知見をまとめて紹介するが，それぞれの具体的手法は，これに関する総説[21,24,44]，あるいは本書の第1部5章「認知行動療法の実際」を参照されたい．

(1)系統的脱感作
　この方法による恐怖刺激への曝露は，通常は想像(イマジネーション)を介して行

表 6-2　曝露法の標準的な手順

第1段階(導入)	SPの疾患モデルを説明する．恐怖症の遷延は，恐怖刺激を避け続けること(回避)が原因であり，恐怖を消去するには，この刺激に曝露する必要があること，また曝露法は，治療者と患者の共同作業であり，患者の同意がなく，勝手な曝露はなされないことなどを説明し，モチベーションを確認する
第2段階(実践)	曝露を開始することを伝え，対象への恐怖感が消えるか，半減する程度まで曝露を続ける．1回のセッションは平均で2～3時間程度である
第3段階(維持)	自宅で行う宿題を与え，同様の訓練(曝露)を指示し，実行させる

(Hamm AO：Specific phobias. Psychiatr Clin N Am 32：577-591, 2009 より一部改変)

い，曝露時には不安や恐怖に対する拮抗反応として，リラクセーション技法を組み合わせる[44]．このなかの筋弛緩法では，全身の「力の抜き方」の習得を目指す[46]．ポイントとしては，まずはしっかりと力を入れ，その状態からフッと力を抜くことである．深いリラクセーションが得られるまで筋肉を弛緩させられるようあらかじめ練習しておき，曝露時にこれを用いて不安制御を実践する[46]．この進行は，不安刺激価のヒエラルキーに従うことが一般的である．不安階層表の作成では，まず恐怖刺激をリストアップし，その主観的な恐怖度をSUD(subjective unit of disturbance：自覚的障害単位)を用い，最も怖く感じる場面を100として数値化，序列化してヒエラルキーを作成する．通常はSUDの低い項目から段階的に課題を設定するが(段階的曝露)，高い項目から進める場合もある(フラッディング)．Daveyら[2]の解説を参照し，飛行恐怖の具体的治療手順を表6-3に示す．

　想像的曝露は，*in vivo* 曝露に比し，治療効果はおおむね低いとされるが，実際の曝露が困難な対象，たとえば放射線恐怖などでは，これが適用される．

　系統的脱感作に関する従来のコントロール研究の多くが1980年代までになされたもので，対象は動物恐怖や，高所恐怖，飛行恐怖などである．これらの結果を総括すれば，この方法は不安制御には有効であるが，回避に対する効果に関する見解は一貫していない[44]．一方，いくつかの長期的な予後研究のなかでは，その有効性の持続について検証されている．たとえば，1970年代に行われた飛行恐怖に関する複数の予後研究では，系統的脱感作による治療を受けた患者の約60～70%は，8～42か月後の間，飛行機への搭乗が可能であり，不安も軽度，あるいは感じない状態を維持していたという[47,48]．

(2) *in vivo* 曝露(現実曝露)

　この方法では，患者を恐怖する対象に実際に曝露させる．たとえば，ヘビ恐怖の患者には生きたヘビを直接触らせ，高所恐怖の患者には屋根や高層ビルなど高い場所を体験させる．恐怖の対象が生活場面にあり，自主的な曝露が可能であれば，通常は段階的な曝露を行い，不安刺激価の低いものから始めて，強いものへと脱感作を進めていく．たとえば閉所恐怖の場合，最初は比較的簡単で身近な状況(自宅の物置や職場のエレベータなど)から始め，次いで電車やバス(各駅停車から急行まで)，地下鉄などと進めていき，適宜抗不安薬を使用したり，あるいは安全性などの保証を与えたり

表 6-3　飛行恐怖の不安ヒエラルキー作成例

飛行恐怖の不安ヒエラルキーは，飛行機を使うさまざまな状況，場面から構成される．多くは自らの実体験に基づくが，実際に経験がない事態に対し，その実現を恐怖する場合がある（例：緊急事態が発生し，飛行機が旋回する，あるいは飛行場に引き返す）．不安ヒエラルキーを作成する際には，不安になる程度が段階的となるようにさまざまな状況を含めるほうが，また鮮明に想像できるように具体的なものであるほうがよい．たとえば「チケットカウンターで列の中に立っている」という状況を想定するよりは，「チケットカウンターの前はたいへんな人ごみである．自分は列に並んでいるが手持無沙汰で，ただ荷物をチェックインするのを待っている」とすればより現実的で，ありありとした場面となる．このように，実際に想像しやすい状況ほど，有効なものとなる

具体的手順
- 16〜17個ほどの状況を挙げる
- 10〜15個ほどに絞り，最終的な不安ヒエラルキーの項目とする
- それぞれを別のカードに記載し分類する
- それぞれの項目の不安のレベルを，0〜100スケールを用いて点数化する
- 序列化のために，この点数をそれぞれのカードの裏に記載する
- これを5段階に分類する
  - 1〜19　　：低度の不安
  - 20〜39　：低〜中等度の不安
  - 40〜59　：中等度の不安
  - 60〜79　：中等〜高度の不安
  - 80〜100：高度の不安
- それぞれの段階から少なくとも2つのカードを選択する．もしこれができなければ，不安の点数を再評価するか，新たな項目を加える
- これらを1つにまとめて，不安の程度により序列化する
- その序列が正確か，シャッフルし並べ直して確認し，必要があれば変更を加える
- 課題を不安刺激価の低いものから，順次実行する

飛行恐怖の不安ヒエラルキーの例
荷物を詰める，（航空券の）予約をする，飛行場まで車で向かう，搭乗を待つ，飛行機に搭乗する，飛行機が滑走し始める，飛行機内を移動する，着陸を待つ，飛行機が降下する，着陸する

し，徐々に曝露時間を延ばしながら，直面と学習を段階的に繰り返す．このような練習は，1回あたりの曝露時間が長いほど効果は高く，曝露時間は通常は1時間以上で，有効例では2〜4時間が多い[24]．

1990年代には，段階的な *in vivo* 曝露にモデリングを加えた1回（急激）療法〔one-session（rapid）treatment〕[49]が提案され，通常の曝露療法と同程度の効果が確認されている．これは2〜3時間程度の治療であり，患者とともに恐怖の階層順に曝露を繰り返すものである．たとえば，クモ恐怖の治療例では[50]，①治療者がクモに触ってそれを容器の中に入れ，はじめはカードで遮蔽し見本を示したあと，その容器を患者に持ち上げるよう指示する，②徐々に容器の中のクモがみえるようにする，③もしクモを触れば，どのような事態が生じるかについて患者と話し合い，実際，治療者がクモに触わることを10回ほど繰り返して，クモがどのような行動をとるのか（普通は逃げ出す）を観察させる，④筋弛緩など身体的反応のコントロールを練習したのち，患者にクモを触らせてみる，⑤治療者はクモを自らの手に乗せて，両手を行き来させる．

そして患者の人差し指を治療者の手につけさせ，クモが渡れるようにして，これをクモが患者のすべての指を這うようになるまで繰り返す．⑥患者にクモを手から手へと渡らせるよう試みさせ，できればより大きなクモを用いていく．このような練習を通じて，患者にクモの行動は予知できるということ，あるいはコントロールは可能であるという感覚を習得させる．さらに，クモに関する破滅的認知を修正し，不安が生じない，あるいは生じても不安の軽い状態でクモを扱えるようになれば，セッションを終了する．この治療は直接的で急激な曝露を行うため，適用は患者のモチベーションや恐怖反応の程度により判断される．

　従来のコントロール研究では，さまざまなタイプのSP患者に対する in vivo 曝露の有効性が，一貫して支持されている[24,44]．なかでも，動物恐怖や，水恐怖，高所恐怖，運転恐怖，飛行恐怖，閉所恐怖などのSP患者では，対照患者に比し，BATで評価した主観的不安や回避行動に有意な改善が示された[44]．in vivo 曝露と系統的脱感作との治療効果の比較でも，前者のほうが，反応性はおおむね有意に高度であった[44]．

　一方，この長期予後(6～14か月)に関しては，当初の治療効果が維持される，あるいは時間経過のなかでさらに改善していく傾向が，動物恐怖や，高所恐怖，閉所恐怖などで示されている[44]．飛行恐怖についても，おおむね主観的不安の軽減，効果の持続などが確認されているが，その実施に要する時間的，あるいは経済的負担が問題となる．

(3) 内部感覚曝露

　この技法は，恐怖の対象や状況への曝露というよりは，患者に恐怖する身体的な内部感覚(息苦しさやめまいなど)自体を再現させ，治療者の管理下でそれへの曝露を試みる方法である[51]．これは過呼吸発作や動悸などを伴うパニック障害で用いる技法であるが，SP患者では，特に閉所恐怖に対して適用される．たとえば，閉所恐怖患者を対象としたBoothら[52]の治療比較研究では，in vivo 曝露はクローゼットを用いて行われている．はじめはドアを開けライトをつけた状態から始め，ドアを閉めライトも消した状態まで段階的に進めていく．一方，内部感覚曝露では，不安が高まった際の身体感覚を誘発するような状態や動きを通じて曝露が行われる．これには，呼吸がしづらい状態(両側の鼻腔を閉じストローで呼吸する)，過呼吸状態，くるくると回転したあとに走ることなどが含まれており，これらは患者自身が，クローゼットの中と類似した感覚を引き出すものとして特定した課題とされ，順次ヒエラルキーに従って実行される．

(4) 仮想現実(virtual reality；VR)曝露

　コンピュータグラフィクスや画像，写真，映像などの人工的手段を用いて作り出した仮想現実(VR)のなかで，恐怖刺激に関連した景色や音，振動などを再現し，患者をその恐怖刺激に曝露させるものである[44]．通常は，頭部搭載型ディスプレイが装着

され，そこから出力されるコンピュータグラフィクスにより恐怖刺激が提示される．飛行恐怖に対する in vivo 曝露では，コストや時間の問題から，その実施や評価が困難なことも少なくない．しかしこれを用いれば，治療室でバーチャルフライトが可能となり，これは in vivo 曝露と同程度に有効であることが確認されている[53]．また系統的脱感作との比較では，主観的不安の改善度は同等であったが，その後の飛行回数は有意に増加した[54]．また VR 曝露には，飛行恐怖に対する認知療法の有効性を増強する作用も認められている．高所恐怖，飛行恐怖に対する VR 曝露の有効性については，より長期的なフォローアップ研究(6か月〜3年)のなかでも，その効果が継続的であることが示されている[11]．

(5)筋肉緊張法(applied muscle tension；AMT)

恐怖の対象や状況に曝露したときに，手足の大きな筋肉や下腹部を緊張させるもので，特に曝露時の急激な血圧や心拍数の上昇や，その後の急激な低下といった血管迷走神経反射を伴う BII 型が主な対象となる[55]．AMT は通常，in vivo 曝露と組み合わせて用いられる．患者はまずはじめに，血圧が低下する予兆，あるいは早期徴候を認識できるよう学習する．そして筋肉を緊張させることで，低下した血圧を自ら上昇させられることを体験・練習しながら，曝露時の血圧低下や失神を防止する．血液恐怖の治療において，AMT の適用を試みたコントロール研究では，これが in vivo 曝露に比し有意に有効であったことが報告されている[56]．しかし長期的予後調査においては，その有効性に関する見解は一貫していない[44,56]．

(6)認知療法(cognitive therapy)

認知療法は，たとえば，その状況や対象の脅威や危険性に関する不合理で強固に誤った信念の直接的な修正，すなわち認知の再構築(cognitive restructuring)を目指し，最終的に不安や回避行動の軽減を図っていくものである[14,24,44]．たとえば，飛行恐怖の患者に，実際的なデータを示して，飛行機事故の可能性を再評価させることで，その恐怖の修正を図る．SP に対する認知療法は，これを単独で行うのみならず，ほかの CBT の有効性やアドヒアランスを強化するために in vivo 曝露や VR 曝露などで付加的に用いられることも多い．

この治療効果については，さまざまな SP 患者を対象に実施された比較試験のなかで検証されている．最も有効性が確認されているものは，閉所恐怖であり，これが in vivo 曝露と同程度に有効であることが示されている．また，これにより主観的な不安や身体的反応，そして否定的認知の修正が図られたという[24,52]．特に閉所恐怖患者における恐怖の軽減には，「とらわれる」「窒息する」「コントロールを喪失する」などの恐怖に関する非機能的思考を修正し，除去することが必要とされる．そのほかにも，認知療法は飛行恐怖や歯科恐怖などにも有効とされ，その効果はより長期的(6〜14か月)な予後研究においても確認されている[44]．しかし飛行恐怖や歯科恐怖では，回避行動の改善に関し，治療群とコントロール群との間に有意差を認めなかった

という指摘もある．

(7) その他の精神療法

　SPに対するその他の精神療法としては，支持的精神療法や催眠療法などが検討されている．支持的精神療法の重要性はいうまでもないが，催眠療法に関しては，SPに対する短期的・長期的な有効性は立証されていない[44]．

(8) 薬物療法

　SPに対する薬物療法については，十分な有効性が立証されていないため，現在は第1選択的治療となっていない．しかし併存する抑うつやうつ病エピソード，パニック発作に，選択的セロトニン再取込み阻害薬（SSRI）やベンゾジアゼピン（BZD）系抗不安薬が奏効したという報告は散見される[4,37,45,57]．特にBZDは即効性であることから，恐怖刺激への直面が予期される場合や，恐怖が非常に強く曝露が躊躇される場合などでは，不安を下げ曝露しやすくなるという支持的効果が期待できる．その一方で，BZDには眠気や，倦怠感，運動失調，記憶障害，常用量依存，アルコールとの相互作用などの副作用があり，長期使用に関しては否定的な見解が多い[4,37,44]．特に常用量依存は，通常の用量であっても，急激に中断すると反跳性不安や離脱症状が出現するもので，注意を要する．

　たとえば，飛行恐怖に対してアルプラゾラムを用いた群では，プラセボ群に比し，主観的な不安の軽減が認められた[58]．しかしながらこの群では，1週間後薬物を使用せず再度飛行を試みた際には，プラセボ群に比して，有意に強い主観的不安やパニック発作，緊張などの身体的反応を認めたという．したがって，BZDはSPに対し即効的ではあるが，これを中断した際には，かえって不安が増悪するなどの弊害も大きく，効果の持続は期待できない．そのため，ついつい使用回数が増えていき，規定量以上を乱用している場合も少なくない．これを継続的に投薬する際には，診察ごとに使用状況の確認が必要である[37]．

　一方，NMDA受容体のパーシャルアゴニストであるD-サイクロセリンは，恐怖条件づけの消去に有効であるため，本薬には，曝露時の学習や記憶への作用を通じた新たな行動パターンの習得など，学習効果を強化することが期待される[23,59]．これをCBTに先行投与した臨床試験がいくつか試行されている．たとえば，D-サイクロセリンの臨床応用が初めて行われた，飛行恐怖に対するプラセボ対照試験では，50〜500 mg/回のD-サイクロセリンを曝露の2〜4時間前に服用することにより，VR曝露時の不安が軽減し，その有効性が強化され，それが3か月後も維持されていたという[60]．また，D-サイクロセリンをヘビ恐怖に対する曝露療法〔1回（急激）療法〕と併用し，1週間後にその効果にかかわる脳内機序を確認したNaveら[61]の報告によれば，D-サイクロセリンを用いた群とプラセボ群では，治療への反応性は同等であったが，D-サイクロセリンを投与すれば，不安ヒエラルキーの不安刺激価が最も高い課題により早く到達できたという．また治療1週間後，ヘビ刺激による賦活課題

下でのfMRI所見を両群間で比較したところ，DLPFC活性には群間差を認めなかった．一方，OFC，あるいは前部帯状回の亢進など，mPFC腹側部の活動性に有意な相違が観察されている．すなわち，1週間ではあるが，D-サイクロセリンの投与により，前頭前野を中心に持続性の変化が生ずる可能性がこの研究では示唆された．

現在のところ，より長期的な効果についての検証は十分ではなく，効果に関して否定的な報告もみられる[62]．しかしこの有効性には，投与量や投与方法（服薬のタイミングなど）などが強く影響し，従来の臨床治験の評価においてもこの点を考慮すべきである[23,61]．たとえば，服薬から曝露までの時間が長すぎれば，学習プロセスの過程と薬効のピークがずれてしまうことから，効果を最大化するうえでは，可能な限りトレーニングの開始時に服用することが望ましい．また服用量が多すぎれば，NMDA受容体に対する拮抗作用が発現するため，より少ない量が有効とされている[23]．現時点では，この臨床応用にはさらなる知見を要するが，少なくともD-サイクロセリンが，恐怖消去のプロセスにかかわるmPFC腹側部などへの直接的作用を介してその活性を変化させ，より急激な恐怖消去やほかの学習プロセスを促進しうることは間違いない．特に曝露の実践を補助し，より効果を増強するという意味で，従来の抗不安薬などにはないメリットや特性があり[23]，今後さらなる臨床応用が期待されるところである．

4｜経過・予後

SPは，小児期，あるいは青年期早期に出現することが多い．成人期（32歳時）にSPを認めるケースでも，より詳細な病歴聴取を行えば，児童期における恐怖症状の既往歴が高率に認められる[63]．実際，従来の研究において，成人SP患者の多くは，子ども時代に同様の症状を経験しているとされている[3,6,64]．小児期に発症するSPでは自然寛解も少なくなく[64,65]，たとえばMilneら[66]の報告では，3年間で89％が寛解に至っていたという．しかしながら，なかには診断閾値の上下を変動しながら経過する者もいるなど，予後の個人差は大きく，症状や回避に伴う機能的問題が遷延し，何とか生活や社会に順応しながら経過している場合も少なくない．また，恐怖症状が成人期まで持続すれば，慢性化しやすい．

たとえば，SP患者の自然経過を5年間観察したAgrasらの報告では，20歳未満の10例と20歳以上の20例の比較が行われている．それによれば，それぞれの寛解率は，成人例では43％，若年群では100％であったという[67]．このように成人の場合もSPの自然寛解はみられるが，児童・思春期などの若年と比較すれば，その割合はきわめて小さい．同様にTrumpfら[15]は，ドイツ人女性（18～25歳）2,068名を対象としたコミュニティ調査を施行し，そのなかでSPの診断基準を満たした137名の17か月後の自然経過の結果を検討した．そのなかで，少なくとも1つの恐怖症状を認めながらも，SPの診断閾値下であれば部分寛解，すべての診断項目に該当しない場合を寛解とした．その結果，部分寛解，寛解の割合は，それぞれ41.6％，19％であり，寛

解に至る割合は，BⅡ型（25.8%）と状況型（21.7%）では高率であったものの，全体的には低かった．一方，SPの診断基準を満たす状態が継続していた者の割合は39.4%であったが，そのなかでは，動物型と状況型が多かった．また寛解には，SP自体の重症度より，精神的健康度や生活の満足感が高度であることのほうが，有意に関連していたという．不安障害全般でも，寛解にかかわる臨床要因として，若年であることが挙げられているが，このほかには，comorbidityがないことやネガティブなライフイベントの少なさなどがある[64]．

前述したように，SP自体を理由に医療機関を受診する者の割合はきわめて小さい．実際に受診に至る者の割合は12～30%程度とされている[1]．すなわち，SP患者が受診する際には，回避による著しい社会的，日常的機能上の障害，QOLの低下，パニック発作の出現，もしくは抑うつ状態を伴っていることが一般的であり，実際，SPはさまざまな精神疾患の発症予測因子に特定されている[6,15]．特に児童期において，うつ病を併存する者の割合がほかの不安障害に比して低いことが[63]，発症早期に受診行動に至る者の割合を低くしている理由の1つとして考えられる．

治療の展望と課題

SPは，最も高率に出現する精神疾患の1つであるが，SP患者の多くは，恐怖の対象を回避，あるいは何とか耐え忍んで，日常や社会生活に順応しているため，これのみを主訴に受診する患者は少ない．そのため，SP自体による生活への支障や患者の苦痛は，ほかの不安障害に比べ低いものとみなされる傾向にあるが，従来の報告をみる限り，程度に大差はない[6]．特に，成人期のSP患者の多くは児童・思春期の時点で恐怖症状を経験していることや[63]，これが慢性化・重症化しやすいこと，ほかの不安障害やうつ病などさまざまな精神疾患のリスクファクターとなりうるということなどの報告は[6,15]，SPの自然寛解の可能性を考慮しても，SPの早期発見・早期介入の重要性を支持している[3,63]．すなわち，今後は予防や啓発活動，ソーシャル・リポートを含め，心理社会的側面の重要性も増していくであろう．

一方，現在のSPに対する治療では，CBTが主であり，SPの多くのタイプで特にin vivo曝露の有効性が立証されている．しかしながら，最も怖いものに直面するというこの治療の有効性には，患者のモチベーションやアドヒアランスがかかわっているため，それらに対する治療的介入や十分なサポートが必要である[21]．特に受診率の低さに加え，受診してもその後に治療を拒否，あるいは中断に至る割合が高い[44]．中断に関しては，CBTの曝露時の不安に耐えられるかどうかが重要な要因となる．この場合，認知療法などに加え，薬物によるサポートが時に有効であるが，その限界や，依存，耐性などの問題に十分な注意が必要である．最近ではD-サイクロセリンなど，曝露療法の認知的変容を促し増強するcognitive enhancerの臨床応用が進められており，さらなるエビデンスの集積も期待されるところである．

最後に，欧米で推奨されている十分に時間をかける曝露療法は，わが国の保険制度

の枠内ではその施行が難しい．その点も，今後検討すべき課題となろう．

付記

本項には，平成22〜24年度科学研究費補助金（No. 22591294）を一部用いた．

●文献

1) American Psychiatric Association：Diagnostic and Statistical Manual of Mental Disorders Fourth Edition Text Revision. American Psychiatric Association, 2000〔髙橋三郎，大野 裕，染矢俊幸（訳）：DSM-Ⅳ-TR 精神疾患の診断・統計マニュアル．医学書院，2002〕
2) Davey GCL：Psychopathology and treatment of specific phobias. Psychiatry 6：247-253, 2007
3) Kesseler RC, Berglund P, Demler O, et al：Lifetime prevalence and age-of-onset distribution of DSM-Ⅳ disorders in the National Comorbidity Survey Replication. Arch Gen Psychiatry 62：593-602, 2005
4) 桑原秀樹，塩入俊樹：特定の恐怖症．精神科治療学編集委員会（編）：神経症性障害の治療ガイドライン．pp 47-55, 清和書店, 2011
5) Burstein M, Georgiades K, He JP, et al：Specific phobia among U.S. adolescents：phenomenology and typology. Depress Anxiety 29：1072-1082, 2012
6) Becker ES, Rinck M, Turke V, et al：Epidemiology of specific phobia subtypes：findings from the Dresden Mental Health Survey. Eur Psychiatry 22：69-74, 2007
7) Kim SJ, Kim BN, Cho SH, et al：The prevalence of specific phobia and associated co-morbid features in children and adolescents. J Anxiety Disord 24：629-634, 2010
8) Kawakami N, Takeshima T, Ono Y, et al：Twelve-month prevalence, severity, and treatment of common mental disorders in communities in Japan：preliminary finding from the World Mental Health Japan Survey 2002-2003. Psychiatry Clin Neurosci 59：441-452, 2005
9) Oosterink FM, de Jongh A, Hoogstraten J：Prevalence of dental fear and phobia relative to other fear and phobia subtypes. Eur J Oral Sci 117：135-143, 2009
10) Rachman S：Conditioning theory of fear acquisition：a critical examination. Behav Res Ther 15：375-387, 1977
11) Veale D, Murphy P, Ellison N, et al：Autobiographical memories of vomiting in people with a specific phobia of vomiting（emetophobia）．J Behav Ther Exp Psychiatry 44：14-20, 2013
12) King NJ, Eleonora G, Ollendick TH：Etiology of childhood phobia：current status of Rachman' three pathways theory. Behav Res Ther 36：297-309, 1998
13) Bianchi KN, Carter MM：An experimental analysis of disgust sensitivity and fear of contagion in spider and blood injection injury phobia. J Anxiety Disord 26：753-761, 2012
14) Thorpe SJ, Salkovskis PM：Phobic beliefs：do cognitive factors play a role in specific phobias? Behav Res Ther 33：805-816, 1995
15) Trumpf J, Margraf J, Vriends N, et al：Predictors of specific phobia in young women：a prospective community study. J Anxiety Disord 24：87-93, 2010
16) Sartory G, Heinen R, Punch I, et al：Predictors of behavioral avoidance in dental phobia：the role of sex, dysfunctional cognitions and the need for control. Anxiety Stress Coping 19：279-291, 2006
17) Graham BM, Milad M：The study of fear extinction：implications for anxiety disorders. Am J Psychiatry 168：1255-1265, 2011
18) Poulton R, Menzies RG：Non-associative fear acquisition：a review of the evidence from retrospective and longitudinal research. Behav Res Ther 40：127-149, 2002
19) Poulton R, Davis S, Menzies RG, et al：Evidence for a non-associative model of acquisition of a fear of heights. Behav Res Ther 36：537-544, 1998
20) Ingram RE, Luxton DD：Vulnerability-stress models. Hankin BL, Abela JRZ（eds）：Development of psychopathology：a vulnerability-stress perspective. pp 32-46, Sage, 2005
21) 原井宏明：不安障害の認知行動療法②─恐怖症と強迫性障害．精神科治療学編集委員会（編）：神経症性障害の治療ガイドライン．pp 73-78, 清和書店, 2011
22) Lonsdorf TB, Weike AI, Nikamo P, et al：Genetic gating of human fear learning and extinction-possible implication of genetic-environment interaction in anxiety disorders. Psychol Sci 20：198-

206, 2009
23) Rothbaum BO：Critical parameters for D-cycloserine enhancement of cognitive-behavioral therapy for obsessive-compulsive disorder. Am J Psychiatry 165：293-296, 2008
24) Hamm AO：Specific phobias. Psychiatr Clin N Am 32：577-591, 2009
25) Hettama JM, Neale MC, Kendler KS：A review of meta-analysis of the genetic epidemiology of anxiety disorders. Am J Psychiatry 158：1568-1578, 2001
26) Kendler KS, Neale MC, Kessler K, et al：The genetic epidemiology of phobias in women. Arch Gen Psychiatry 49：273-281, 1992
27) Kendler KS, Karkowski LM, Prescott CA：Fears and phobias：reliability and heritability. Psychol Med 29：539-553, 1999
28) Bernstein GA, Layne AE, Egan EA, et al：Maternal phobia anxiety and child anxiety. J Anxiety Disord 19：658-672, 2005
29) Ollendick TH, Horsch LM：Fears in clinic-referred children：relations with child anxiety sensitivity, maternal overcontrol and maternal phobic anxiety. Behav Ther 38：402-411, 2007
30) Lieb R, Isensee B, Hofler M, et al：Parental major depression and the risk of depression and other mental disorders in offspring. Ach Gen Psychiatry 59：365-374, 2002
31) Ollendick TH, Lewis KM, Cowart MJ, et al：Prediction of child performance on a parent-child behavioral approach test with animal phobic children. Behav Modif 36：509-524, 2012
32) Casale AD, Ferracuti S, Rapinesi C, et al：Functional neuroimaging in specific phobia. Psychiatr Res 202：181-197, 2012
33) Etkin A, Wager TD：Functional neuroimaging of anxiety：a meta-analysis of emotional processing in PTSD, social anxiety disorder, and specific phobia. Am J Psychiatry 164：1476-1488, 2007
34) 塩入俊樹：不安．神経科学から見た発症のメカニズムと病態．日野原重明，宮岡 等（監修）：脳とこころのプライマリケア1 うつと不安．pp 61-69，シナジー，2010
35) Stein MB, Simmons AN, Feinstein JS, et al：Increased amygdala and insula activation during emotion processing in anxiety-prone subjects. Am J Psychiatry 164：318-327, 2007
36) Schienle A, Scharmüller W, Leutgeb V, et al：Sex differences in the functional and structural neuroanatomy of dental phobia. Brain Struct Funct. 2012
37) 松永寿人：特定の恐怖症．樋口輝彦，市川宏伸，神庭重信，ほか（編）：今日の精神疾患治療指針．pp 169-172, 医学書院，2012
38) Antony MM, Swinson RP：Phobic disorders and panic in adults：a guide to assessment and treatment. American Psychiatric Association, 2000
39) Marks I：Behavioral Psychotherapy：Maudsley Pocket Book of Clinical Manegement. Butterworths & Co Ltd, 1986〔竹内龍雄（訳）：行動精神療法―モーズレイ病院ハンドブック．中央洋書出版部，1988〕
40) Ollendick TH, Ost LG, Rauterakiold L, et al：Comorbidity in youth with specific phobias：impact of comorbidity on treatment outcome and the impact of treatment on comorbid disorders. Behav Res Ther 48：827-831, 2010
41) Essau CA, Conradt J, Petermann F：Frequency, comorbidity and psychosocial impairment of anxiety disorders in German adolescents. J Anxiety Disord 14：263-279, 2000
42) Malis RW, Hartz AJ, Doebbeling CC, et al：Specific phobia of illness in the community. Gen Hos Psychiatry 24：135-139, 2002
43) Goodwin RD, Lieb R, Hofler M, et al：Panic attack as a risk factor for severe psychopathology. Am J Psychiatry 161：2207-2214, 2004
44) Choy Y, Fyer AJ, Lipsitz JD：Treatment of specific phobia in adults. Clin Psychol Rev 27：266-286, 2007
45) 松永寿人：特定の恐怖症：新精神科治療ガイドライン改訂版．精神科治療学 20（増刊号）：163-165, 2005
46) Wolpe J：The practice of behavior therapy（third edition）. Pergamon Press Inc, 1982
47) Denholtz MS, Hall LA, Mann E：Automated treatment for flight phobia：A 3 1/2 year follow-up. Am J Psychiatry 135：1340-1343, 1978
48) Solyom L, Heseline GF, McClure DJ, et al：Behavior therapy versus drug therapy in the treatment of phobic neurosis. Can Psychiat Assoc J 18：25-32, 1973

49) Ost LG, Salkovskis PM, Hellstrom K：One-session therapist directed exposure v. s. self-exposure in the treatment of spider phobia. Behav Ther 22：407-422, 1991
50) Ost LG：Rapid treatment of specific phobias. Davey GCL(ed)：Phobias：a handbook of theory, research and treatment. pp 227-247, Willey, 1997
51) Barlow DH：Anxiety and its disorders. The nature and treatment of anxiety and panic. Guilford Press, 1988
52) Booth R, Rachman S：The reduction of claustrophobia-1. Behav Res Ther 30：207-221, 1992
53) Emmelkamp P, Krijin M, Hulsbosch AM, et al：Virtual reality treatment versus exposure *in vivo*：a comparative evaluation in acrophobia. Behav Res Ther 40：509-516, 2002
54) Wiederhold BK, Jang DP, Gevirtz RG, et al：The treatment of fear of flying：a controlled study of imaginal and virtual reality graded exposure therapy. IEEE Trans on Inf Technol in Biomed 6：218-223, 2002
55) Ost LG, Sterner U：Applied tension. A specific behavioral method for treatment of blood phobia. Behav Res Ther 25：25-29, 1987
56) Ost LG, Sterner U, Fellenius J：Applied tension, applied relaxation and the combination in the treatment of blood phobia. Behav Res Ther 27：109-121, 1989
57) Stein DJ, Matsunaga H：Specific phobia：a disorder of fear conditioning and extinction. CNS Spectr 11：248-252, 2006
58) Wilhelm FH, Roth WT：Acute and delayed effects of alprazolam on flight phobics during exposure. Behav Res Ther 35：831-841, 1997
59) Davis M：Role of NMDA receptors and MAP kinase in the amygdala in extinction of fear：clinical implications of exposure therapy. Eur J Neurosci 16：395-398, 2002
60) Ressler KJ, Rothbaum BO, Tannenbaum L, et al：Cognitive enhancers as adjuncts to psychotherapy：use of D-cycloserine in phobic individuals to facilitate extinction of fear. Arch Gen Psychiatry 61：1136-1144, 2004
61) Nave AM, Tolin DF, Stevens M：D-cycloserine augmentation of exposure therapy in patients with snake phobia：an fMRI study. J Clin Psychiatry 79：1179-1186, 2012
62) Guastella AJ, Dadds MR, Lovibond PF, et al：A randomized controlled trial of effect of D-cycloserine on exposure therapy for spider phobia. J Psychiatr Res 41：466-471, 2007
63) Gregory AM, Caspi A, Moffitt TE, et al：Juvenile mental health histories of adults with anxiety disorders. Am J Psychiatry 164：301-308, 2007
64) Trumpf J, Becker ES, Vriends N, et al：Rates and predictors of remission in young women with specific phobia：a prospective community study. J Anxiety Disord 23：958-964, 2009
65) Last CG, Perrin S, Hersen M, et al：A prospective study of childhood anxiety disorders. J Am Acad Child Adolesc Psychiatry 35：1502-1510, 1996
66) Milne JM, Garrison CZ, Addy CL, et al：Frequency of phobic disorder in a community sample of young adolescents. J Am Acad Child Adolesc Psychiatry 34：1202-1211, 1995
67) Agras WS, Chapin HN, Oliveau DC：The natural history of phobia. Course and prognosis. Arch Gen Psychiatry 26：315-317, 1972

（松永寿人）

第 3 部

臨床上のトピックス

第1章

薬物療法における
アクチベーション・離脱・依存

　不安障害に対する薬物療法は，かつては効果発現が早く耐性を生じにくいとされるベンゾジアゼピン(BZD)系薬が中心であったが，依存や離脱症状といった問題が指摘されるようになり[1]，さらには耐性も生じることが明らかとなったことから，現在では選択的セロトニン再取込み阻害薬(SSRI)をはじめとする抗うつ薬を第1選択薬として投与し，BZDを補助的に用いる方法が一般的である．しかし，SSRIの急な中断時には離脱症状が出現することがあること，また近年アクチベーション症候群(activation syndrome)と呼ばれる副作用が特に若年者において自殺関連行動と関連する可能性が指摘されているため[2]，SSRIの使用にも注意が必要である．本項では，SSRIやBZDを用いる際に注意すべきポイントとして，BZDの依存および離脱症状，SSRIのアクチベーション症候群と離脱症状について概説する．

● BZDの離脱症状と依存

　BZDはそれまで主流であったバルビツール酸系薬と比べ依存や耐性を生じにくく安全とされ[3]，不安障害の治療に長く用いられてきた．しかし，長期投与を急激に中断した場合などに離脱症状[1,4-6]が生じることや，常用量であっても長期間の使用により依存が生じること[7]が報告され，問題視されるようになった．

1 | BZDの離脱症状とリスク要因

　BZDの離脱症状としては，不安，焦燥，反跳性不眠，動悸，発汗，頭痛などの頻度が高く，記憶障害，せん妄，痙攣発作を生じる場合もある(表1-1)[8]．短時間作用型薬では中止後1日以内に，長時間作用型薬では中止後5日程度で離脱症状が生じ，2～4週間以内に消失するとされている[7]．離脱症状を生じるリスク要因としては，高用量や，長期投与[1]，急激な中断[6]，短時間作用型薬の使用[6]が挙げられている．用量と離脱症状との関連については，パニック障害に対するアルプラゾラム維持療法群に対し薬物療法の中止を試みたところ，平均投与量が6.9 mg/日の群は4.8 mg/日の群に比べ離脱症状の出現頻度が高く，有意に薬剤中止の失敗例が多かったとされる[4]．使用期間との関連については，アルプラゾラム2～10 mg/日を8週間服用した109例

表1-1 ベンゾジアゼピン系薬の離脱症状

50%程度に出現する症状	20%程度に出現する症状
不安,焦燥	記憶障害
不眠	知覚異常
悪心	痙攣発作
動悸,発汗	
頭痛	

(Sussman N：Treating axiety while minimizing abuse and dependence. J Clin Psychiatry 54：44-51, 1993 より)

のうち38例に離脱症状が出現した[5]との報告がある.

2 離脱症状のメカニズムと減量方法

BZDは,抑制性神経伝達物質であるGABAの受容体複合体に結合し,GABAの働きを強めることにより抗不安作用を示す[9].BZDが慢性的にGABA受容体複合体に作用し続けると,受容体のダウンレギュレーションが生じ,GABAの感受性が低下する.この状態が維持されることにより,GABAにより抑制されている他部位の神経伝達系の感受性が代償性に亢進した状態になる.この状態で,BZDを突然中止すると,GABAの活動の急激な低下による脱抑制が生じ,ドパミンの神経伝達の活動性が高まり,離脱症状が出現すると考えられている[10,11].離脱症状の予防のためには少量ずつ慎重な減量を行うことが第1であるが,短時間作用型から長時間作用型への置換後に漸減する方法や,5-HT_{1A}受容体作動薬であるタンドスピロンの上乗せ後にBZDを漸減する方法も推奨されている[11].

3 BZDの常用量依存

BZDの高用量での使用やアルコールなどほかの依存性物質との併用により依存が生じうることは知られていた[12]が,常用量であっても長期間の使用により依存が形成され,BZDによる依存のうち半数以上が常用量依存であるなどと報告されたことから[7],常用量依存の危険性が認識されるようになった.常用量依存についての明確な定義はないが,3か月以上の連日服用かつジアゼパム換算で累積2,700 mgの使用を挙げるものがある[7].依存を生じるリスク要因には,高力価,6か月～1年以上の長期服薬,半減期の短さ,多剤併用やアルコールとの併用,ほかの薬物依存の既往歴などが挙げられている[13].海外では以前から依存や乱用が大きな問題となっており,処方期間が4週間以内に制限されている場合が多い.わが国ではいまだその危険性の認識が薄いが[14],現在,厚生労働省が処方日数や剤数の制限に向けて検討を行っている.BZD依存を予防するためには,①継続投与が必要な患者を適切に見極め,できる限り長期処方を避けること,②やむをえず長期使用する場合は低力価BZDを用い,短時間作用型を極力使用しないこと,③SSRIやBZD以外の抗不安薬への切り

表 1-2 　SSRI によるアクチベーション症候群の症状

不安	焦燥
パニック発作	不眠
イライラ	敵意
衝動性	アカシジア
軽躁	躁

(Culpepper L, Davidson JR, Dietrich AJ, et al：Suicidality as a possible side effect of antidepressant treatment. J Clin Psychiatry 65：742-749, 2004 より)

替え，などが必要と考えられる．

アクチベーション症候群と SSRI の離脱症状

1 | アクチベーション症候群と若年者の自殺関連リスク

　三環系抗うつ薬が主流であった時代から，抗うつ薬の投与初期に jitteriness syndrome と呼ばれるイライラや不安などの神経過敏症状が生じることが報告されていた[15]．その後，抗うつ薬，特に SSRI の投与によりむしろ衝動性の亢進や自殺の増加を起こすのではないかといった，アクチベーション症候群に代表される概念が 2000 年代から注目されるようになった[16]．アクチベーション症候群とは，抗うつ薬の投与初期に生じる中枢刺激症状全般を指すが，明確な定義はない．米国食品医薬品局(FDA)は，抗うつ薬投与初期に出現しうる自殺関連事象と関連した症候として 10 項目を挙げている(表 1-2)[2]．アクチベーション症候群は年齢層により出現頻度が異なると考えられており，SSRI の服用により 6～12 歳の児童では 10.7% に，12～18 歳の青年期では 2.1% にアクチベーション症候群が出現したが，18 歳以上ではほとんど認めなかったとの報告がある[17]．これらの若年者に対する SSRI の危険性についての懸念から，欧米およびわが国の規制機関では一度 18 歳未満に対する SSRI の投与を禁忌としたが，SSRI のリスクとベネフィットについて検討が重ねられた結果，禁忌は取り下げられ，その後，抗うつ薬には投与初期に若年者の自殺関連行動を増加させるリスクがあるとの警告に変更された．

2 | アクチベーション症候群への対処法

　アクチベーション症候群の発生頻度やメカニズムには明らかでない点が多いが，SSRI 投与により急激なセロトニン(5-HT)濃度の変化が生じることで 5-HT 受容体刺激が高まり発現すると推測されている[18]．現時点ではアクチベーション症候群に関する十分なエビデンスはなく，リスクとベネフィットとのバランスを考慮し慎重に使用しなければならない．

表 1-3　SSRI の離脱症状の診断基準案

A	SSRI を少なくとも 1 か月投与したあとの中止または減量
B	中止または減量後，7 日以内に以下の 2 つ以上を満たす 　めまい，ふらつき，気が遠くなる 　ショック様の感覚，異常知覚 　不安 　下痢 　倦怠感 　不安定な歩行 　頭痛 　不眠 　易刺激性 　悪心・嘔吐 　振戦 　視覚障害
C	B の症状のために，社会的，職業的，またはその他の重要な領域において，臨床的に重大な困難や障害がある
D	症状は一般身体疾患によらず，原疾患の再燃・再発でなく，またほかの向精神薬の中止・減量によるものではない

(Black K, Shea C, Dursun S, et al：Selective serotonin reuptake inhibitor discontinuation syndrome：proposed diagnostic criteria. J Psychiatry Neurosci 25：255-261, 2000 より)

3　SSRI の離脱症状とそのメカニズム，予防

　SSRI の離脱症状には，SSRI の減量または中止に伴い一時的に生じるふらつき，悪心，頭痛，振戦，などがあり，Black らは診断基準案を示している(表 1-3)[19]．

　そのメカニズムとして考えられているいくつかの仮説のうち，5-HT 受容体の脱感作が発症に関与しているという仮説が最も支持を得ている．それによると，長期間の SSRI 服用によりシナプス後 5-HT 受容体が高濃度の 5-HT に曝露されると，脱感作が生じるが，SSRI が急激に中断されるとシナプス間隙の 5-HT 濃度が低下し，離脱症状が生じるとされている[20]．また，SSRI のなかでも特にパロキセチンには離脱症状が多いと報告されるが[19]，その原因としてパロキセチンの血中濃度における非線形性が影響していると考えられている[21]．

　離脱症状の予防のためには，薬剤を中止する際の緩徐な漸減が重要である．離脱症状が出現した場合は，症状が軽度ならば時間経過による軽減を待てばよいが，中等度以上の症状が現れた場合には，いったん SSRI を再投与したあとに改めて漸減するという方法もある．

● 文献

1) Rickels K, Case WG, Downing RW, et al：Long-term diazepam therapy and clinical outcome. JAMA 250：767-771, 1983
2) Culpepper L, Davidson JR, Dietrich AJ, et al：Suicidality as a possible side effect of antidepressant treatment. J Clin Psychiatry 65：742-749, 2004

3) Conney AH：Pharmacological implications of microsomal enzyme induction. Pharmacol Rev 19：317-366, 1967
4) Rickels K, Schweizer E, Weiss S, et al：Maintenance drug treatment for panic disorder. II. short- and long-term outcome after drug taper. Arch Gen Psychiatry 50：61-68, 1993
5) Pecknold JC：Discontinuation reactions to alprazolam in panic disorder. J Psychiatr Res 27(Suppl 1)：155-170, 1993
6) O'brien CP：Benzodiazepine use, abuse, and dependence. J Clin Psychiatry 66(Suppl 2)：28-33, 2005
7) Busto U, Sellers EM, Naranjo CA, et al：Withdrawal reaction after long-term therapeutic use of benzodiazepines. N Engl J Med 315：854-859, 1986
8) Sussman N：Treating anxiety while minimizing abuse and dependence. J Clin Psychiatry 54：44-51, 1993
9) Löw K, Crestani F, Keist R, et al：Molecular and neuronal substrate for the selective attenuation of anxiety. Science 290：131-134, 2000
10) Wafford KA：GABAA receptor subtypes：any clues to the mechanism of benzodiazepine dependence? Curr Opin Pharmacol 5：47-52, 2005
11) 辻敬一郎, 田島 治：ベンゾジアゼピンの依存と離脱症状. 臨床精神医学 35：1669-1674, 2006
12) Laux G, Puryear DA：Benzodiazepines—misuse, abuse and dependency. Am Fam Physician 30：139-147, 1984
13) 内村直尚：睡眠薬の臨床用量依存をどうみる. 臨床精神薬理 9：2003-2010, 2006
14) Nakao M, Takeuchi T, Yano E：Prescription of benzodiazepines and antidepressants to outpatients attending a Japanese university hospital. Int J Clin Pharmacol Ther 45：30-35, 2007
15) Pohl R, Yeragani VK, Balon R, et al：The jitteriness syndrome in panic disorder patients treated with antidepressants. J Clin Psychiatry 49：100-104, 1988
16) Fergusson D, Doucette S, Glass KC, et al：Association between suicide attempts and selective serotonin reuptake inhibitors：systematic review of randomised controlled trials. BMJ 330：396, 2005
17) Safer DJ, Zito JM：Treatment-emergent adverse events from selective serotonin reuptake inhibitors by age group：children versus adolescents. J Child Adolesc Psychopharmacol 16：159-169, 2006
18) 辻敬一郎, 田島 治：抗うつ薬による賦活症候群(activation syndrome)と自殺関連事象. 精神科 10：2-9, 2007
19) Black K, Shea C, Dursun S, et al：Selective serotonin reuptake inhibitor discontinuation syndrome：proposed diagnostic criteria. J Psychiatry Neurosci 25：255-261, 2000
20) Blier P, Tremblay P：Physiologic mechanisms underlying the antidepressant discontinuation syndrome. J Clin Psychiatry 67(Suppl 4)：8-13, 2006
21) Sindrup SH, Brøsen K, Gram LF：Pharmacokinetics of the selective serotonin reuptake inhibitor paroxetine：nonlinearity and relation to the sparteine oxidation polymorphism. Clin Pharmacol Ther 51：288-295, 1992

〔常山暢人, 鈴木雄太郎〕

第 2 章

強迫およびその関連障害
強迫スペクトラム障害(OCSD)を中心に

　強迫性障害(obsessive-compulsive disorder；OCD)は繰り返し生じる不快な思考(強迫観念)と，それに伴う不安を減じるために過剰に反復される行為(強迫行為)によって構成される．従来，強迫症状に介在する不安は本疾患にとって重要な構成要素であったが，近年の臨床的知見からは，不安に乏しいタイプのOCDが少なからず存在することが示唆されている．さらには強迫観念や洞察，葛藤の度合いが少なく，反復される行為や衝動制御の障害のみが目立つタイプのOCDも少なくない．強迫というテーマを軸に縦横に広がる疾患像は，DSM-5でOCDが不安障害から独立してOCD-related disorders(OCRD)という疾患カテゴリーを形成することにより，ひとまずの態様が整えられようとしている．

　振り返ると，OCDの多様性がある一定の概念として示されることになった嚆矢は，強迫スペクトラム障害(obsessive-compulsive spectrum disorder；OCSD)にある．OCSDはHollander[1]によって1990年代初めに提唱された比較的新しい概念であり，OCDを中心に，摂食障害や病的賭博，トゥレット障害などのOCDに類似した強迫的な行動様式が病態の中心にあると考えられる疾患群を1つのカテゴリーとしてとらえるものである．これら一連の疾患群は，強迫性という特徴とともに対象となる行動への衝動性の強さを有しており，前頭葉や基底核に何らかの共通する脳機能異常を有しているのではないかと考えられている．

　本章ではOCSDに含まれる疾患やその生物学的知見を紹介しながら，OCSDの概略について示す．さらにDSM-5におけるOCSDからOCRDへの変遷を追い，OCSDの概念の意義・妥当性についての検証を行う．

● OCSDの概略

　OCSDの概念については，提唱者であるHollanderら[2]，McElroyら[3]の論文に詳述されている．それによれば，OCSDに含まれる精神神経疾患は，いずれもその主症状に反復性の要素をもっており，図3-1に示すように非常に多岐にわたるが，疾患の特性によって以下の3つのグループに大別される．すなわち，①衝動制御障害(病的賭博，性衝動，抜毛癖など)が主体の疾患群，②神経疾患群(自閉症性障害，トゥレット障害，ハンチントン舞踏病など)，③身体感覚や容姿へのとらわれが主体の疾

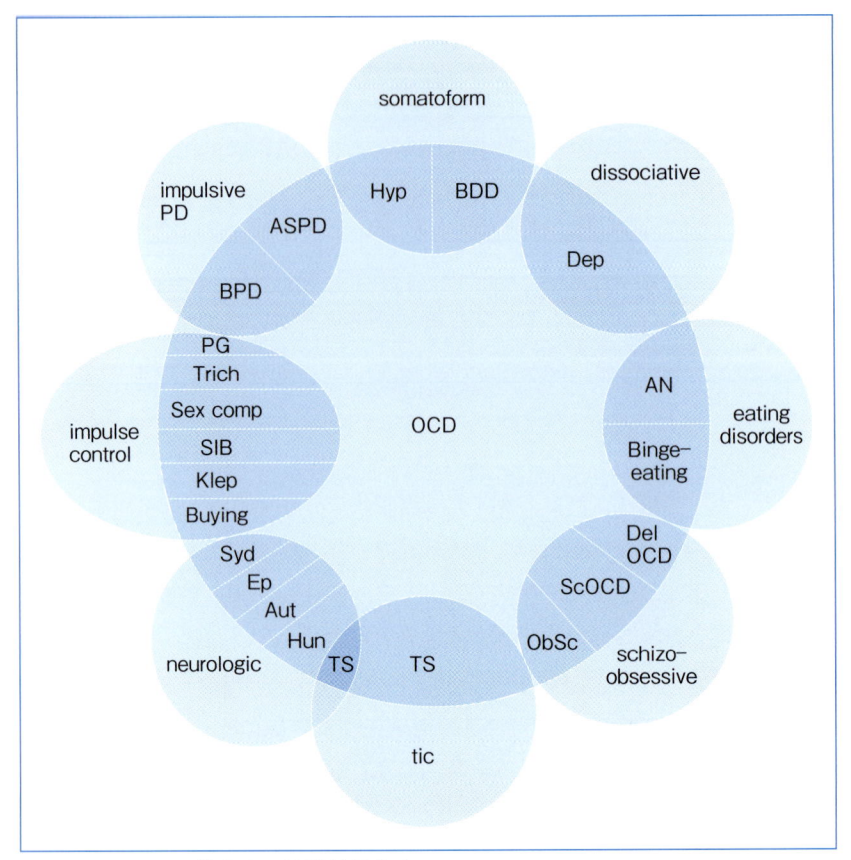

図 3-1 OCSD を構成する精神神経疾患

AN：神経性無食欲症，ASPD：反社会性パーソナリティ障害，Aut：自閉症，BDD：身体醜形障害，Binge-eating：気晴らし食い，BPD：境界性パーソナリティ障害，DelOCD：妄想型 OCD，Dep：離人症性障害，Ep：てんかん，Hun：ハンチントン舞踏病，Hyp：心気症，Klep：窃盗癖，ObSc：強迫性統合失調症，PD：パーソナリティ障害，PG：病的賭博，ScOCD：統合失調症型 OCD，Sex comp：性衝動，SIB：自傷行動，Syd：シデナム舞踏病，Trich：抜毛癖，TS：トゥレット障害．

〔Hollander E, Wong CM：Obsessive-compulsive spectrum disorders. J Clin Psychiatry 56（Suppl 4）：3, 1995 より改変〕

患群（身体醜形障害，心気症，摂食障害など），である．

　OCSD の反復性の基盤には強迫性と衝動性があり，両者を両極とするベクトル上におのおのの疾患が存在する．図 3-2 に示すように，OCD が強迫性の突端にあり，次いで身体醜形障害，心気症などの身体へのとらわれを主とする疾患が存在し，病的賭博や性衝動などの衝動制御障害は対極の衝動性の強い位置におかれている．さらに，それぞれの極は生物学的にも対照的な側面を有しており，強迫性が強ければ，危機回避傾向の強まりとともにセロトニン感受性の亢進，前頭葉過活性がみられる．それに対して衝動性の強さは危機探求傾向，セロトニン不活性，前頭葉不活性と相関するという．

　このような特徴は薬物への反応性にも現れており，たとえば，セロトニン 5-HT$_{2C}$ 受容体アゴニストである m-CPP の投与による OCSD の症状悪化は，衝動性の強い

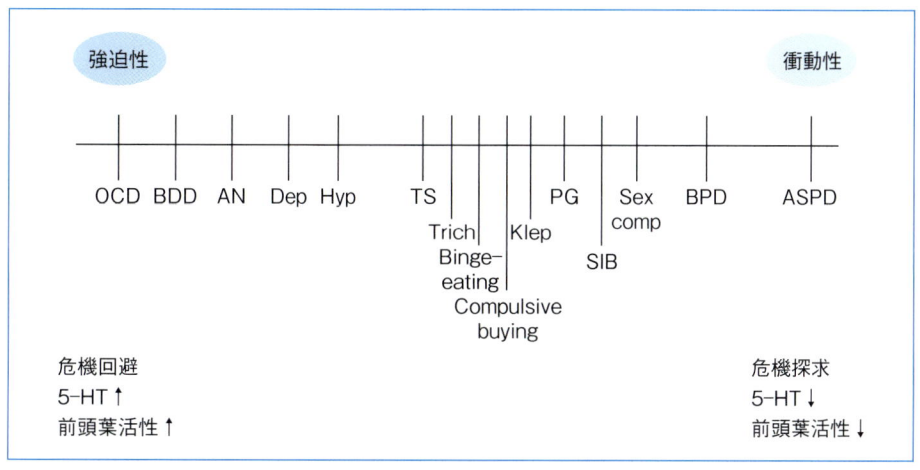

```
        強迫性                                                              衝動性
    ─────┼────┼────┼────┼────┼────┼────┼────┼────┼────┼─────
         OCD  BDD  AN   Dep  Hyp  TS        PG   Sex  BPD  ASPD
                                                 comp
                                  Trich     Klep
                                  Binge-         SIB
                                  eating
                                  Compulsive
                                  buying

    危機回避                                                              危機探求
    5-HT↑                                                                5-HT↓
    前頭葉活性↑                                                           前頭葉活性↓
```

図 3-2　OCSD に含まれる疾患の位置づけ
OCSD の反復性の基盤には強迫性と衝動性があり，両者を両極とするベクトル上におのおのの疾患が存在しており，生物学的にも対照的な特徴を有している（略語は図 3-1 を参照）．
Compulsive buying：強迫買い物症．
〔Hollander E, Wong CM：Obsessive-compulsive spectrum disorders. J Clin Psychiatry 56（Suppl 4）：4, 1995 より改変〕

疾患でより顕著であったという．また，選択的セロトニン再取込み阻害薬（SSRI）による症状の改善は，強迫性の強い群では効果発現に遅延がみられるものの持続的であり，一方，衝動性の強い群では投与早期に反応がみられるものの，投与継続とともにその効果は消失する．OCSD の疾患群には，上述したように強迫性-衝動性というベクトル上の違いはあるが，症状の反復性だけではなく，発症年齢や家族歴，臨床経過についても類似性があり，互いに併存（comorbidity）する割合も高いといわれる．

OCSD の生物学的基盤

　OCSD は，前頭眼窩面-視床-尾状核を結ぶ神経回路に OCD と共通する異常を有するという仮説が立てられており，OCSD に含まれる各疾患についても神経画像を用いた研究が進められている．ここでは先述した OCSD の 3 群（衝動制御障害群，神経疾患群，身体感覚障害群）からそれぞれ代表的な疾患を取り上げ，その知見を示す．

1 | 病的賭博

　病的賭博は，衝動制御障害を主体とする疾患の 1 つである．このグループには，強迫買い物症や窃盗癖，抜毛癖，性衝動などが含まれている．いずれの疾患においても対象となる行為の反復は，自分または他人に何らかの不利益を生じさせるにもかかわらず，患者はその反復によって興奮や快感を覚え，行為をやめることができない状態となっている．病的賭博においては，賭博行為自体の快楽性とともに賭博によって得られる報酬への期待が，依存や嗜癖の形成に重要な役割を果たしており，主に報酬系

を司る神経回路に異常が生じていると考えられている．Cavediniら[4]の研究によれば，病的賭博者は知能や遂行機能に異常がないにもかかわらず，報酬系の障害を反映するギャンブリング課題では有意に成績が悪く，ハイリスク・ハイリターンのデッキに固執し続けたという．

病的賭博者における脳活動をPETやfunctional MRI（fMRI）を用いて調べた研究では，前頭眼窩面や内側前頭前野の機能異常が報告されており，報酬系の機能低下が示唆された．最近ではBalodisら[5]が，Monetary Incentive Delay Taskを用いたfMRI研究によって，病的賭博者の腹側前頭前野や島皮質の活動低下が，報酬や損失の期待や予想に伴って生じていることを示した．さらに，ドパミンアゴニスト投与中に病的賭博や性衝動亢進が生じたパーキンソン病患者に対する分子イメージング研究[6]において，線条体ドパミン放出量が亢進していることが報告されており，病的賭博にみられる報酬系の異常にはドパミン神経系の関与が指摘されている．

2 | トゥレット障害

トゥレット障害をはじめとする神経疾患に，強迫様の症状が多く出現することはよく知られている．トゥレット障害は，Gilles de la Tourette によって症候群として抽出された病態であり，DSM-Ⅳの定義では複数の運動性チックと音声チックが1年以上続くチック障害の1つである．トゥレット障害にみられる反復的な強迫様症状には観念的な要素や不安の介在が少なく，衝動制御障害の要素が大きいとされ，その病態としてドパミン神経系および線条体の機能異常が報告されている．Marshら[7]はトゥレット障害患者に対してStroop taskを用いたfMRI撮影を行い，両側前頭葉と線条体領域に広汎な過剰活性が生じていることを見出した．近年ではWorbeら[8]が，resting-state fMRIを用いたネットワーク解析を行い，トゥレット障害の患者の皮質-基底核の神経回路は健常者のようなハブ構造をとっておらず，各神経が強固な結合をすることによって非機能的な状態となっていることを示した．

基底核と前頭前野皮質をループする回路は，認知情報や記憶を活用し，意志の発動や，行動計画，注意，社会行動などの高次脳機能の発現に関与するといわれる．この群では基底核の器質的な異常がこの回路を障害し，強迫性，衝動性の亢進を引き起こしていると考えられる．

3 | 身体醜形障害

身体醜形障害は，DSM-Ⅳの診断上は身体表現性障害のカテゴリーにコードされる疾患で，顔のつくり，頭の大きさ，体型など自己の外見の美醜に極端にこだわり，鏡などによる確認を執拗に繰り返すといった症状を示す．身体醜形障害の患者は，自己の外見的欠陥が白日のもとに曝されることを極度におそれ，外出を避け，仕事，学業への従事も困難となり引きこもることが多い．彼らは鏡やガラスなど姿を映し出すも

のだけではなく，他者の視線もおそれる．彼らの思考のなかでは，自分の外見は人よりも劣った恥ずべきものであり，とうてい他者の視線に耐えられるものではないという確信がある．この点において，身体醜形障害はわが国における重症対人恐怖症の概念と重なる部分が多いとされる．

身体醜形障害に関する生物学的研究は欧米においても近年ようやく始まったばかりであるが，Feusner ら[9]は fMRI を用いた研究によって興味深い結果を報告している．彼らは身体醜形障害患者と健常対照者に対して人の顔写真を見せ，その際の脳の活動を fMRI を用いて撮影・解析した．これらの顔写真は通常の写真（通常解像度条件）と，輪郭をぼかしたもの（低解像度条件），逆に輪郭だけを強めたもの（高解像度条件）によって構成されていた．健常対照群は高解像度条件のときのみに賦活が強まるのに対し，患者群ではすべての条件下において左の前頭前野，側頭葉などの賦活が強く生じ，また低解像度および高解像度の条件下では扁桃体の賦活が生じていた．身体醜形障害の患者では，顔輪郭の識別と情動不安に関連する皮質および辺縁系ネットワークの過剰な賦活が生じていることが示唆されている．

OCSD の多様性と概念の再構築

OCSD に含まれる疾患の生物学的所見を概観してみると，衝動制御障害が主体の疾患群では報酬系と関連する腹内側前頭前野の機能低下，神経疾患群では基底核における前頭葉機能の調節障害，そして身体感覚や容姿へのとらわれが主体の疾患群では皮質野から辺縁系，基底核に至るまでの広汎な領域の機能異常が目立つ．このような生物学的所見の差異が，各疾患の強迫性や衝動性に多様性を生じさせていると推測される．生物学的所見の多様性は，実は OCSD の中核となる OCD でもみられる．1990 年代の研究をもとに Saxena ら[10]によって提唱された OCD-loop 仮説では，前頭眼窩面と線条体における促進系と抑制系の不均衡によって前頭眼窩面と視床間に相互活性が引き起こされ，脳内における反響ループ（OCD-loop）現象が生じるとされていた．しかし近年，OCD の病態は必ずしもこの仮説で一元的に説明できるものではないと考えられており，前頭眼窩面と線条体を結ぶ回路に加え，前帯状回，海馬，扁桃体といった辺縁系回路，さらに前頭前野背外側部や頭頂後頭葉と尾状核，視床を結ぶ神経回路といった複数の経路の異常が指摘されている[11]．Mataix-Cols ら[12]が提唱する multidimensional model の概念においては，洗浄，確認，溜め込みなどの OCD の各症状は，それぞれ腹内側前頭前野，背側前頭葉領域，前頭眼窩面の賦活と強く相関し，各個体において症状の dimension に応じた固有の神経回路がオーバーラップして存在すると推測されている．特に溜め込み癖については，DSM-5 では hoarding disorder（溜め込み障害）として OCD から独立した疾患となる予定であり，遺伝負因，症状への親和性，治療反応性，脳画像所見など多くの点で固有の特徴を備えている[13]．このように OCSD の多様性は，基点となる OCD 自体の multidimension とも関連が強いといえよう．

またOCSDの概念はもともとセロトニン神経系の異常を想定して構築されたが，病的賭博の節でも触れたように，報酬系の機能異常にはドパミン神経系が深く関与している．分子イメージング研究では，SSRIがセロトニン受容体だけでなくドパミン受容体にも影響することが示されており，その抗強迫効果はセロトニン，ドパミンの両伝達系を調節することによって得られている可能性がある．さらにオランザピンやクエチアピンなどの非定型抗精神病薬をSSRIに追加投与することによって抗強迫効果が増強することが複数のRCT研究によって証明されている．Blochら[14]が行ったメタ解析の結果によれば，特にチック障害を合併するOCD患者ではこのような増強療法が有効であるとされ，非定型抗精神病薬がD_2受容体や$5-HT_{1A}$，$5-HT_{2A}$受容体の機能を直接的ないし間接的に調節することにより抗強迫効果をもつ可能性が指摘されている．

Lochnerら[15]は侵入思考や繰り返し行動の質，嗜癖や報酬依存性，強迫-衝動，疫学，神経生物学などの観点からOCSDに含まれる疾患を再検討し，①脳内報酬系の異常を主体とする報酬欠落型(病的賭博，抜毛癖，トゥレット障害)，②衝動コントロール障害型(摂食障害，窃盗癖，自傷)，③身体に関する洞察不良な強迫観念を有する型(身体醜形障害，心気症)，という3つのクラスターを新たに提案している．OCSDの概念は，OCSDに含まれる各疾患の生物学的多様性や，OCDそのものの生物学的非均質性，ドパミン神経系の衝動性や報酬系回路への影響などを考慮しながら，より多面的に再検討される必要に迫られている．

OCSDからOCRDへ―DSM-5を巡る混乱

このような背景のもと，OCSDの概念についてはDSM-5の策定作業のなかで議論が重ねられている．2010年2月のドラフトではOCSDは，OCDや身体醜形障害，新たに加えられた溜め込み障害，olfactory reference disorderなどによって構成されるcognitive-OCSDと，トゥレット障害や，skin picking disorder，新たに加えられた常同運動障害などからなるmotoric-OCSDの2つの大きなグループによって形成されるという案が提出された．またこのドラフトにおいて，摂食障害，心気症などはそれぞれ現在のカテゴリーにとどまることと，病的賭博は物質関連障害へと移動することが示された．

ところが現在示されている最終案においては，OCSDに代わって新たにOCRDという呼称がつき，そこには表3-1に示されている．OCDや身体醜形障害，溜め込み障害，skin picking disorderなどは含まれているものの，チック障害，トゥレット障害，常同運動障害などほとんどのmotoric-OCSDが除外され，新たに設けられたneurodevelopmental disordersというカテゴリーへと移されている．松永[16]がその詳細な総説のなかで指摘するように，一連の経緯をみる限りではDSM-5におけるOCSDの位置づけには大きな方向性のぶれが感じられる．2013年に出版されるであろうDSM-5で提案される新しいカテゴリーの臨床的有用性あるいは生物学的妥当性

表3-1 obsessive-compulsive and related disorders（OCRD）

F 00	obsessive-compulsive disorder（強迫性障害）
F 01	body dysmorphic disorder（身体醜形障害）
F 02	hoarding disorder（溜め込み障害）
F 03	hair-pulling disorder（trichotillomania）（抜毛癖）
F 04	skin picking disorder
F 05-06	substance-induced obsessive-compulsive disorder（物質誘発性強迫性障害）
F 07	obsessive-compulsive or related disorders associated with a known general medical condition（一般身体疾患に伴う強迫関連障害）
F 08	other specified obsessive-compulsive or related disorders（ほかの強迫関連障害）
F 09	unspecified obsessive-compulsive or related disorders（特定されない強迫関連障害）

（DSM-5 ドラフトより）

については，実際に用いるわれわれが評価を下していくことになるのであろうか．

まとめ

　OCDを中心に提案されたOCSDについてその概略と生物学的な背景を示した．OCSDに含まれる疾患には報酬系や衝動性のコントロールにおいてある程度共通した脳の機能障害が存在する可能性が示されているため，OCSDの概念を用いることで今後各種疾患の病態の理解，治療戦略の構築において有用な知見が得られる可能性があると考えられる．その一方で，臨床的な症状の広がりが広範であることや，年齢，性別などによる分布も一様ではないこと，セロトニン・ドパミン両神経系の複雑な関与など，OCSDを1つのカテゴリーとして括るにはまだ検討の余地も大きいことが示唆された．

　発表を直前に控えたDSM-5に突如登場したOCRDについても触れた．ここではOCSDにおいてOCDとならび中核をなしていたはずのチック障害，トゥレット障害が外れており，OCSDの概念そのものがいったん棚上げされた印象さえある．もともと神経症，あるいは不安障害を代表する疾患であったOCDは，近年の生物学的研究の発展によって，ほかの不安障害とは異なった強迫と衝動を両軸とする臨床特徴および生物学的特性をもつことが示され，OCSDの概念が発案された．OCSDの概念自体はまだ20年弱の歴史しかもたないため，今後はOCRDの概念の臨床的・生物学的な検証とともに，OCSDの概念のさらなる検証を行っていくべきであろう．

● 文献

1) Hollander E：Obsessive-compulsive spectrum disorders：an overview. Psychiatr Ann 23：355-358, 1993
2) Hollander E, Wong CM：Obsessive-compulsive spectrum disorders. J Clin Psychiatry 56(Suppl 4)：3-6, 1995
3) McElroy SL, Phillips KA, Keck PE Jr：Obsessive compulsive spectrum disorder. J Clin Psychiatry 55(Suppl)：33-51, 1994
4) Cavedini P, Riboldi G, Keller R, et al：Frontal lobe dysfunction in pathological gambling patients. Biol Psychiatry 51：334-341, 2002

5) Balodis IM, Kober H, Worhunsky PD, et al：Diminished frontostriatal activity during processing of monetary rewards and losses in pathological gambling. Biol Psychiatry 71：749-757, 2012
6) Steeves TD, Miyasaki J, Zurowski M, et al：Increased striatal dopamine release in Parkinsonian patients with pathological gambling：a [11C] raclopride PET study. Brain 132：1376-1385, 2009
7) Marsh R, Zhu H, Wang Z, et al：A developmental fMRI study of self-regulatory control in Tourette's syndrome. Am J Psychiatry 164：955-966, 2007
8) Worbe Y, Malherbe C, Hartmann A, et al：Functional immaturity of cortico-basal ganglia networks in Gilles de la Tourette syndrome. Brain 135：1937-1946, 2012
9) Feusner JD, Townsend J, Bystritsky A, et al：Visual information processing of faces in bodydysmorphic disorder. Arch Gen Psychiatry 64：1417-1425, 2007
10) Saxena S, Brody AL, Schwartz JM, et al：Neuroimaging and frontal-subcortical circuitry in obsessive-compulsive disorder. Br J Psychiatry 173(Suppl 35)：26-37, 1998
11) 中尾智博：強迫性障害．福田正人（編）：精神疾患と脳画像（専門医のための精神科臨床リュミエール2）．pp 100-110, 中山書店, 2008
12) Mataix-Cols D, Wooderson S, Lawrence N, et al：Distinct neural correlates of washing, checking, and hoarding symptom dimensions in obsessive-compulsive disorder. Arch Gen Psychiatry 61：564-576, 2004
13) 中尾智博：強迫性障害と hoarding（溜め込み）．臨床精神医学 41：53-59, 2012
14) Bloch MH, Landeros-Weisenberger A, Kelmendi B, et al：A systematic review：antipsychotic augmentation with treatment refractory obsessive-compulsive disorder. Mol Psychiatry 11：622-632, 2006
15) Lochner C, Stein DJ：Does work on obsessive-compulsive spectrum disorders contribute to understanding the heterogeneity of obsessive-compulsive disorder? Prog Neuropsychopharmacol Biol Psychiatry 30：353-361, 2006
16) 松永寿人：DSM-5 ドラフトにおける強迫性障害の動向．臨床精神医学 41：589-595, 2012

〈中尾智博〉

第3章

PTSDの概念とDSM-5に向けて

　心的外傷後ストレス障害（posttraumatic stress disorder；PTSD）は1980年のDSM-Ⅲに初めて登場して以来，さまざまな批判・検討が加えられつつも，現在まで用いられてきた．この間，DSM-Ⅳ，DSM-Ⅳ-TRによりこの概念は微修正をされてきたが，このたびDSM-5への改訂が予定され，ドラフト版[1]においてかなりの変更が予定されている．本章ではその意義を簡単に振り返ることにしたい．

歴史的先駆概念

　PTSDの前駆型としてしばしばエリクセン（John Eric Erichsen, 1818-1896）の鉄道脊髄症（railway spine）が言及されるが，より近いものはクレペリン（Emil Kraepelin, 1856-1926）の驚愕神経症（Schreckneurose）[2]である．彼の心因反応概念のなかには，作業神経症，交流精神病，災害精神病が含められており，災害精神病のなかの自己神経症に，驚愕神経症，外傷神経症，外傷ヒステリーが位置づけられている．なかでもPTSDの前駆型となるのは驚愕神経症である．

　その概念は，強い情緒的動揺による精神的，身体的影響の亢進した状態というものであり，DSM-Ⅳの基準に照らすと出来事の特徴（A1基準）よりは，それによる強い動揺の存在（A2基準）に力点をおいているようである．急性期症状としては錯乱，人物誤認，せん妄などが認められるとされているが，これはDSM-Ⅳ-TRにおける急性ストレス障害の概念が，意識障害を主症状として取り上げていることと符合する．また慢性期においては，明識困難状態，思考困難，錯誤，健忘，記銘障害，興奮，内的不穏などが認められるが，その具体的な記述を見ると，今日のPTSDとの類似に驚かざるをえない．

DSM-5ドラフトでのPTSD診断

　DSM-5のドラフトでは，PTSDの診断基準について多くの変更がなされているので，関連文献[3-7]を踏まえつつ，それらを順次紹介したい．

1 | 出来事基準

　DSM-Ⅳ-TR では身体の統合への脅威という抽象的な表現が用いられていたが，DSM-5 では「死亡，重症を負うこと，性的被害」と，具体的な出来事を列挙することによって出来事の定義の曖昧さを軽減している．またトラウマ的出来事への曝露はほぼ直接体験，すなわち自分自身が体験するか，目の前でそれを目撃するかということに限られている．伝聞によるトラウマ被害においては，被害者が近親者，もしくは親しい友人である場合にのみ，出来事基準を満たすことが認められているが，それ以外の者が被害者であった場合には認められない．特にメディア，映像を通じてのトラウマへの曝露は，業務に関連したものでない限り除外されている．このことはいわゆる惨事ストレスによる PTSD 発症を論じるうえで，大きな議論を呼び起こすだろう．また，9.11 米国同時多発テロのあとは，テレビの映像を直視することによって子どもたちが PTSD になったと主張されていたが，DSM-5 の基準ではそれは認められないことになる．

　子どもの出来事基準については別に記載が設けられているが，そこでも成人の場合と同じように，死亡や死の恐怖，また重症を負うこと，性的被害が挙げられており，伝聞によるトラウマ体験は，近親者，あるいは養育者に生じたものに限られている．

　出来事基準の選別においては，体験直後の PTSD 症状ではなく，6 か月後の症状との関連が重視され，その関連によってトラウマ体験となるような出来事とそうでないものが区別されていることが特徴である．その背景にあるのは，急性期の症状のほとんどが 3 か月以内に回復するために，これを病理的とみなすことは適切ではなく，むしろ 6 か月を経過したあとでも回復しない症状に病理性があるという考えである．また，体験直後の反応を規定した，DSM-Ⅳ-TR の A2 基準が削除されている．その理由はやはり 6 か月後の基準に関係しないためである．加えて，急性期の感情表現は人によってさまざまであり，単におそれ，脅威などという表現には該当しないものも多いため，A2 基準の診断精度に問題が生じるということも削除の理由として挙げられている．

2 | 再体験症状

　次に再体験症状の定義であるが，ここでも大きな変更がみられる．最も大きな留意点は，再体験を表現する用語として，思考(thought, rumination)が否定されていることである．すなわち，再体験症状の中核となる現象は，解離性のフラッシュバック，もしくは悪夢であって，被害について考えたり，相手を恨んだりといった反芻的想起は含まない．このことは，しばしば PTSD と混同されやすい，好訴妄想，賠償神経症との鑑別を容易にするであろう．

　もう 1 つの特徴は，解離がより前面に出されたことである．DSM-Ⅳでも，フラッシュバックが解離性のものであることは明言されていたが，DSM-5 では，フラッ

シュバックに限らず，患者があたかもトラウマが今生じているかのように感じたり体験することも解離現象として挙げられている．また，同じく解離の一環として，意識喪失についても言及されている．子どもの場合には，必ずしも原因となった出来事との関連が明らかではなくても，全般的な活気の乏しさ，あるいはトラウマに特徴的な遊びの存在を通じた再体験症状を評価することができるとされている．また子どもにおいても，やはり解離の重要性が認められていることが特徴である．以上のことから，侵入性想起の表現から思考をはずすことによってより定義を明確化したこと，さらに再体験症状の中核症状としてフラッシュバックと悪夢について言及していることがDSM-5の特徴といえる．

3 | 回避・麻痺症状

回避・麻痺症状については，DSM-IVでは同じ症状項目のなかに含まれていたのに対し，DSM-5では別々の症状項目に分離されている．回避項目はほとんど表現が同じであるが，内容はより簡素化されており，内面的な記憶と外的な想起刺激(reminder)の回避に整理されている．

麻痺症状については相当に大きな変更が加えられている．まずDSM-IVと同じように，記憶の重要な側面を想起できないという体験が挙げられているが，それ以外にも自分自身や周囲の世界に対する否定的な認知や，自分や他者を責めたりすること，恐怖，怒りなどの否定的な感情の存在，生き生きとした感情を体験できないこと，などが挙げられている．従来の麻痺症状の域をはるかに越えた認知および感情の変化が含まれることは，持続エクスポージャー療法(prolonged exposure therapy；PE)などの治療からみるとたいへん興味深い点ではあるが，診断的有用性という観点からはどの程度妥当な項目であるのかや，信頼性が保てるのかという点については，率直に疑問を禁じえないところである．

麻痺症状は，従来，不安・気分症状と関連しているため，鑑別診断上削除しても影響は少ないとされていた．今回こうした症状をあえて独立の症状カテゴリーとして記述した理由としては，これがほかの症状から独立したクラスターを形成することが計量的精神症候学から示されていることや，臨床的に機能障害と強く関連していること，また認知行動療法などを実施するうえで重要であること，などが挙げられている．

4 | 過覚醒症状

過覚醒症状については，あまり大きな変更はないが，DSM-5では落ち着かなさと自己破壊的な行動が診断基準に含まれている．これは，一見すると境界性パーソナリティ障害との鑑別を困難にするかのようであり，今後の議論が待たれるところである．

下位カテゴリーとして，解離症状が顕著なPTSDという範疇が用意されている．これは1つには離人症状(depersonalization)が顕著であること，また現実感喪失(derealization)が存在していることによって特徴づけられる．いうまでもなくこうした解離症状は，アルコールや薬物による生理学的な影響として生じるものであってはならない．それ以外にも学童期以前のサブタイプなども用意されている．

診断と治療への影響

DSM-5の診断基準改訂に伴い，構造化面接，自記式質問紙の改変，開発が期待される．頻用されている出来事インパクト尺度改訂版(Impact of Event Scale-Revised；IES-R)はPTSD概念の登場以前に原版が作成されており，その後，DSM-ⅢのPTSD症状に合わせて改訂されたものの，診断スクリーニングとして用いることには異論もある[8]．この点で，改訂が特に期待される．外傷後ストレス診断尺度(Post-traumatic Diagnostic Scale；PDS)は診断基準項目がそのままの尺度であるが，同じ方法によって，DSM-5の解離症状などについてどの程度の信頼性のある項目が作られるのかは興味深い．

治療との整合性については，PE療法[9,10]で課題とされている非機能的認知や感情変化が積極的に診断基準のなかに取り入れられた感があり，今後はこうした精神療法の治療効果についての検討の有用性は増すものと予想される．

DSM-5におけるPTSD診断カテゴリーの総括

全体としてDSM-5のPTSD診断カテゴリーの特徴としては，認知の障害と解離症状が強調されていることや，過覚醒症状のなかに一見すると境界性パーソナリティ障害とも思われる自己破壊的な行動が含まれていることが挙げられる．このことは，おそらく幼少期の虐待によって成人以後も認知や感情の変化とPTSD症状が残存する複雑性PTSDという診断基準がDSM-5では採用されなかったことと関係しているのであろう．ちなみにこの診断カテゴリーは，ICD-11では採用されている．DSM-5ではそれが採用されなかったことを補うかのように，PTSDの診断基準に認知感情の持続的変化と自己破壊的な行動が含まれているが，これによって，複雑性PTSDに相当する患者の診断が容易になると考えられる．

● 文献

1) American Psychiatric Association：DSM-5 development (Available from：http://www.dsm5.org/Pages/Default.aspx)
2) Kraepelin E：Symbantooathien. Psychogene Erkrankungen. Leipzig：Verlag von Johann Ambrosius Barth, 1915
3) Brewin CR, Andrews B, Rose S：Fear, helplessness, and horror in posttraumatic stress disorder：investigating DSM-Ⅳ criterion A2 in victims of violent crime. J Trauma Stress 13：499-509, 2000
4) Brewin CR, Lanius RA, Novac A, et al：Reformulating PTSD for DSM-V：life after Criterion A. J

Trauma Stress 22：366-373, 2009
5) Friedman MJ, Resick PA, Bryant RA, et al：Considering PTSD for DSM-5. Depress Anxiety 28：750-769, 2011
6) Friedman MJ, Resick PA, Bryant RA, et al：Classification of trauma and stressor-related disorders in DSM-5. Depress Anxiety 28：737-749, 2011
7) Kilpatrick DG, Resnick HS, Acierno R：Should PTSD Criterion A be retained? J Trauma Stress 22：374-383, 2009
8) Keane TM, Wilson JP：Assessing Psychological Trauma and PTSD, 2nd edition. Guilford Press, 2004
9) Foa E, Hembree E, Rothbaum B：Prolonged exposure therapy for PTSD. Oxford University Press, 2007〔金 吉晴, 小西聖子(監訳)：PTSDの持続エクスポージャー療法. 星和書店, 2009〕
10) 金 吉晴, 加茂登志子, 小西聖子, ほか：心的外傷後ストレス障害に対する持続エクスポージャー療法の無作為比較試験(UMIN000001183). 大規模災害や犯罪被害等による精神科疾患の実態把握と介入手法の開発に関する研究. pp 5-14, 2010

〔金 吉晴〕

第 4 章

子どもの不安障害

　不安は健康な人間にも生じるものであり，それだけでは病気とはいえないことはいうまでもない．不安障害の人の不安は，性質も，強さも，健康な人の不安とは異なるために，日常生活に著しい障害が生じているのである．しかし，子どもの不安障害は，どこまでが正常で，どこからが障害かという境界が曖昧である．また，甘えの文化を背景としているわが国においては，母子愛着の様相や母子分離の時期などがほかの文化圏とは異なることも推察される．

　子どもの不安障害は，不安を主症状とする障害であり，小児期に特有の病態と成人期にもみられる病態の2つに大別される[1]．小児期に特有の病態としては分離不安障害が挙げられる．これは，その子どもにとって最も愛着のある人(主に母親)からの分離に対する過剰な不安を基本症状とする病態である．その不安が，その子どもの発達水準から予測されるものを超えている場合に診断される．一方，成人期にもみられる病態としては，パニック障害，社交不安障害，強迫性障害，心的外傷後ストレス障害(PTSD)などが挙げられる．これらの診断は，原則として成人の診断基準に従うことになっている．

　ここでは，主に分離不安障害について述べる．そのほかの不安障害についてはほかで詳しく述べられている．

● 分離不安障害の診断

　分離不安障害の基本的特徴は，その子にとって最も愛着のある人(主に母親)や家庭からの分離に対する過剰な不安である．その不安が，その子の発達水準から予測されるものを超えている場合に診断される．DSM-Ⅳ-TR[2]の分離不安障害の診断基準を表4-1に示した．

　すなわち，①家庭や愛着をもっている人からの分離に対する，発達的に不適切で，過剰な不安があること(基準A)，②この障害が少なくとも4週間持続すること(基準B)，③障害が18歳以前に始まること(基準C)，④臨床的に明らかな苦痛または社会的，学業的(職業的)，またはほかの重要な領域における機能の障害を引き起こしていること(基準D)，⑤この不安は，広汎性発達障害，統合失調症，広場恐怖を伴うパニック障害，またはそのほかの精神病性障害によるものではないこと(基準E)，の5

表4-1 分離不安障害の診断基準（DSM-Ⅳ-TR）

A. 家庭または愛着をもっている人からの分離に対する，発達的に不適切で，過剰な不安で，以下の項目のうち3つ（またはそれ以上）が証拠として存在する
  (1) 家庭または愛着をもっている重要人物からの分離が起こる，または予測される場合の反復的で過剰な苦痛
  (2) 愛着をもっている重要人物を失う，またはその人に危険が降りかかるかもしれないという持続的で過剰な心配
  (3) 厄介な出来事によって，愛着をもっている重要人物から引き離されるのではないかという持続的で過剰な心配（たとえば，迷子になる，または誘拐される）
  (4) 分離に対する恐怖のために，学校やそのほかの場所へいくことについての持続的な抵抗または拒否
  (5) 1人で，または愛着をもっている重要人物がいないで家にいること，またはそのほかの状況で頼りにしている大人がいないこと，に対する持続的で過剰な恐怖または抵抗
  (6) 愛着をもっている重要人物がそばにいないで寝たり，家を離れて寝ることに対する持続的な抵抗または拒否
  (7) 分離を主体とした悪夢の繰り返し
  (8) 愛着をもっている重要人物から引き離される，または分離が起こる，または予測される場合に，反復する身体症状の訴え（たとえば，頭痛，腹痛，悪心）
B. この障害の持続期間は少なくとも4週間
C. 発症は18歳以前
D. この障害は臨床的に明らかな苦痛，または社会的，学業的（職業的），またはほかの重要な領域における機能の障害を引き起こしている
E. この障害は広汎性発達障害，統合失調症，またはそのほかの精神病性障害の経過中にのみ起こるものではなく，青年期および成人期においては，広場恐怖を伴うパニック障害ではうまく説明されない

◆該当すれば特定せよ
　早発性　6歳未満の発症の場合

〔American Psychiatric Association：Diagnostic and Statistical Manual of Mental Disorders Forth Edition（Text Revision）（DSM-Ⅳ-TR）．American Psychiatric Association, 2000〔髙橋三郎，大野　裕，染矢俊幸（訳）：DSM-Ⅳ-TR 精神疾患の診断・統計マニュアル．医学書院，2002〕より〕

つを満たすものである．

　そして，この障害の不安の特徴としては，①愛着をもっている人からの分離に際して過剰な苦痛を抱くこと〔基準A(1)〕，②愛着をもっている人から分離された場合，その人を事故や病気で失うのではないかという過剰な心配を抱くこと〔基準A(2)〕，③この障害をもつ子どもは迷子になったり，誘拐されたりするのではないかという過剰な心配を訴えること〔基準A(3)〕，④愛着をもっている人から分離されるという恐怖から，学校や友達の家にいったりすることを拒否すること〔基準A(4)〕，⑤1人で家にいることができず，親の「後追い」や「まとわりつき」行動がみられること〔基準A(5)〕，⑥自分が眠りにつくまで，愛着をもっている人がそばにいるように主張すること〔基準A(6)〕，⑦分離を主題とした夢（たとえば，火事，犯罪，災害などによる家族の崩壊）を繰り返し見ること〔基準A(7)〕，⑧分離が起こったり，それが予測されたりしたときに，腹痛，頭痛，悪心，嘔吐などの身体症状が出現すること〔基準A(8)〕，が挙げられる．診断基準はこれらの8つのうち3つ（またはそれ以上）を有することである．

分離不安障害の臨床的特徴

1 │ 文化的差異

　分離，特に母子分離に対する考え方には文化による差が大きい．欧米では両親と子どもの寝室は別であることが一般的であるが，わが国では両親と幼児が「川の字」に寝ることに特に違和感はもたれない．わが国では家族成員間の相互依存に価値観をおく傾向がある．ただ，このことと分離不安障害はきちんと区別する必要がある．

　幼稚園入園時に，玄関で母親との別れを躊躇したり，母親にまとわりついたりすることは，一時的なものであれば正常範囲内と考えるべきである．

2 │ 臨床的特徴

　分離不安障害を呈する子どもの家族は密接な母子関係，あるいは家族関係である場合が多い．またこの障害をもつ子どもは，生まれつき母親へのしがみつきが強かったり，元来少しでも母親の姿が見えないと不安を示したりする場合も少なくない．そのような子どもでは，発達過程において，母親との分離をしなければならないとき（母親が働きに出たり，入院したりしたとき，あるいは自分が保育園や幼稚園にいくとき）などをきっかけに症状が出現することが多い．

　家から離れることを極端に不安がり，悲惨なほど落ち着かなくなる，あるいは母親にしがみつき，泣き叫び，地面に横になって離れようとしないなど退行現象を示すことも少なくない．

　母親から無理矢理引き離されると，元気がなくなり，無感情や悲哀感を示し，遊びに全く集中できなくなる．しきりに家に帰りたがり，母親と会うことを要求し，母親との再会のことばかり考えるようになる．または，「母親が事故に遭ったのではないか」「二度と会えなくなってしまうのではないか」という恐怖をしばしば述べたり，強盗，誘拐，災害などのことを過剰に心配し，おそれるようになる．死の恐怖を訴えることもしばしばみられる．1人でいなければならないとき，「見知らぬ人が部屋をのぞき込む」「自分をじっと見つめる目を感じる」などの異常な知覚体験を述べる子どももいる．

　幼稚園児の登園拒否あるいは小学校低学年の不登校の背景には，分離不安障害が存在することがある．登園拒否や不登校が長期間続く場合や不安，恐怖，心配の訴えが過剰で極端であり，その子の本来の発達水準からみてその程度が臨床的に著しい場合は，分離不安障害を疑う必要がある．

3 │ 有病率，経過，遺伝的要因

　小児期および思春期における分離不安障害の有病率は約4％と報告されている[2]．

決してまれな病態ではないといえる．

　発症のきっかけとしては，愛着のある家族の死や，かわいがっていたペットの死，家族の病気，引っ越し，転校などが挙げられる．発症は小学校入学前であることが多い．思春期・青年期における発症はまれである．経過は増悪と寛解の時期がある．まれに分離不安障害をきっかけとして不登校に陥り，長期間にわたって家庭に引きこもる場合もみられる．

　分離不安障害は，一般人口よりも家族内に多くみられる傾向がある．また，パニック障害をもつ母親の子どもに多くみられる傾向がある．

● 症例提示

　症例の記載に際し，匿名性が保たれるよう十分に配慮した．

〈症例A：女子，初診時10歳4か月，小学5年生[3]〉

　主症状：不登校，母親から離れられない，幼児語を使う．

　家族歴：Aが1歳11か月時に両親が離婚し，以後母親および2人の兄と同居している．父親と母親の間には，離婚後も子どもたちとの面会や養育費の問題などでトラブルが絶えなかった．母親は，Aの幼少時は自分自身が精神的に不安定でAを十分養育する余裕がなかったと自責的に述べた．また，精神的なストレスに関連して腹部が膨満したり（呑気症），咽頭部に腫瘤ができたりする症状（ヒステリー球）が出現したことから，母親は精神科に通院するようになった．

　生育歴：正常満期産．人工栄養．4歳時，気管支喘息で入院した．以後も不定期ではあるが治療を継続している．Aは保育園，幼稚園，小学校の入園・入学時に，それぞれ1か月ほど登園，登校を嫌がる時期があったが，母親が同伴することで自然に通うことができるようになった．Aは家庭では活発であるが，学校では内向的で引っ込み思案なところが目立ち，友達は少なかった．家庭では兄2人と比べると，むしろ我慢強くて聞き分けもよく，母親にべたべたと甘えてくることもなかったという．

　現病歴：小学4年生の4月に転校後，まもなく「学校で嫌なことがある」と訴えて登校を渋るようになった．次第に登校時に頭痛や腹痛を訴え，徐々に休む日が多くなり，5月からは全く登校しなくなった．母親によれば，いじめというほどではなかったが，背が低いことを数人の男子にからかわれたことがあったという．

　クラス担任とスクールカウンセラーは積極的に登校を促す方針をとり，母親にも強い態度で登校させるように指示した．また，クラス担任の指示により，数人のクラスメイトが毎朝迎えに来るようになった．その結果，Aは5月中旬より，母親とクラスメイトが付き添うことで登校できるようになった．

　ところが6月初旬より，再び登校時に頭痛や腹痛を訴えて休む日が多くなった．母親が無理に連れていっても，教室に入らないで帰宅してしまったり，担任やクラスメイトが迎えにいっても，トイレに閉じこもって出てこなかったりということが続いた．

母親の強い登校の促しや担任・クラスメイトの訪問というストレスが加わるにつれ，次第に母親から離れられない状態が強くなっていった．母親がほんの少しでも外出することを嫌がり，どこへでもついていくようになった．母親が短時間外出しただけで，交通事故に遭ったのではないかと不安で泣き出したり，家でもトイレの中まで母親と一緒にいたがったりした．また，毎晩悪夢を見て覚醒し，「大人になりたくない．大人になったらお母さんが歳をとって死んでしまう」と言って泣き出すようになった．さらに，言葉遣いも幼児語が目立つようになり，家では1人で幼児期の玩具を持ち出して遊ぶようになった．結局，その後全く登校できなくなってしまった．

母親は次第にクラス担任とスクールカウンセラーと折り合いが悪くなり，連絡や相談も途絶え，周囲の反対を押し切って転居してしまった．さらに，母親自身の精神状態も不安定となり，腹部膨満や咽頭部の腫瘤が悪化し，母子ともに孤立状態となってしまった．近隣に住む母方祖母が心配して，何とか母親を説得し，Aが小学5年生だった年の7月に，母子ともに病院を受診した．

● 治療経過

初回面接（小学5年生，7月）：初診時，初対面にもかかわらず，Aは緊張している印象をほとんど感じさせなかった．質問に対しては，舌足らずな幼児語を使ってむしろよどみなく答えた．自分で答えられないときは，「わかんない」と言って母親のほうを向いて助けを求めた．しかし，治療者が質問していくと，幼児語を使ってはいるものの，このままではいけないと考えていることや，友達が欲しいと思っていること，学校へ通えるようになりたいと思っていることなど，治療に対する意欲，期待感は十分に感じられた．言語的精神療法のみではなかなか治療が進まないと考え，非言語的治療について説明したところ，Aは絵画療法を選択し，週1回通院することになった．母親の精神科通院も途絶えていたので，別の治療者を紹介した．

絵画療法：絵画療法のためにAのみを連れて診察室に入り，母親には待合室で待っていてもらう旨を伝えたが，Aは母子分離に抵抗を示さなかった．

治療者が画用紙に簡単な誘発線を描き，その描線をもとにAに絵を仕上げてもらう「きっかけ法」[3,4]を行った．この方法は絵画完成に治療者も加わることにより，遊びの感じがして抵抗が少ない絵画療法である．Aは毎回4～5枚の絵を描いた．

治療開始から2か月後，Aは自ら「病院に併設されている院内学級に通ってみたい」と言い出した．毎週通院時に，院内学級の子どもたちがグラウンドで楽しそうに遊んでいるのを見て，自分もここなら通えるのではないかと思ったという．A，母親，主治医，院内学級教師で話し合いを行った結果，9月の下旬から，午前中1時間だけ院内学級に通ってみることになった．その後，Aは順調に院内学級に通うことができ，時間も少しずつ延長していった．10月下旬からは，終日院内学級で過ごすことができるようになった．

この頃から，毎回「きっかけ法」で描いた4～5枚の作品を並べて，即興で物語を作って話すようになった．その内容は，小学5年生らしい，楽しく，かわいらしく，

ユーモアに富むものであるが，それからは「見捨てられる不安」「叱責されることへの恐怖」「因果応報」「救済」「再生」「新しい始まりと創造」などの意味が見て取れた．

12月初旬頃には，院内学級にはすっかり慣れて，問題なく通うことができるようになった．Aの申し出によって，12月上旬で絵画療法は終了した．

遊戯療法：その後12月から3月までの間，Aは治療者と一緒にさまざまな遊びをしたいと望むようになった．その経過と内容を挙げると次のようである．①診察室で2～3歳用の積木と玩具で遊ぶ，②小さなプレイルームでクリーニング屋さんごっこをする，③少し広いプレイルームでままごとをする，④広い集団プレイルームでボール遊びをする，⑤集団プレイルームで大きな玉を使った遊びをする，⑥集団プレイルームにレールを敷いて列車遊びをする，⑦病院内を探索する，⑧体育館で卓球をする，⑨体育館でテニスをする，⑩病院を出て近隣を探索する，というものである．このように，遊戯療法の内容は短期間の間に，あたかも幼児期から思春期に急速に発達するかのように，あるいは退行から急いで回復するかのように，幼児期から思春期の遊びへと順を追って移行していったのである．また，遊びの範囲も診察室からプレイルームへ，集団プレイルームから体育館へ，病院内から病院外へと拡大していった．それはまるでA自身の自我の広がりを象徴するかのようであった．

その後の経過：家庭においても，母親が驚くほど自主的な行動が増えていった．言われなくても何でも1人で行い，母親の手を煩わせることがほとんどなくなった．ベッドを買ってもらい，2月から1人で寝るようになった．3月には初めて1人で地下鉄に乗って外出し，院内学級の友達の家に遊びにいった．「緊張したが，楽しかった」と，興奮して母親に報告したという．

6年生の4月から，Aの強い希望により，地元の小学校に復帰した．その後の経過は決して平坦ではなく，紆余曲折があった．再び院内学級へ戻ってきた時期や，しばらくの間，家に閉居していた時期もあった．しかし，さまざまな人の支えにより，Aは通信制の高校を卒業し，現在は事務職員として順調に働いている．

分離不安障害の治療

1 面接の基本

分離不安障害の子どもは，不安が強く，主に母親から離れられなくなっている．原因はさまざまであり，多くの要因が複雑に絡み合っていることが多いので，はじめから1つの原因に決めつけないほうがよい．

まず，母子合同面接から行うことが無難であろう．その場合も，面接の中心は患児本人であるというサインを絶えず送り続けていく必要がある．分離不安障害の子どもの多くは，引っ込み思案で，治療者が質問してもうまく答えられず，すぐに母親のほうを向いて助けを求めようとすることが多い．母親が代わりに答えた場合でも，その

つど本人に「それでいいのね」と確認していく必要がある．基本的には本人に1つひとつ尋ねながら，母親の助けを借りて，これまでの経緯を丁寧に聞いていく．

初回の面接では，母親の助けを借りながら，今一番困っていることやつらいことを患児が第三者に十分に話せるように促し，問題を明らかにしていくことが重要である．強い絆で結びつきながらも膠着した母子関係に，第三者が穏やかな形でかかわっていくという対応が治療の基本となるのである．

2｜治療関係の確立

上記のような対応をしていくと，患児も安心できるようになり，次第に治療者に慣れてくる．診察室の外で母親が待っているという安心感があると，母子分離が可能となり，治療者と2人きりで診察室に入ることができるようになっていく．

治療関係が深まるにつれ，患児が治療者に甘えてきたり，プライベートなことについて尋ねてきたり，時には過剰な依存を示したりすることもあるかもしれない．このような場合，治療関係を深めることだけを目的にしないことが重要である．本人の要求を何でも受け入れればよいというわけではない．はじめの段階で，できることとできないことや，治療場面における制限などについて確認しておく必要がある．治療者には，一方では可能な限り安心を与えながら治療関係を構築し，他方では冷静に状態を観察し，診断するという複眼的視点が求められるのである．

3｜家族へのアプローチ

分離不安障害の症例においては，家族へのアプローチが不可欠である．ただ，これまで分離不安障害の子どもの母親は，過保護，過干渉，溺愛，完璧主義などといわれることが多かった．だが，そのような先入観にとらわれすぎて，母親のそのような態度を責めたり，無理矢理をそれを直させようとしてもうまくいかないことが多い．

むしろ治療者には，母親がなぜそのような態度をとらざるをえないのかや，母親と子どもがうまく分離・独立していくためには何ができるかを，母親と協力して考えていく公正で真摯な姿勢が求められる．

確かに母親が元来やや過保護である場合もあるかもしれない．逆に，子どもが生まれつき不安が強く，母親へのしがみつきが著しい場合もある．母親の過保護の背景には，夫婦間の心理的葛藤や暴力，あるいは祖父母，特に姑との対立や介護の問題が存在することもある．

そのような問題を理解しながら，そうであっても今できることは何か，援助が得られることはないかなどについて母親とともに考えていくことが重要である．必要であれば，母親と子どもの治療者を別にして治療を進めていく場合もある．

4 | 行動面へのアプローチ

多くの場合は，上記のようなアプローチを行っていくうちに，患児自身が同年代の子どもたちとの交流を望むようになってくる．タイミングを見計らって，母親が同伴して幼稚園や学校へ行く練習を患児にさせていく．最初は，母親が幼稚園や学校の教室の中まで同伴しなければならないこともあるかもしれない．だが焦らず，子どもが同年代の子どもたちに慣れるのを気長に待つことが必要である．子どもは本来，同世代のなかで遊ぶことが最も楽しいはずなので，それまでの経過に無理がなければ，スムーズに入っていける場合がほとんどである．症例Aで示したように，周囲が焦って，無理に適応させようとすると，逆に不安がつのり，退行したりすることがあるので，注意が必要である．

5 | 特殊な治療

症例Aのように，退行が著しい場合や分離不安障害が長期にわたっている場合には，十分に話し合ったうえで児童精神科病棟や小児科病棟への入院治療が適応となることもある．入院治療のメリット，デメリットを検討し，長期的な入院にならないよう配慮することが必要である．

薬物療法は，対症療法が基本である．ただし，抗不安薬は退行を促す場合もあるので，なるべく使用しないほうがよい．不安が著しい場合でも，頓用で抗不安薬を用いる程度にとどめておく．強い不安が長期に続く場合には，うつ病やほかの不安障害の合併を考える必要がある．そのような場合には，選択的セロトニン再取込み阻害薬（SSRI）を使用することを考慮する．

●文献
1) 傳田健三：小児のうつと不安—診断と治療の最前線．新興医学出版社，2006
2) American Psychiatric Association：Diagnostic and Statistical Manual of Mental Disorders Forth Edition (Text Revision) (DSM-Ⅳ-TR). American Psychiatric Association, 2000〔髙橋三郎，大野裕，染矢俊幸（訳）：DSM-Ⅳ-TR 精神疾患の診断・統計マニュアル．医学書院，2002〕
3) 傳田健三：子どもの遊びと心の治療—精神療法における非言語的アプローチ．金剛出版，1998
4) 傳田健三，田中哲，笠原敏彦：相互性を加味した一描画法—「きっかけ法」について．芸術療法 18：59-66, 1987

〈傳田健三〉

第5章 老年期の不安障害

本章では，対象をおよそ65歳以上の高齢者に焦点を絞ったうえで，不安障害の診断と治療のポイントについて述べ，さらに併発しやすい疾患（病態）および鑑別診断についても概説する．

疫学

不安障害の好発年齢は一般的に思春期後半から成人前期であり，老年期に初発の不安障害は少ないと考えられている[1]．しかし，老年期における精神疾患では，不安障害が最も発症頻度が高いと考えられており，なかでも全般性不安障害（DSM-Ⅳ-TR[2]，ICD-10[3]）と恐怖症がほかの不安障害よりも高頻度といわれている[1]．

高齢で発症する不安障害の誘因としては，病前性格に完璧主義，几帳面，抑うつ，神経質などが存在し，加齢変化による心理的ストレス脆弱性も加わって自身の精神的均衡を崩した結果，不安障害を発症する症例も少なくない．これ以外にも発症誘因として，高齢者に特有の，配偶者の死や，退職などの環境変化，社会的孤独，経済的困窮，さまざまな身体疾患と外科手術，視覚・聴覚などの感覚器の障害などが挙げられる．

さらに，老年期においては，知的機能（認知機能）および身体機能の低下も目立つようになり，特に認知症を合併した場合は，自身の感情をコントロールすることが難しくなって，不安，焦燥，抑うつなどを示し，性格変化がより生じやすくなることが多い．

少し古いデータであるが，米国[4]およびフランス[5]における65歳以上の高齢者を対象にした調査では，不安障害の1か月有病率はそれぞれ5.5％（DSM-Ⅲの不安障害）および4.6％（DSM-Ⅳの全般性不安障害）と報告されており，いずれの報告においても高齢者の精神疾患のなかでは不安障害が最多であるとされている．これについて，Fuentesら[6]は高齢者の不安障害の有病率の実際の頻度は，過去の複数の報告よりもさらに高いことが推測されるとしている．最近，Wolitzky-Taylorら[1]が過去の複数の文献をレビューしており，そのなかで高齢者の不安障害の有病率は3.2～14.2％であったと報告し，これらの数値の開きは主として調査方法（調査対象の選択，用いた診断基準など）の違いによるものであると述べている．

鑑別診断のポイント

　不安障害の臨床診断基準はDSM-Ⅳ-TRおよびICD-10を参照するとよいが，これとは別に実際の診断に際して特に注意すべき点を以下に記す．

　まず，老年期の不安障害の原因には脳器質性疾患，神経疾患（神経感染症を含む），および内分泌疾患などの影響がしばしば存在するため，それらの有無について鑑別する必要があり，もし認められる場合は原疾患の治療を優先する．加えて，高齢者に好発するほかの精神疾患（認知症，うつ病，妄想性障害）の前駆症状もしくは合併症状として不安が生じている可能性を考慮に入れて鑑別する必要がある．たとえば，アルツハイマー型認知症（AD）やレビー小体型認知症（DLB）などの前駆症状として，不安症状および抑うつ症状が先行することは日常診療でしばしば経験することであり，また老年期うつ病には不安症状の合併が高頻度にみられる．

　上記の理由からも，治療開始前に精神症状の正しい評価を行い，精度の高い鑑別を行う必要がある．不安症状の評価尺度としては，Hamilton Anxiety Scale（HAM-A）やZungのSelf-Rating Anxiety Scale（SAS）があり，うつ病の評価尺度としては，Hamilton Depression Scale（HAM-D）やGeriatric Depression Scale（GDS）などが簡便で有用性が高いが，これらの評価スコアのみを過大評価せず，最終的には病歴および診察時の臨床症状を総合的に判断して臨床診断することが重要である．

　具体的に述べると，初診時に同伴者がいる場合は，本人の訴える不安症状の内容やその程度に加えて，客観的なもの忘れの有無（ADおよびDLB），幻視症状（DLB）や妄想症状（妄想性障害）の有無を聴取しておくことが重要である．

高齢者における不安障害の治療

　治療に関しては，個々の患者に適切な治療法を選択することが重要である．具体的には患者ごとに不安障害を呈するに至った生物・心理・社会的な要素を考慮に入れたうえで，薬物療法と精神療法の併用が有効である．

　ここでは，不安障害の治療を薬物療法と精神療法（非薬物療法）の2つに分類して説明する．

1｜薬物療法について

　高齢者に薬物療法を行う際には，加齢による肝・腎機能の低下に伴う薬物の吸収遅延と代謝排泄能の低下を考慮に入れたうえで，薬物選択と用量決定を行うことが重要である．そのため，薬剤の種類にもよるが，高齢者の薬物投与量は一般成人の使用量上限の1/3〜1/2程度にとどめることが望ましい．また，高齢者の場合，服薬コンプライアンスの問題も考慮しなくてはいけない．特に，独居高齢者および認知機能の低下を伴う場合は注意をはらって薬剤を選択する必要がある（例：1日の投与回数を少

なくする，睡眠障害がある患者は就寝前1回投与とする，など）．

この際，患者が服用中の薬剤情報を確認しておくことも重要である．なぜなら，すでに前医（他院）で同種の処方がされている可能性や，身体症状の一部が現在の処方による副作用による可能性も考慮する必要があるからである．

(1) 抗不安薬（ベンゾジアゼピン系薬剤）

不安障害を有する高齢者は不眠の合併も多いため，睡眠薬の投与に関しても注意点を簡単に述べる．ベンゾジアゼピン（BZD）系薬剤は広く使用されているが，高齢者の場合は特に筋弛緩作用による転倒，翌朝の眠気やふらつきなどの持ち越し効果，健忘や注意・集中力の低下などの認知機能への影響，離脱症状による不安・不眠の悪化と精神依存，焦燥，抑うつ，幻覚およびせん妄など，奇異反応による興奮，脱抑制などに注意が必要である．これに関連した最近の文献では，BZDの長期投与が認知症の発症リスクを上げるという新たな報告[7]もある．その点から，高齢者に対するBZDの投与は，各薬剤の血中半減期などを考慮して選択し，可能な限り比較的短期間（特に不安焦燥が強い症例においては，治療開始初期の2～4週間程度）にとどめることが推奨されている．具体的な薬剤名を挙げると，筆者の場合，主にブロマゼパム，クロキサゾラム，ロラゼパム，クロチアゼパム，タンドスピロン（不安症状の強い順）などを使用している．

(2) 抗うつ薬

不安障害にうつ病（抑うつ状態）を合併することも多いため，高齢者においても抗不安薬に加えて抗うつ薬の投与を選択することも少なくない．その場合の注意点としては，三環系（および四環系）の抗うつ薬が有する抗コリン作用や心血管系への副作用を考慮することが挙げられ，抗不安作用も兼ね備えたSSRI/SNRIを第1選択にすることが最近では一般的になっている．ただし，安全性が比較的高いとはいえ，SSRIの副作用である消化器症状（悪心，下痢，食欲低下など）および睡眠障害には注意が必要である．

これ以外に，スルピリドは特に食欲低下を有する症例に有用であるが，この薬剤は抗精神病薬のカテゴリーに含まれる薬剤であるため，高齢者の場合は比較的少量（およそ75 mg/日まで）にとどめるべきであり，筆者の経験ではこの投与量でも治療効果が期待できる．

また，上記のSSRI/SNRIが無効な症例のうち，特に不眠やせん妄を伴う症例にはトラゾドン（1日1回，夕食後もしくは就寝前に25～75 mg/日）の効果が期待できる．上記の薬剤では十分な治療効果が得られなかった一部の症例や難治性うつ病である症例には，副作用（尿閉，便秘，せん妄，起立性低血圧，心伝導障害など）に注意しつつ三環系（もしくは四環系）の抗うつ薬の使用も検討する．

なお，抗うつ薬の処方を行う際に注意すべき点として，特に三環系（および四環系）の抗うつ薬に関しては，上記の副作用の観点から2種類以上の併用は避けるべきであ

る．そのほか，近年新しく発売されている複数のSSRI/SNRIに関しても，併用療法の安全性と有効性については現在のところ十分なエビデンスがないことから，単剤投与を原則（無効であればほかの抗うつ薬に変更）とするのが望ましいと考える．

2 | 認知行動療法を中心とした精神療法（心理療法）の有効性に関して

基本的には，不安障害は神経症圏の中核であることから，高齢者においても若年者と同様に精神療法（心理療法）が適応となるといえよう．しかし，特に高齢者においては思考パターンの柔軟性が乏しいため，自己の内面を洞察させ，そこから自身の行動の矛盾点を追究し，行動や思考の様式を変化させていく認知行動療法的なアプローチは困難な場合も少なくない．その場合は，治療者が高齢者の訴えに支持的・受容的に接することで共感の姿勢を示し，患者の不安を軽減させ，良好な治療者・患者関係を形成することがより重要であり，そのためにはある程度長期的な治療期間を想定することも必要である．

高齢者の不安障害に対する精神療法の有効性については，個々の症例によって異なる場合が多いと考えられている．しかし，高齢者の場合は不安障害と心身症および心気症の境界が不鮮明な場合も多いことから，症例によっては認知行動療法的アプローチが有効性を発揮することも期待できる．

ここで，高齢者の不安障害に対する認知行動療法の有効性について最近の報告を紹介するが，それらの結果には相反する部分も多い．

Thorpら[8]は，19の文献を用いてメタ解析を行い，さまざまな認知行動療法の有効性を比較したところ，認知療法とリラクセーショントレーニングの併用では有効性は認めたものの，認知行動療法単独ではリラクセーショントレーニングの有効性を上回らなかったと結論づけている．また，Ayerら[9]は，17の文献をレビューした結果，心理社会的な治療介入は高齢者の不安障害においてもある程度有効であり，その効果は長期的に持続するとしている．しかし，その効果は若年者に比較すると限定的であるとも結論づけており[9]，さらに有効性の高い認知行動療法を行う際には，高齢者の個々の症例に応じた修正および調整が必要であると述べている[1,9]．

上記以外にも，最近の新しい心理社会的な治療法についてShresthaら[10]がいくつか報告している．

大部分の症例には精神療法単独ではなく，適切な精神科的薬物療法（抗うつ薬，抗不安薬，睡眠導入薬，脳循環代謝改善薬，抗認知症薬，抗精神病薬など）を併用することが一般的である．なかでも，Wolitzky-Taylorら[1]は，抗不安薬のみではなく，不安症状に対する抗うつ薬の使用の有効性も高齢者では若年者と同程度に期待できることを強調している．また，Pinquartら[11]は，32の文献をメタ解析し，認知療法，行動療法および薬物療法を比較した結果，薬物療法の有効性が最も高いと述べたうえで，適切な薬物療法が第1選択となると結論づけている．

高齢者に対する診察場面で注意すべき点としては，治療関係が十分に成立するまで

は年長者に対する礼儀を忘れず，言葉遣いには注意をはらうことである．さらに，心気的な身体的症状の訴えに対してある程度受容的に受け止めることも，患者との良好な治療関係を築くうえで役立つ場合が多い．ただし，問診の際には身体不定愁訴をこと細かく詮索しすぎないようにして，患者の意識をそこに執着させないことも重要である．

最後に，必要に応じて患者の家族に同伴受診を求めることも検討する．日常生活において患者に適切なサポートが行えるよう，家族に患者の病状および今後の見通しについて正しく理解してもらうことが治療効果をより向上させるために重要と考える．具体的には，家族には高齢患者の一般的な心理状態を説明したうえで，患者に対して支持的（受容的）な姿勢をとるように助言することが望ましい．また，良好な治療関係を保つために，家族よりも患者本人の意思を尊重する態度を原則とすることも主治医の基本的姿勢として望ましいであろう．

予後

症例によって異なることが多いため，詳細な予後についての報告は少ない．

筆者の経験では，高齢者の不安障害は一般成人に比較して臨床症状の軽減に時間がかかることが多い．そのため，寛解よりもむしろ「軽い不安症状とはうまく付き合っていく」という考え方もある程度は必要であることを，中長期的な治療経過のなかで患者自身が自然と受容できるようにフォローしていくことも必要であると考えている．このようなかかわり方（治療関係）を続けるなかで，自然と不安症状が軽快傾向に向かっていく症例も少なくない．

先にも述べたが，高齢者の場合は不安症状で始まって，数年の経過のなかでうつ病や認知症に移行する症例も一部で経験する．したがって，6〜12か月程度を目安にして適時，認知機能検査などの神経心理検査を施行することも検討する必要がある．

日常の診療にあたって

以上，老年期の不安障害の臨床について，筆者の経験を交えていくつかの文献を紹介した．

高齢者の場合，不安の原因に高率でさまざまな身体疾患や環境因子が影響しているため，現実的な問題が基盤にあることも多い．とはいえ，その状況のなかでも適切な薬物および精神療法を選択することで治療効果は十分に期待できる．

そのためには，上述したことを十分に理解したうえで日常の診療に生かしていただくことを願っている．

● 文献

1) Wolitzky-Taylor KB, Castriotta N, Lenze EJ, et al：Anxiety disorders in older adults：a

comprehensive review. Depress Anxiety 27：190-211, 2010
2）髙橋三郎, 大野 裕, 染矢俊幸（訳）：DSM-Ⅳ-TR—精神疾患の診断・統計マニュアル 新訂版. 医学書院, 2004
3）融 道男, 中根允文, 小見山実, ほか（監訳）：ICD-10 精神および行動の障害—臨床記述と診断ガイドライン 新訂版. 医学書院, 2005
4）Ragier DA, Boyd JH, Burke Jr JD, et al：One-month prevalence of mental disorders in the United States：Based on five epidemiologic catchment area sites. Arch Gen Psychiatry 45：977-986, 1988
5）Ritchie K, Artero S, Beluche I, et al：Prevalence of DSM-Ⅳ psychiatric disorder on the French elderly population. Br J Psychiatry 184：147-152, 2004
6）Fuentes K, Cox BJ：Prevalence of anxiety disorders in elderly adults：a critical analysis. J Behav Ther Exp Psychiat 28：269-279, 1997
7）Billioti de Gage S, Bégaud B, Bazin F, et al：Benzodiazepine use and risk of dementia：prospective population based study. BMJ 2012：345. e6231. Doi：10.1136/bmj. e6231
8）Thorp SR, Ayers CR, Nuevo R, et al：Meta-analysis compararing different behavioral treatments for late-life anxiety. Am J Geriatr Psychiatry 17：105-115, 2009. Doi：10.1097/JGP.0b013e31818b3f7e
9）Ayer CR, Sorrell JT, Thorp SR, et al：Evidence-based psychological treatments for late-life anxiety. Psychol Aging 22：8-17, 2007
10）Shrestha S, Robertson S, Stanley MA：Innovations in research for treatment of late-life anxiety. Ageing Ment Health 15：811-821, 2011. Doi：10.1080/13607863.2011.569487
11）Pinquart M, Duberstein PR：Treatment of anxiety disorders in older adults：a meta-analytic comparison of behavioral and pharmacological interventions. Am J Geriatr Psychiatry 15：639-651, 2007

〔山本泰司〕

■索引

和文

●あ

アクチベーション症候群　72,254
アザピロン系抗不安薬，GADに対する　182
アルツハイマー型認知症　279
安全行動　48
安全探求行動　59

●い

イメージ曝露　113
意味要素，トラウマ記憶の　113
遺伝-環境相互作用（G×E）　101
遺伝の要因，特定の恐怖症の　232
遺伝の要因，パニック障害の　122
怒り発作　131
石田昇　17

●う

ウィリアムズ　6
ウェストファール　7
うつ病
　——とOCD　68
　——とPTSD　108
　——とSAD　204
　——のCBT　44

●え・お

エスキロール　15
エリクセン病　14

オッペンハイム　14

●か

カーディナー　12
カテゴリー分類，不安障害の　29
カレン　2
ガバペン　40
仮想現実曝露　242
家族性要因，特定の恐怖症の　232

過覚醒症状，PTSDの　93
過敏性腸症候群とパニック障害　133
画像研究，不安障害の　25
回避行動，恐怖症による　238
回避症状　117
回避・精神麻痺症状，PTSDの　92
回復率，パニック障害の　149
改訂出来事インパクト尺度　106
解離症状　118
外向性と不安障害　28
外傷神経症（外傷神経精神病）　14
外傷性ヒステリー　14
確信型対人恐怖　198
確認強迫　62
学習理論　102
間欠性爆発性障害　131
感情処理理論　103
環境的要因，パニック障害の　123
鑑別診断，社交不安障害の　203
鑑別診断，特定の恐怖症の　235
眼窩前頭皮質　61,234

●き

きっかけ法　274
危険因子，PTSDの　95
気分障害の併発，パニック障害と　135
季節性，パニック障害の　129
疑惑症　17
急性ストレス障害　93
恐怖　20
恐怖関連情報の脳内処理過程　233
恐怖消去　231
恐怖症状質問票　236
恐怖症による回避行動　238
恐怖条件づけ　21,98
強迫観念　17
強迫スペクトラム障害　68,257
強迫性緩慢　60
　——を伴うOCD患者　83
強迫性障害　15,56,257
　——とSAD　204
　——とパーソナリティの関連　32
　——のCBT　44

　——の治療ガイドライン，APAの　74
　——の入院治療　84
　——の併存疾患　66
強迫性パーソナリティ障害　60
驚愕神経症　12,265
驚愕反応　12
近赤外線スペクトロスコピー　125
筋肉緊張法　243

●く

クライン　8
クレッチマー　11
クレペリン　4
グーズ　2
グループⅡ代謝型グルタミン酸受容体　41

●け

系統的脱感作　239
系統的（段階的）曝露　52,240
計数症　17
経過，特定の恐怖症の　245
経頭蓋磁気刺激法　86
原始反応　11
現実神経症　6
現実曝露　240

●こ

コモビディティ
　——，GADの　176
　——，OCDの　66
　——，PTSDの　108
　——，SADの　203
　——，特定の恐怖症の　236
　——，パニック障害の　134
子どもの不安障害　270
行動異常に対する薬物療法　147
行動実験，CBTの　51
行動分析　77
抗うつ薬
　——，GADに対する　181

―――, OCD に対する　71
―――, 高齢者への　280
抗精神病薬, OCD に対する　75
抗てんかん薬　39
―――, SAD に対する　209
抗ヒスタミン薬, GAD に対する
　　　　　　　　　　　　182
抗不安薬
―――, OCD に対する　73
―――, PTSD に対する　110
―――, 高齢者への　280
構造化診断面接法, PTSD の　106

● さ

再体験症状, PTSD の　92
再燃・再発, OCD の　79
再発予防, GAD の　183
再発率, パニック障害の　149
三環系抗うつ薬　37
―――, PTSD に対する　110

● し

シェルショック　12
シャルコー　3, 14
シュティールリン　15
シュナイダー　12
ジェームス　4
ジャネ　3, 14
刺激要素, トラウマ記憶の　113
自記式質問紙法, PTSD の　106
自殺関連リスク, 若年者の　254
自動思考　49
自閉症スペクトラム障害と SAD
　　　　　　　　　　　　205
自由連想法　4
持続エクスポージャー法　111
疾病恐怖　229, 235
実生活内曝露　113
社会恐怖　3
社会心理学的要因, SAD 発症の
　　　　　　　　　　　　206
社交不安障害　9, 193
――― と対人恐怖　197
――― とパーソナリティの関連　32
――― の併存疾患　203
社交不安/対人恐怖評価尺度　218
除外基準, GAD 診断の　178
小精神療法, SAD の　214
症状, 全般性不安障害の　171
症状, パニック障害の　125
症状ディメンジョン　56
条件刺激　21
常用量依存, BZD の　253
心気症　235
心臓過敏症　7
心臓疾患とパニック障害　132

心的外傷後ストレス障害
　　　　　　　　11, 92, 265
――― とパーソナリティの関連　32
――― の危険因子　95
心理教育
―――, OCD の　69
―――, SAD の　210, 215
―――, 特定の恐怖症の　238
―――, パニック障害の　139
心理療法, 高齢者への　281
身体疾患, パニック障害にみられる
　　　　　　　　　　　　132
身体疾患との関連, GAD と　178
身体醜形障害　260
神経化学システム, OCD の　63
神経症　2, 28
――― から不安障害への変遷　122
神経症傾向と不安障害　28
神経衰弱　5
神経伝達物質　206
神経内分泌学的異常, PTSD におけ
　る　99
診断
―――, PTSD の　104
―――, 強迫性障害の　64
―――, 社交不安障害の　200
―――, 特定の恐怖症の　234
―――, パニック障害の　128
―――, 分離不安障害の　270
新規抗うつ薬　36

● す

スキーマ　48
スルピリド, パニック障害に対する
　　　　　　　　　　　　145
すくみ行動　22
頭痛とパニック障害　133
睡眠障害とパニック障害　134
睡眠時パニック発作　129

● せ

セロトニン・ノルアドレナリン再取
　込み阻害薬　36, 73
生活指導, パニック障害患者の
　　　　　　　　　　　　148
生物学的要因, SAD 発症の　205
性格変化に対する薬物療法　147
性差, 全般性不安障害の　174
精神疾患, OCD に併存する　78
精神神経症　6
精神分析　5
精神療法
―――, OCD に対する　69
―――, SAD に対する　209
―――, 高齢者への　281
脆弱性-ストレスモデル　231

摂食障害と SAD　204
洗浄強迫　62
戦争神経症　11
戦闘疲労　12
選択的セロトニン再取込み阻害薬
　　　　　　　　　　　36, 63
全般性不安障害　165
――― とパーソナリティの関連　31
――― の症状　171
――― の治療ガイドライン　180
――― の併存疾患　176
――― の薬物療法　179
前部帯状皮質　61

● そ

ソクラテス式問答　211
双極性障害と SAD　204
想像的曝露　240
増強療法　75
―――, GAD の　183

● た

ダ・コスタ症候群　7
溜め込み癖（障害）　63, 84, 261
対人恐怖　195
―――, 社交不安障害と　197
対人的効果　46
代理学習　230
第2世代抗精神病薬　40
段階的曝露　53, 240

● ち

治療
―――, OCD 難治例の　83
―――, PTSD の　109
―――, 強迫性障害の　69
―――, 高齢者における不安障害の
　　　　　　　　　　　　279
―――, 社交不安障害の　207
―――, 特定の恐怖症の　237
―――, パニック障害の　139
―――, 分離不安障害の　275
治療ガイドライン, 全般性不安障害
　の　180
治療抵抗性, OCD の　80
注意の問題, CBT の　50
長期治療, GAD の　183
長時間曝露（療）法　111

● て

ディケンズ　14
転換ヒステリー　3
転帰, パニック障害の　148

索引　287

● と

トゥレット障害　260
トピラマート　39
トラウマ　92
トラウマ(性)記憶　14, 113
トラウマ焦点化心理療法　110
トラウマ焦点化認知行動療法における難治例　116
ドパミン　64
統合失調型パーソナリティ障害，OCDとの併存　69
統合失調症とSAD　204
洞察不良　83
動物恐怖　235
特定の恐怖症　228
  ――, 状況型の　126
  ――の併存疾患　236

● な

内向性と不安障害　29
内側前頭前野　234
内部感覚曝露　242
難治性，OCDの　80
難治例への対応
  ――, GADの　183
  ――, PTSDの　115
  ――, SADの　219
  ――, パニック障害の　151

● に・の

入院治療，OCD患者の　84
認知行動療法　44
  ――, GADに対する　184
  ――, OCDに対する　76
  ――, SADに対する　209
  ――, 高齢者への　281
  ――, 特定の恐怖症に対する　239
  ――, パニック障害の　139
  ――のアセスメント　45
認知再構成法　211
認知症の合併，不安障害と　278
認知の問題，CBTの　49
認知療法　243
認知療法尺度-改訂版　45

脳深部刺激療法　86

● は

バビンスキー　3
バルプロ酸　39
パーソナリティ障害とSAD　204
パーソナリティ障害の併存，不安障害と　29

パーソナリティ論　28
パニック障害　121, 203
  ――急性期の処方　142
  ――とパーソナリティの関連　32
  ――に対する薬物療法　31
  ――のCBT　44
  ――の認知モデル　142
  ――の病態仮説　124
  ――の併存疾患　134
  ――の薬物療法　36
パニック性不安うつ病　137
  ――の薬物療法　146
パニック発作　125
  ――, 特定の恐怖症に認める　235
背外側前頭前野　233
曝露反応妨害法　76
曝露法の標準的な手順　240
曝露療法　52, 113, 212
発症年齢，全般性不安障害の　174
発症年齢，パニック障害の　129
反応要素，トラウマ記憶の　113

● ひ

ヒステリー症状　4
ピネル　15
非定型うつ病　146
  ――に対する薬物療法　147
非定型抗精神病薬
  ――, GADに対する　183
  ――, OCDに対する　76
  ――, PTSDに対する　110
  ――, SADに対する　209
非発作性不定愁訴　128
飛行恐怖　235
  ――の治療手順　240
疲労とパニック障害　134
評価尺度，強迫症状の　66
病因に関する諸説，特定の恐怖症の　230
病態，強迫性障害の　59
病的賭博　259
広場恐怖　126, 203

● ふ

フリージング(すくみ)　98
フロイト　4, 15, 165
ブリケ　2
ブレイン・ロック　62
プレガバリン　40
  ――, GADに対する　183
不安　2, 20
  ――のバイオロジー　20
不安障害
  ――, 子どもの　270
  ――, 老年期の　278

  ――とパーソナリティ障害の併存　29
  ――に対する薬物療法　252
  ――のCBT　47
  ――の画像研究　25
  ――の認知行動療法のエビデンス　44
不安神経症　5, 165
  ――の記載の歴史　7
不安-抑うつ症候群　137
不安・抑うつ発作　130
  ――の薬物療法　147
浮動性不安　128
副作用，SSRIの　72
腹外側前頭前野　233
分離不安障害　270

● へ

ベアード　5
ベンゾジアゼピン　38
  ――, GADに対する　181
  ――, SADに対する　208
  ――, 特定の恐怖症に対する　244
  ――, パニック障害に対する　145
  ――の離脱症状と依存　252
ページ　14
併存疾患，OCDの　60
扁桃体　234
扁桃体介在核　23
扁桃体活性化　25
閉所恐怖　235

● ほ

ホープ　6
ホットスポット　114
ホニグマン　11
母子分離　272
砲弾ショック　12
防御因子，PTSDの　95
発作症状，パニック時の　126

● ま

まさにぴったり感　60
慢性疼痛とパニック障害　133
慢性閉塞性肺疾患とパニック障害　133

● む・め

無条件刺激　21

めまいとパニック障害　133

●も

モノアミン酸化酵素阻害薬，SAD
　に対する　208
森田正馬　17

●や

薬剤に関する説明　143
薬物療法　36
　──, GAD の　179
　──, OCD の　71
　──, PTSD の　109
　──, SAD の　208
　──, 行動異常に対する　147
　──, 高齢者における不安障害の
　　　　　　　　　　　　279
　──, 性格変化に対する　147
　──, 特定の恐怖症の　244
　──, パニック障害の　142
　──, パニック性不安うつ病の
　　　　　　　　　　　　146
　──, 非定型うつ病の　147
　──, 不安障害の　252
　──, 不安・抑うつ発作に対する
　　　　　　　　　　　　147
　──, 分離不安障害への　277

●ゆ

有病率
　──, PTSD の　94
　──, SAD の　195
　──, 全般性不安障害の　172
　──, 特定の恐怖症の　229
　──, 分離不安障害の　272

●よ

予期不安　126
予期憂慮　165
予後
　──, OCD 患者の　85
　──, PTSD の　115
　──, 特定の恐怖症の　245
　──, パニック障害の　148
予防, OCD 再発の　79

●ら・り

ラモトリギン　39

リスク要因, BZD の離脱症状の
　　　　　　　　　　　　252
離脱症状, BZD の　252
離脱症状, SSRI の　254

●れ

レジリエンス, PTSD に関係する
　　　　　　　　　　　　100
レビー小体型認知症　279

●ろ

ロフラゼプ酸エチル, パニック障害
　に対する　145
老年期の不安障害　278

欧文

● 数字・ギリシャ

1回(急激)療法　241
Ⅰ軸との関連，GADと　177
Ⅱ軸との関連，GADと　177
β-遮断薬　41

● A

activation syndrome　72, 254
acute stress disorder(ASD)　93
Aktualneurose　6
amygdala activation　25
anterior cingulate cortex(ACC)　61
anxiety　2, 20
anxiety neurosis　5, 165
anxious-depressive paroxysm (DAP)　130
applied muscle tension(AMT)　243
augmentation therapy　75

● B

Babinski JJ　3
battle fatigue　12
Beard GM　5
Behavioral Approach Test(BAT)　236
benzodiazepine(BZD)　38
　──, GADに対する　181
　──, SADに対する　208
　──, 特定の恐怖症に対する　244
　──, パニック障害に対する　145
　──の離脱症状と依存　252
Briquet P　2

● C

case formulation　47
Charcot JM　3, 14
Clinician-Administered PTSD Scale(CAPS)　107
cognitive-behavioral therapy (CBT)　44
　──, GADに対する　184
　──, OCDに対する　76
　──, SADに対する　209
　──, 高齢者への　281
　──, 特定の恐怖症に対する　239
　──, パニック障害の　139
cognitive-OCSD　262
cognitive therapy　243

Cognitive Therapy Scale-Revised (CTS-R)　45
comorbidity
　──, GADの　176
　──, OCDの　66
　──, PTSDの　108
　──, SADの　203
　──, 特定の恐怖症の　236
　──, パニック障害の　134
compulsive hoarding　84
conditioned stimulus(CS)　21
Cullen W　2

● D

D-サイクロセリン　64, 74, 244
Da Costa JM　7
Dickens C　14
DLPFC　233
DSM-Ⅰ　13
DSM-Ⅱ　13
DSM-Ⅲにおける不安障害　166
DSM-Ⅳ
　── によるSAD　202
　── のGAD診断　167
　── の特定の恐怖症の分類　228
DSM-Ⅳ-TRによるOCDの診断　64
DSM-5　17, 262
　── におけるPTSD　265
　── におけるSAD　201
　── のGAD診断基準　168
　── の広場恐怖　127

● E

emotional processing theory　103
Erichsen JE　14
Erichsen's disease　14
Esquirol JED　16
exposure response prevention (ERP)　76
extraversion　28

● F

fear circuit モデル　97
fear extinction　231
Fear Questionnaire　236
fear structure　103
formulation-driven CBT　47
free-floating anxiety　165
freezing　22, 98
Freud S　4, 15, 165

● G

G×E　101
generalized anxiety and worry disorder(GAWD)　168
generalized anxiety disorder(GAD)　165
group metabotropic glutamate receptor　41
Guze SB　2

● H

hoarding disorder　63, 84, 261
Honigmann G　11
Hope J　6
hot cognition　49

● I

ICD-10
　── によるOCDの診断　65
　── のGAD診断　168
Impact of Event Scale-Revised (IES-R)　106
intercalated nucleus(ITC)　23
interpersonal effectiveness　46
in vivo 曝露　240, 246
irritable heart　7

● J

James W　4
Janet P　3, 14
jitteriness syndrome　254
just right feeling　60

● K

Kardiner A　12
Klein DF　8
Kraepelin E　4
Kretschmer E　11
Kriegsneurosen　11
K's Golden Trio for Panic Disorder　143
　── の理論的背景　145

● L

Liebowitz Social Anxiety Scale (LSAS)　216

M

medial prefrontal cortex(mPFC) 　234
modified GAD　170
monoamine oxidase inhibitor (MAOI), SAD に対する　208
motoric-OCSD　262

N

N-metyl-D-aspartate(NMDA)型グルタミン酸受容体　64
negative emotionality　29
neurasthenia　5
neuroticism　28

O

obsessive-compulsive disorder (OCD)　15, 56, 257
obsessive-compulsive spectrum disorder(OCSD)　68, 257
OCD-loop 仮説　261
OCD-related disorders(OCRD) 　257
OCD ループ仮説　62
one-session(rapid)treatment　241
Oppenheim H　14
orbitofrontal cortex(OFC)　61, 234

P

Page HW　14
panic disorder　121, 203
PE 療法(prolonged exposure therapy)　111
peritraumatic dissociation　97
Pinel P　15
posttraumatic stress disorder (PTSD)　11, 92, 265
――, DSM-5 での　265
―― とパーソナリティの関連　32
―― の危険因子　95
―― の治療，抗てんかん薬による　40
―― の併存疾患　108
primitive Reaktion　11
psychoanalysis　5
Psychoneurose　6
PTSD 臨床診断面接尺度　107

S

safety behaviors　48
schema　48
Schneider K　12
Schreckneurose　12, 265
Schreckreaktion　12
selective serotonin reuptake inhibitor(SSRI)　36, 63
――, GAD に対する　181
――, PTSD に対する　109
――, SAD に対する　208
――, 特定の恐怖症に対する　244
――, パニック障害に対する　145
―― の作用機序　24
―― の副作用　72, 280
―― の離脱症状　254
serotonin-noradrenaline reuptake inhibitor(SNRI)　36, 73
――, GAD に対する　182
――, PTSD に対する　110
――, SAD に対する　208
shell shock　12
social anxiety disorder(SAD) 　9, 193
Social Anxiety/Taijin-kyofu Scale (SATS)　218
social phobia　3
specific phobia(SP)　228
Stierlin E　15
symptom dimension　56

T

thought-action fusion(TAF)　50
traumatic hysteria　14
traumatic neurosis(traumatic neuropsychosis)　14
treatment-refractory　80
treatment-resistant　80
tricyclic antidepressants(TCA) 　37

U・V

unconditioned stimulus(US)　21
virtual reality(VR)　242
VLPFC　233
voxel-based morphometry(VBM) 　62

W

Westphal CFO　7
Williams JC　6
worry　165

Y

Yale-Brown Obsessive-Compulsive Scale(Y-BOCS)　66